微整形注射并发症

主编　曹思佳　张建文

辽宁科学技术出版社
·沈阳·

图书在版编目（CIP）数据

微整形注射并发症 / 曹思佳，张建文主编. —沈阳：辽宁科学技术出版社，2015.12（2021.10重印）

ISBN 978-7-5381-9441-8

Ⅰ.①微… Ⅱ.①曹… ②张… Ⅲ.①美容—整形外科学—并发症 Ⅳ.①R622

中国版本图书馆 CIP 数据核字（2015）第 226402 号

出版发行：辽宁科学技术出版社
　　　　　（地址：沈阳市和平区十一纬路 25 号　邮编：110003）
印　刷　者：辽宁新华印务有限公司
经　销　者：各地新华书店
幅面尺寸：210mm×285mm
印　　张：23.5
插　　页：4
字　　数：600 千字
出版时间：2015 年 12 月第 1 版
印刷时间：2021 年 10 月第 14 次印刷
责任编辑：凌　敏　卢山秀
封面设计：成都本美品牌设计　曹思佳
版式设计：袁　舒
责任校对：李桂春

书　　号：ISBN 978-7-5381-9441-8
定　　价：268.00 元

投稿热线：024-23284363
邮购热线：024-23284502
邮　　箱：lingmin19@163.com

作者名单

AUTHOR LIST

主　审　于　江　埃伦宝音

主　编　曹思佳　深圳睛睛医疗美容诊所

　　　　　　　深圳贝漾美天医疗美容医院

　　　　　张建文　杭州时光医疗美容医院

副主编　（按加入编写的先后顺序排列）

　　　　　朱　灿　深圳蒳美迩医疗美容医院

　　　　　王洪军　深圳天美医疗美容医院

　　　　　金光龙　大连新华美天医疗美容医院

　　　　　孙玮骏　北京美奥整形医院

　　　　　尤　军　成都天使之翼医疗美容医院

　　　　　王　萱　大连仁美医疗美容医院

　　　　　张陈文　昆明艺星医疗美容医院

　　　　　吕启凤　南京凤凰岛整形外科医院

编　委　（按拼音倒序排列）

　　　　　张尚风　安阳梅奥五官医院

　　　　　　　　　（原北京同仁医院）

　　　　　张　堃　北京爱美客生物科技有限公司

　　　　　闫　琨　石家庄星源医疗美容医院

　　　　　谢卓玲　深圳贝漾美天医疗美容医院

　　　　　王　秀　北京美莱医疗美容医院

　　　　　汪　晴　大连新华美天医疗美容医院

　　　　　宋　佳　无锡同济医疗美容医院

　　　　　伞　光　无锡坤如玛丽医院

　　　　　钱晓莺　嘉兴市第三人民医院

　　　　　　　　　（浙江省荣军医院）

　　　　　马晓飞　北京艾玛整形医院

　　　　　柳　盈　杭州芭黎雅医疗美容医院

　　　　　黎　叶　肇庆佳俪医疗美容医院

　　　　　李　石　北京雅靓整形美容医院

　　　　　雷曼苹　深圳蒳美迩医疗美容医院

　　　　　李冬花　南京医科大学友谊整形外科医院

　　　　　加晓东　兰州崔大夫整形美容医院

　　　　　侯丽莉　华熙生物科技有限公司

　　　　　陈银东　深圳天美医疗美容医院

　　　　　陈锦添　天津美莱医疗美容医院

学术秘书

　　　　　朱洙玉　大连艺星医疗美容医院

　　　　　史晓慧　华熙生物科技有限公司

绘　图　曹思佳

摄　影　曹思佳　史京巧　袁小庆　柯　妍　李艳平

　　　　　刘　君　曲　俐　张晓慧　丛　红　陈　茜

编者介绍

EDITOR INTRODUCTION

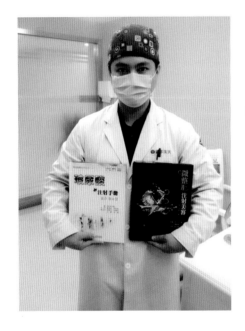

｜主编　曹思佳

浙江嘉兴人，金庸先生的同乡兼校友。

毕业于桂林医科大学（本科）与大连医科大学美容医学院（硕士），现深圳睛睛医疗美容诊所创始人，深圳贝漾美天医疗美容医院技术院长。

26 岁研究生在读期间即协助导师于江教授参与《医学美容造型艺术》等四部医学教材的编写，29 岁完成第一部医学专著《微整形注射美容》，几乎成为微整形界人手的一册参考教材，出版 8 年就已加印 23 次，正版销量突破 15 万。

2014 ~ 2020 年，陆续编著了《眼整形秘籍》上、下册，《微整形注射并发症》上、下册、《线雕秘籍》，主译了《玻尿酸注射手册》《微整形注射解剖学》等 8 部医学专著，都在行业内有着重要的影响力。

致力手术与艺术的结合，追求微创、无痕、艺术、绿色、原生态，开发出"贝塞尔曲线"无痕切开重睑术等新术式，探索用中医的辩证法来指导西医手术的全新思维模式，首创将"金学（金庸武侠研究）"与美容手术相结合，并成功改良创新了多项技术。

自 2014 年开始系统研究微整形并发症，对栓塞的治疗，不良注射物的取出均有独到的心得体会。

擅长：眼部整形美容手术及修复，微整形注射及并发症的治疗、各类疑难杂症。

◎技术交流：🐧：719607688（QQ 用得很少了）；

💬：sintatakato04（已经加其他号的请不要重复添加）

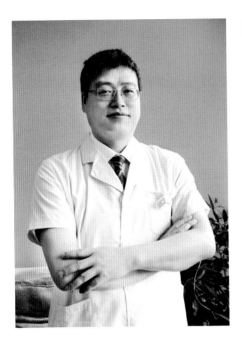

主编　张建文

　　杭州时光医疗美容医院整形科主任，毕业于新疆石河子大学医学院，副主任医师，整形外科医学硕士，中华医学整形外科学会委员，中国医师协会整形美容分会会员。

　　从事整形美容工作近二十年，曾先后在上海第九人民医院、上海第二军医大学、江苏省人民医院工作学习深造。实施各类整形手术万余例，多次应邀参加国内外学术交流及手术演示。

　　手术操作精细、风格独特，注重个性化整体设计，具有丰富的临床实践经验及美学修养，又充满挑战及创新精神，对很多传统术式进行了大手笔的改良，业内人称"张大胆"。

擅长：乳房整形、综合鼻整形、脂肪管理、面部年轻化。

◎技术交流：🐧：22140171；📱：zjw15258888700

副主编

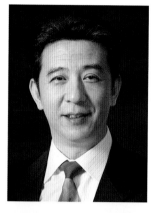

朱 灿

深圳蒳美迩医疗美容医院院长，博士后，副主任医师，毕业于第三军医大学，并留学美国密西西比大学医疗中心，精通各类整形美容手术，尤其擅长综合整体个性化鼻整形手术。为国内较早将微整形技术广泛应用于临床的专家，对肉毒素、软组织填充剂以及自体颗粒脂肪的注射均有独到而深入的研究，曾参与主编《微整形注射美容》。

◎技术交流：🐧：1048093557；💬：zhucan213

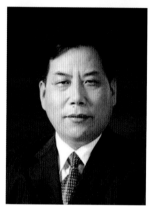

王洪军

深圳天美医疗美容医院院长，皮肤病专业硕士，卫生部医院院长 EMBA，历任第四军医大学附属唐都医院皮肤科主治医生、讲师。资深皮肤病、美容专家，长期从事皮肤病的临床和研究，在皮肤美容方面有着极深厚的造诣，曾参与编写《微整形注射美容》。

◎技术交流：🐧：775656456；💬：whj775656456

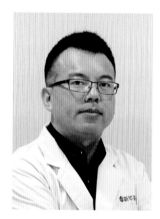

金光龙

大连新华美天医疗美容医院微整形救助中心主任。

毕业于大连医科大学，痴迷于解剖学研究，曾在冯哈根斯生物塑化公司从事解剖学研究工作，面部精细解剖，功底极其扎实，擅长利用肉毒素，皮肤填充剂，自体脂肪移植改善容貌和面部轮廓，以及一些疑难杂症的处理。

◎技术交流：🐧：541391799；💬：jglzx001

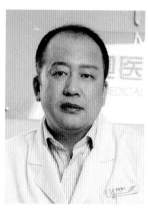

孙玮骏

北京美奥整形医院院长，整形外科主任医师，中国恒生 PPDO 悬吊线特聘技术顾问，韩国童颜针 Aesthe Fill 技术顾问，"微美塑" PLLA 童颜线雕技术研发者之一，是国内最早开展注射美容、线雕提升及"童颜针"注射的美容专家之一，曾参与主译《埋线提升与抗衰老操作手册》。

◎技术交流：🐧：1696868578；💬：sundazin

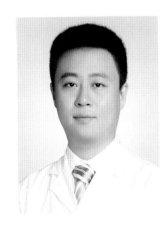

▌尤 军

　　成都天使之翼医疗美容医院院长，毕业于大连医科大学美容医学院，主治医师，硕士研究生。

　　专注细节，潜心钻研符合东方审美标准的人体医学美学，将国际化的美学设计理念融入技术中，被誉为泛亚地区青年整形专家中的佼佼者之一。有着丰富的临床注射经验和极具创新能力的探索精神，独创了四维立体注射技术，获得了权威媒体和爱美人士的广泛认可，并获得业内众多奖项。

　　◎技术交流：：190274533；📱：liuxiaojiaoyoujun

▌王 萱

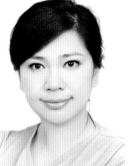

　　大连仁美整形美容医院院长，首尔江南 SONE 整形外科执行院长。毕业于大连医科美容医学院，后留学韩国，获首尔大学医学院医疗整形外科与五官轮廓形象设计双硕士学位，韩国卢福均博士鼻整形的传人，是集手术、咨询、管理三位一体的杰出代表。

　　◎技术交流：🐧：61122872；📱：wx99991026

▌张陈文

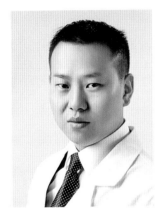

　　昆明艺星医疗美容医院微整形科主任，毕业于同济医科大学临床系，为国内较早引进韩国午间生物祛皱、台湾 4D 逆龄线注射拉皮、韩国 MAS 线注射拉皮、美国 PDOM 线注射拉皮、自体脂肪一体化移植、真皮填充祛皱、仿生筋膜祛皱等新技术的医生之一。擅长面部艺术微雕、体雕、自体脂肪填充、注射拉皮、回春术及新技术除皱等项目。主译《埋线提升与抗衰老操作手册》《玻尿酸注射手册》。

　　◎技术交流：🐧：53954960；：doczcw

▌吕启凤

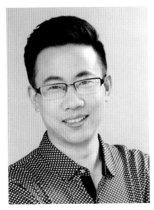

　　南京凤凰岛整形外科医院美容外科主任，整形美容外科主治医师，江苏省美容外科主诊医师，毕业于皖南医学院临床医学系，从事整形美容外科 10 余年，江苏卫视《非诚勿扰》女星——夏燕全程缔者。主攻方向：重睑及重睑修复、微创手术、微整形、体形雕塑等。

　　◎技术交流：🐧：15995485；📱：yswgj01

序1
FOREWORD 1

　　注射美容、微整形在世界整形领域正被越来越多的整形医生所推崇。因为操作简单、恢复快、见效快也逐渐被大众所接受。

　　虽然已有很多介绍这方面内容的书籍，但是曹医生这本《微整形注射并发症》全面地介绍了操作技巧和操作方法，尤其是在并发症处理方面写得比较全面和详细，有些方法在整形医生的工作中是非常实用的。

　　在案例方面，丰富的真人图片，使很多问题可以一目了然。这本书是我看到的在注射美容方面，综合性强、内容详尽，特别适合整形医生和美容爱好者的一本实战、实用的好书。

2015.9.20

中国医学科学院　埃伦宝音

序2
FOREWORD 2

见证一个整形医生的成长

转眼就是 8 年，那是 2007 年的事了，一个刚毕业的小伙子，本科学的是检验，连个血常规都不会做，却拿到了毕业证和学位证，居然还报考了我们大连医科大学美容医学院的研究生。

他的考试分数实在不敢恭维，属于多错一道选择题就会被淘汰的那种高风险数值。面试的表现就更糟糕了，于是被一个极没眼光的泌尿外科教授无情地刷了下去。

那时没有哪个导师瞧得起这样一个基础薄弱、分数又低，还是跨专业的学生。

万幸的是，正当他准备打道回府时，我将他打捞了上来。其中还多亏了我的导师——蒙敏教授的推荐，要不我就与其失之交臂了，师徒间确实是需要一种缘分的。

渐渐地，我发现这个小伙子的思维明显异于常人，在众多的学生中与我聊的最为投缘，却并不听话。让他学孔孟，他说太迂腐；让他背《弟子规》，他偏去看《道德经》；我说我不喜欢《孙子兵法》，他还死命地去研究兵家之道；从没见他去听过几节课，倒是养了一窝老鼠把实验室搞得臭气熏天；让他拿猪皮来练习缝合，还没见缝成什么样，满屋子却洋溢了一股二锅头炖红烧肉的浓香……

他读硕士研究生期间，似乎唯一干的正事，就是辅助我编写了那套《医学美容造型艺术》教材了……

于是他就这样毕业了，我也不知道教会了他什么。

没想到毕业后仅 1 年，他就高高兴兴地拿了厚厚的 1 本《微整形注射美容》让我审阅。作为导师，我心中的喜悦自是难以言表，当然嘴上还是要象征性正儿八经地批判几句："勿要骄傲。"

没两年，他又突然拿了本《玻尿酸注射手册》过来，说是翻译的。我从未见他在外语上有任何天分，也知道他因为高中班主任残酷的应试教育，对英语一直有阴影，出国便是聋哑人士，居然能翻译国外的医学专著！惊问："何时学了韩语？"他笑答："不懂韩语，懂'google'和'百度'就行了。"我也笑了。如此开心，背后的艰辛自是不值一提了。

又一年，2015年9月11日，在广州的一个会议上，我们再次相见，他突然又拿了本《微整形注射并发症》的手稿到我面前，再次让我大吃一惊。要知道在这全民搞科研的年代，多少医生只为了1篇短短的论文都要"为伊消得人憔悴""寻寻觅觅，冷冷清清，凄凄惨惨戚戚"地找"枪手"凑论文来升职称的时代，能像母鸡下蛋一样一本接一本出书的医生当真是罕见至极，而且才30岁出头，职称还这么低。只有真正痴迷、热爱这一行业，才可能在毕业后还保持如此高的热情去搞这般深入的研究，当真难能可贵！

看完这本书，我的心情是无比复杂的，一方面是欣喜，另一方面是沉重。久居校园，专注于基础教育的我们，如隐于桃源，对市场琐事甚少搭理，万万不知"黑针会"却已发展得如此迅速，竟已如此"兴风作浪"。

他还问了我几个严峻的问题：

"正规的医生如何学微整形？学校不教，工作上没人带，社会培训班不屑去！"

"改革后的医学生培养新制度，在学校学5年，临床转3年，8年后连肉毒素和玻尿酸是什么都不知道，而社会培训班不用考试，3天就能教给那些没有医学背景的人在学校苦读8年都学不到的东西。该禁？还是该办？禁了，医生都没学习的地方了！办了，又在为'黑针会'培养后备人才！怎么办？"

我感觉无法作答，有时不得不反思现在的教育，在诸多的束缚下，我们在学校，还能教给学生些什么？

我问："那你为什么一直这样激情地忙碌着呢？"

他只回答了两个字"喜欢！"

于江

2015. 9. 11.

大连医科大学美容医学院院长　于江，作者的硕士研究生导师

序 3
FOREWORD 3

一名医生的梦想，应该是拥有超强的临床思维能力和操作能力，用科学和人文的思维服务顾客，成为被人尊敬的职业天使。同时应该拥有一种开放分享的心态，积极进行行业内的学术交流与工作探讨，通过带教和学术交流传承行业发展。用文章的形式将临床思维和操作交流出来，体现一个医生对临床工作的深刻思考和专注研究，如果能够用书籍的形式呈现，更是系统性和思想性的体现，这应该是所有医生追求的一种境界。

医生是比较特殊的社会岗位，继承创新和传承是每个医生的社会责任，在移动互联网的时代大背景下，创新更应是医生应该具备的基本素质，人和人交流的及时便捷，让产生信息的方式和信息量发生了质的变化，也为每个医生提供了更多参与系统性思考的机会。科技进步推动了生产力的发展，也推动了社会关系的演变，只要你善于思考，辛勤劳作，会有很多的机会可以和同行们共享思考。

以曹思佳医生为主编的《微整形注射并发症》一书，是移动互联网带给行业的宝贵财富，这里有曹医生废寝忘食的工作激情，有他一呼百应的人格魅力，更有每位参与者的倾情奉献。

书中文字体现了曹思佳的独特风格，朴素真实而充满智慧。书中难免会有疏漏，而本书背后的积极思考和执着追求的意识以及开拓创新和开放分享的行为，是社会最宝贵的精神财富。

《美沃斯系列丛书》的出版，目标是推动中国医美行业内的思想交流，促进行业的开放分享，期待行业有更多的系统性思考，美沃斯组委会将会为中、青年医师在学术研究和专著出版方面提供更多的支持，为中国的医美事业发展尽一分薄力。

中国整形美容协会医疗机构分会副会长　秦金平

2015 年中秋夜于 Boston Harverd University

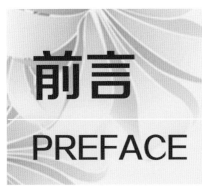

前言
PREFACE

《微整形注射美容》一书正式出版已有 2 年了，在和读者的互动交流中，我进步成长了许多。

尤其是在这写稿的小半年，非常难得，没有各种杂七杂八、烦人透顶、纯粹折磨人、让人欲哭无泪、对技术提升没有任何意义的考试的折磨，让我有更多的时间进行纯正的学术研究，才有了这部《微整形注射并发症》。

其实很久以前，我就开始热衷于收集各种并发症的图片了，最初只想为《微整形注射美容》第 2 版修订时增加一个并发症的章节，使"黑书"更加全面，万万没想到，写着写着，居然成了一本新书。

原本只是和读者们进行些技术交流，答疑解惑，哪知各种惨案不断发生，源源不绝，势不可挡，似江河入海般通过微信汇总而来，我当然毫不客气地以"北冥神功"的心法兼收并蓄，从最初的星星点点，到后来的星火燎原，最终竟然汇成了一套全新的理论体系，当真始料未及。

其间，还有幸得到"扫地僧"——埃伦宝音教授的指点，并习得其诸多妙招，使得这本《微整形注射并发症》越加充实，一发不可收拾，内容上居然远远超过了我的前两本书。

我常与同行友人玩笑道：这半年多，微整形界的惨案让我徒增了 30 年功力。确实，若无这些来自于"黑针会"的案例收集，也许我再干 30 年注射美容，都无缘见识如此多的栓塞案例，更不可能有机会进行较为系统的归纳与总结，并使自己的技术得到进一步的提升。这对我个人医学水平的提高有着莫大的帮助，可要是从更宽广的角度来看，却绝非好事。要知，书中每一个典型案例的背后，都有一个悲剧的患者，其中不乏有因贪一时便宜而落下终身遗憾的……而我能收入书中的，仅仅只是沧海一粟，九牛一毛。

微整形注射，真的没有表面上看得那般简单！

希望本书的读者，能从这些惨痛的案例中多吸取些有用的东西，以提升自己的技术，并回到临床，救治更多的患者。本书的价值，尽在于此了！

费恩佳

2015.10.15

附：本书出版时间上较为仓促，难免有些错误，希望同行朋友斧正，方便再次印刷时改进，另书中引用了一些不知出处的绘图，无法联系到原作者，原作者见之可与出版社联系，领取相应稿筹。

扫码可收听作者更多课程！

（作者已在喜马拉雅 APP 开了东厂频道专辑，读者可扫码关注，免费收听，欢迎多刷好评多多点播）

目录
CONTENTS

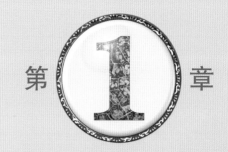

第1章

微整形注射并发症概述

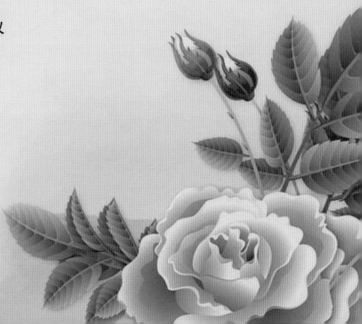

概　述

美是人们追求不懈的目标，人们不断地追求以最低的代价实现美，于是就有了微整形的兴起，于是2年前《微整形注射美容》一书作为正面教材应运而生；另一方面，微整形事业欣欣向荣的背后，也有越来越多的人付出了毁容和损害健康的代价，于是就有了现在这一部作为反面教材的书——《微整形注射并发症》。

微整形与注射美容

微整形，即通过各种高新技术和材料以及个性化的精细操作，尽可能采用最小的手术切口或避免手术切口，而以非手术的方式，来取代传统切开类手术，达到类似的整形美容治疗效果。

注射美容，即通过注射的方法，将可注射材料直接注射于人体局部或特定部位，起到增进容貌美、形体美和（或）改善生理功能、促进心理健康的效果。除皱抗衰老（肉毒素、软组织填充剂）和填充塑形（软组织填充剂）是注射美容最主要的两个分支。

在整形美容外科的临床中，微创是个永恒的话题，但凡美容外科手术，无不以微创为重要原则，因此微整形只是一个相对的概念，并无严格的界限区分。注射美容是微整形的重要组成部分，从广义上来讲，内窥镜技术、激光美容、微晶磨削等都符合微创的概念，均可列到微整形美容的范畴中来。

近些年来，随着生物材料学的飞速发展，使得注射美容异军突起，蓬勃发展，因此在狭义上，"**微整形**"也常为"**微整形注射美容**"的简称和代名词（图1-1）。

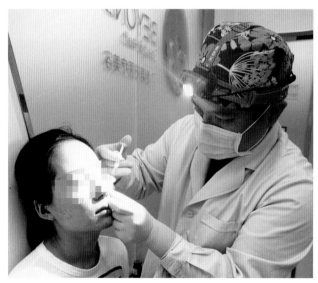

图 1-1　微整形注射美容

✒ 微整形注射美容的特点

◎ 主要优点

相比传统的开放性整形美容手术，微整形注射具有风险小、操作灵活简便、没有切口、治疗时间短、患者痛苦小、正常组织损伤小、炎症反应轻、术后无明显可见痕迹、治疗效果较为明显且容易评估、术后恢复快、无须住院、不影响正常工作或影响很少、便于二次修复与调整等诸多优点，在除皱抗衰老、面部填充塑形等方面有着独特的优势。

◎ 协调性

与传统的整形手术术后的"惊人"变化不同，微整形注射术的结果往往追求的是更加和谐的面部搭配，美容医师可对求美者面部进行许多项的注射操作，其最终结果并非如大型整形手术般，能看出明显变化的效果，而是面部整体和谐度的上升。细微的变化累积多了，效果便会愈加明显。

例如，目前微整形最受欢迎的注射除皱抗衰老，由于面部的皱纹很难精确量化地看出多与少，而是给人们以总体感觉是否年轻、皮肤是否光滑，因而很难有实际的参数来判断。而注射后出现潜移默化的改变，能让人的整体外观气质上不知不觉地达到年轻化的治疗效果。

◎ 局限性

微整形虽可替代部分手术的效果，但效果仍属于微调范围，有其治疗极限而不得超越，在很多方面仍无法替代开放性手术。如下睑袋膨出、皱纹严重、皮肤明显松弛的患者，若一味使用微整形注射，对其进行填充，非但不能使其症状得到改善，反而会使其外观臃肿。此时，只有通过手术方式才能解决了。

◎ 联合性

微整形的发展并非要取代原有的手术操作，事实上二者非但无任何冲突，在很多方面，或者同一患者的不同时期，两者可以联合应用，以达到取长补短、相辅相成的效果。

⚠ 微整形注射美容的风险

微整形注射多是进针后在盲视下操作，而不是像传统手术那样开放性地处理，对术者的手感以及对解剖学的功底均有很高的要求，绝非表面上看着非常简单地扎哪打哪。

局部的出血受损还算不上是太大的问题，然而一旦出现大面积的血管栓塞，甚至失明，其惨烈程度比起传统的开放性手术丝毫不低（图 1-2、图 1-3）。

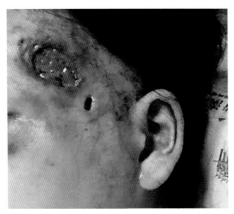 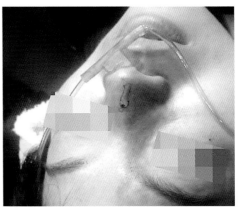

图 1-2 微整形注射带来的严重后果　　图 1-3　2014 年 4 月 14 日的厦门事件，虽未受媒体关注，却在圈内沸沸扬扬，也是作者决心编著此书的直接诱因，后证实该患者未失明，却有颅内栓塞，该事件随后被更多、更严重的并发症所湮没，患者最后恢复情况不详

正因为看似损伤小、风险低、入门门槛低，才蕴藏着更多容易被人忽视的风险，由于一些非法行医者大大拉低了安全性的平均值，总体来讲，微整形出现不良反应的概率，似乎已在传统手术之上。

微整形的历史与发展趋势

从正面角度来看，注射美容的历史就是注射美容材料的历史，旧材料的废弃及新材料的开发利用，构成了注射美容发展的整体框架。

而从反面角度来看，注射美容的发展历史其实也是一部与并发症斗争的发展史。在临床应用中，不断地出现问题，然后通过不断地更新材料，改进操作方法来解决问题，同步推动了微整形技术的总体发展。

注射填充材料的发展

◎理想的材料

理想的注射填充材料应该是安全可靠，具有良好的生物适应性，无致畸、致癌性，不会感染，不引发自体免疫反应（无须皮试），注射后不会游走，注射后效果能维持数年以上，触感柔软，外观自然，最好较为廉价，且容易使用和储存，治疗效果应具可逆性，在不需要的时候可以方便清除降解而无副作用。

注射美容的发展一直行走在探索这一理想材料的道路上，是不断地从错误中吸取教训、不断前进的过程，很多刚开始令人欢欣鼓舞的新发现，最后都以严重的并发症而终结。

在一个新材料、新方法诞生时，我们既不应排斥，也不能盲目迷信厂家的宣传，而是要用怀疑的眼光来接受，然后用时间来检验。

◎ 4 个时期

注射美容填充材料的发展大体可以分为 4 个时期，不同的时期之间有交集，并无绝对的界限：

（1）免疫原性材料时期（液状石蜡）；

（2）永久性材料时期（液态硅胶、聚丙烯酰胺水凝胶、爱贝芙）；

（3）短效材料时期（胶原蛋白、透明质酸）；

（4）后玻尿酸时期（左旋聚乳酸、PDO 线、PLLA 线等）。

◎ 现状与发展趋势

永久性填充材料

永久性填充材料已基本没落，奥美定的历史问题尚未完全解决，而爱贝芙因为种种原因于 2009 年在美国就已申请破产保护，在中国国内，还有少量应用。

半永久材料

伊维兰的批文已过期，逐渐消失在公众视野之中；微晶瓷尚未有国内批文，在中国台湾省风风火火数年后，因并发症多发，已少有医师推荐使用；目前国内有批文的半永久填充剂，仅有宝尼达一枝独秀，使用时务必谨慎，要严格把握剂量与适应证。

短效材料

胶原蛋白的雄风不再，现在基本上已经是玻尿酸的天下，越来越多的玻尿酸产品得到了 CFDA 的认证，已经是进口品牌与国产品牌，双相交联玻尿酸阵营与单相交联玻尿酸阵营的对垒了。

对于患者来讲，这倒是好事，因为有着更多的可选择余地，毕竟各款产品各有所长，没有绝对的好与坏，适合的便是好的，而对医师来讲，难免有些眼花缭乱，无所适从。

比较严峻的事实是，选择材料的主动权往往不在医师，也不在患者，而是在市场和咨询师。常可看到某个产品搞促销活动，临时降价，无论患者体质适合与否，部位适合与否，咨询师们总爱推销该款促销的产品，而到医生这已无选择的余地。

新型填充材料

以左旋聚乳酸为主要成分的新型填充剂虽未正式得到 CFDA 批文，在美容整形领域已逐渐开始占有一席之地，在美国与韩国的应用连年上升，其用量已超过胶原蛋白，仅次于玻尿酸。这类材料并非直接填充，而是通过刺激身体的胶原再生来达到填充的效果，见效慢，维持时间久，优劣各半，若合理运用，发挥所长，在某些方面的应用确有潜力可超越玻尿酸。

🖊 肉毒素的发展

◎ 历史

肉毒素注射除皱是微整形美容注射的另一个主要发展，人类对肉毒素的研究已经有近 200 年的历史，早期肉毒素一直被当作生化武器来研究，其美容作用的发现则具有相当的偶然性。

20 世纪 60 年代：Duff 和 Schantz 对肉毒素纯化过程进行优化，到了 20 世纪 80 年代，美国医生们发现使用肉毒素注射于面部皱纹中得到了极佳的美观效果，此法很快风靡欧美，大受好莱坞明星们的青睐；20 世纪 90 年代初：A 型肉毒素传入我国，并在国内迅速推广应用；1993 年，我国同类产品 BTX-A

问世；1997 年被批准投放市场，商品名为"衡力"。

◎ 现状

目前国内有批文的肉毒素仅有 BOTOX 和衡力 2 款，比较容易区分，用法大同小异。

在欧美有 B 型肉毒素 NeuroBloc 在临床上使用，C 型肉毒素正在临床试验之中，中国国内现较为罕见。

至于时常有人提及的"绿毒""蓝毒""粉毒""白毒"，都为韩国生产的 100U 包装的 A 型肉毒素，在韩国有 KFDA 认证，目前仍未有中国 CFDA 的认证，在"黑针会"内部使用较广。

◎ 发展趋势

从品牌上看，今后新出现的产品不会增加太多，随着 A 型肉毒素使用人群的增加，肉毒素的抗药性会越来越多，B 型肉毒素以及 C 型肉毒素也许在将来会作为 A 型肉毒素的补充，在市场上占有一席之地。

从技术上看，尽可能减少肉毒素的用量以达到更为柔和的效果是一大趋势，**动态定位注射法、多平面注射法、多浓度注射法、多点微量注射法**等较新的方法将会得到更为广泛的传播与普及。

线的发展

◎ 历史

除填充材料和肉毒素外，近些年，"线"的异军突起成为微整形行业的一个新生项目，活力十足。

从 20 世纪 90 年代开始，就有国内外的医生发现了锯齿线对皱纹的治疗效果，经 20 多年的探索、改良与发展，现在基本已形成了一套完整的体系。

韩国同行对线的发展做出了不可磨灭的贡献，有专门研究线的医师协会，每年都有材料和技术上的创新与发展。

◎ 现状

现在最常用的线为 PDO 线，英文单词全拼是 Ploydioxanone，直译为**聚二氧环己酮或聚二氧六环酮**，名字绕口，不易记住，因此在国内常被称为**蛋白线**。

显然这种线与蛋白并无任何关系，只是因为朗朗上口，容易记忆，已被广泛接受，因此将错就错，称谓一直延续至今。

有时，严谨是应该的，却未必一定要较真到死板的程度。例如，名菜**鱼香肉丝**中没有鱼的成分，**红烧狮子头**里更没有一丁点狮子的肉（图 1-4），却不能说他欺骗消费者，倘若菜单上写着**辣椒酱姜丝小炒肉**，或红烧大颗猪肉泥淀粉丸，食客就无所适从了。

同样如此，"蛋白线"这一名称已叫了这么多年，如果突然改称"聚二氧环己酮线"，相信能认识的人就所剩无几了。

蛋白线就这么叫了，真正让人无所适从的是，为了宣传，市场上又突然雨后春笋般纷纷冒出了 4S 线、4G 线、4D 线、大 V 线、玫瑰线、美人线、贵妃线这些诨名，作者亦是摸不着边际的。

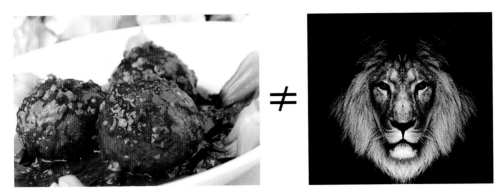

图 1-4　"狮子头" ≠ "狮子"头

近些年，线的发展极其迅速，PDO 线已发展成为**平滑线、螺旋线、锯齿线**三大类，各有不同的粗细与长短，锯齿线又根据其锯齿倒钩的方向分为**单向倒钩线**与**双向倒钩线**，双向倒钩又可分为**首尾双向**以及**区段双向**等不同类型（图 1-5），如此细致的分类都是韩国同行在临床经验中总结而来的改进，各有其适应证，要真正能将合适的线用最适合的方法植入最合适的部位并非易事。

随着 PDO 埋线技术和左旋聚乳酸的推广普及。结合这两者所长的 PLLA 线（即"左旋聚乳酸线"，又常被称为"童颜线"），被越来越多的人熟知，并应用于美容提升。其特点是见效较慢，3 ~ 6 个月才能看到提升效果，但效果维持时间较长，可达 5 年以上。国内目前仅有单根线原始包装的产品，韩国已有做好现成入针的**平滑线、螺旋线**两种类型。

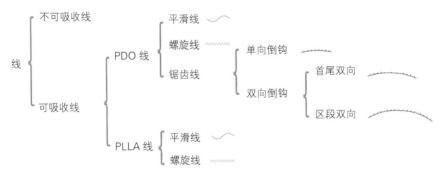

图 1-5　微整形常用可吸收线的种类

◎发展趋势

目前，在国内，用于手术缝合的恒生线获得 CFDA 的认证，并衍生出多种美容用提升线，因此埋线提升技术在国内可正式、合法地开展，经大力宣传和推广，越来越多的医生掌握了埋线操作的方法，已成为继肉毒素、玻尿酸之后，微整形领域又一个主打项目。

"毒、线、玻"三位一体

纵观今后微整形总体的发展，微整形医师要掌握更为全面的技术，结合玻尿酸，肉毒素和线的各种优势，将这 3 类不同的产品综合应用，收放自如，以达到 1+1+1 > 3 的效果（图 1-6a、b）。

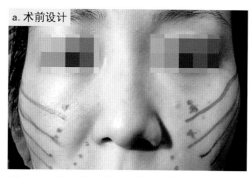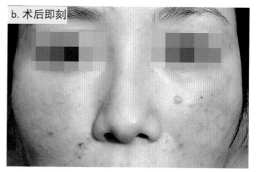

图 1-6　作者应用"毒、线、玻"三位一体的治疗效果，a. 术前设计；b. 术后即刻。利用锯齿线与玻尿酸，术后即刻即起到了明显的中面部提升效果，而肉毒素的上面部除皱、下颌缘提升以及平滑线中、下面部的紧致效果将慢慢显现

不断正规化的正面市场

● 总的来看，全国的微整形发展是一片欣欣向荣，作者的第一部书《微整形注射美容》出版刚满 2 年，就已重印 11 次，销量近 3 万册（图 1-7），这就不难推断微整形行业的火热程度；

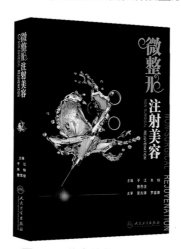

图 1-7　作者的第一部作品

● 越来越多的新产品通过了 CFDA 的认证（见附录 1），使医生和患者们都有了更多的、更好的选择；
● 各大协会、厂家、高校、医院积极组织会议或学习班来培训微整形技术，以提高注射医师的总体水平；
● 多个省份，尤其是江、浙、沪开展了大面积的打假行动，取缔非法注射，严查假药；
● 越来越多的专业书籍出版，提高了行业整体的学习水平，有利于操作的规范化；
● 对医生的要求越来越严格，规定所有医学生在学校 5 年要学习完基础理论课程，再上临床，轮转内、外、妇、儿、急诊等各科室，经住院医师培训 3 年才有资格考执业医师，考得执业医师后亦无独立动手的资格，要再工作 5 年考主治医师，同时还要考得**主诊医师证，才可有注射操作的资格**，即至少需要 13 年的时间，才可能产生一个合格的注射医师。

仍然存在的不足

详见附录 6。

微整形并发症的分级

将可能出现的并发症分为 5 级，以方便对症治疗（表 1-1）：尤其是在 3 级以上的并发症，一定不可轻视，及早处理，以免恶化。

表 1-1　微整形并发症 5 级标准

等级	症状表现
0 级	无任何异常，形态满意，效果良好 仅有轻微水肿或局部小范围瘀青 大多在 7 日内可自行消退
1 级	伴红、肿、热、痛、胀、瘀、青等症状 为正常术后现象，略影响外观，不影响日常生活 可因操作不熟练，也可因术中损伤小血管等不可避免的小意外而引起 无须治疗，7 ~ 14 日即可自行痊愈
2 级	有表情僵硬或不对称，形态不美观，红肿过敏，轻微局部感染，线头冒出等 由注射方法、层次、用量不当造成，也可是特殊体质人群出现的不良反应 可影响外观，不影响或轻度影响日常生活 一般需干预治疗，也可待其自行吸收后症状消失，不遗留任何副作用
3 级	已造成器质性伤害 伴中度栓塞、局部感染、液化坏死等 需及时治疗，治疗后可能会引起瘢痕、色素沉着等后遗症，若不及时治疗损伤可能会进一步扩大 影响日常生活及社交
4 级	失明，重度栓塞、局部坏死、器官残缺等 严重、永久性影响外观或造成伤残 严重影响日常生活
5 级	涉及生命危险或严重伤残 全身性中毒、过敏性休克、死亡等

微整形并发症的预防

 预防胜过一切治疗！

本书的重点都在于预防，后面的章节会对各种并发症进行深入的探讨，并讲述如何预防各种并发症。

此章的 3 个重要原则为一切之根本，务必牢记。

🖊 3个原则

◎一、安全

安全永远要放在第一位，失去了安全，就失去了一切（图1-8）。

安全原则要点：

（1）了解患者的身体状态，排除禁忌证；

（2）熟悉注射药物的性质及安全注射剂量，经验不足的情况下尽量选择短效填充剂，少量多次注射；

（3）熟悉解剖结构，避开重要的血管、神经及其他不安全因素（图1-9、图1-10）；

（4）规范化操作，谨慎小心；

（5）术后随访，密切观察，及时处理可疑前兆。

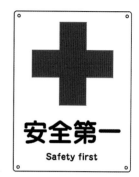

图1-8　安全第一

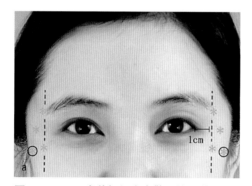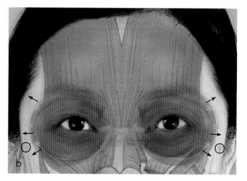

图1-9a、b　术前标记安全警示线，并确定更安全的注射方向（鱼尾纹肉毒素注射）

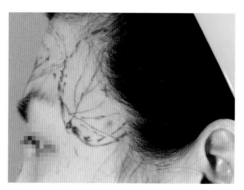

图1-10　注射前标记出颞浅静脉走向，可尽量避免注射时的不慎刺破

 牢记

整形美容（包括微整形）的最终目的并不是让患者变漂亮，而是让患者更加开心，变漂亮只是患者开心的一个途径，而非最终目的，**万不可以牺牲安全为代价。**

◎二、疗效

疗效是最重要的结果，也是治疗的最终目的，在保证安全的原则上，一切以疗效为重。

永久性填充剂可以比短效类填充剂维持更为长久的效果，在疗效上更为优异，但是由于其安全性远不如短效产品，因此临床上逐渐被替代。

疗效原则要点（三合理）：

（1）合理的注射药物：包括注射物型号的选择与剂量的掌握；

（2）合理的操作技术：掌握正确的操作技术，归纳不同药物的注射方式，区分其中不同的操作要领；

（3）选择合理的注射部位：选择合理的注射区域及注射层次。

 注意

违背安全原则时，可部分牺牲疗效原则。如术中出血可延期注射或在某些情况下不宜一次注射过多时，可少量多次注射等。

◎三、简捷

即在保证安全的前提下，尽可能使用最简单、快捷、便利的注射方法以及最少的注射量，达到最佳的注射效果。这与经验的积累有很大的关系，也是技巧不断提高的结果。

对初学者的建议

● 从安全的部位、简单的操作开始入门，切勿过早挑战危险部位及高难度的操作；

● 讲究残缺美（图 1-11、图 1-12），有时过度地追求尽善尽美，很可能得不偿失，宁可不足，切勿过量；

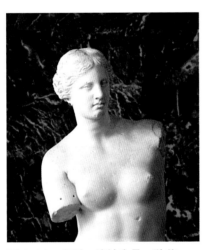
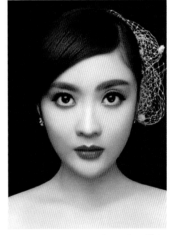

图 1-11　有时，残缺也是一种美　　图 1-12　再漂亮的女孩，若仔细挑剔，也会发现诸多的不对称与不完美

● 注重对患者进行适当的心理诱导，能不做尽量不做，能少做尽量少做；

● 优先选择更为安全的方法和材料；

● 用药剂量不确定的情况下，先小剂量试探；

● 一旦出现可疑并发症迹象，务必及时处理，切勿拖延；

● 一旦出现问题，先审视有无操作过失，再追究器械或材料的不足。

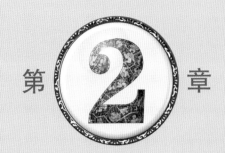

第 2 章

肉毒素注射的并发症

常见的术后正常反应

术后即刻的正常反应

◎ 红肿、渗血与皮丘

即使是注射生理盐水后，也会出现红肿、渗血及皮丘等症状，再细的针也有相应大小的创伤，针刺后少量药液与血液从针孔渗出（图 2-1），用棉棒稍作擦拭，轻轻按压数秒即可。

注入液体后，局部增容肿胀，形成小皮丘，患者在进针时可自我感觉稍有疼痛，注射后即感酸胀。若是真皮内表浅注射，则会形成白色小皮丘（图 2-1），提示注射层次正确，正常情况下这些小皮丘会在 30min 内扩散，2～3h 即可自行消退。

进针或推药对人体多少有些刺激作用，免不了会有些红肿（图 2-1），大多数人产生的红肿几可忽略不计，极少部分敏感体质的患者可能会在注射区出现较明显的红肿，且消退速度比正常人偏慢，但这并不影响最终的肉毒素治疗效果（图 2-2）。

注射术后即刻对针孔擦拭消毒，再涂以少量抗生素软膏（常用的有红霉素眼膏、金霉膏眼膏、四环素眼药膏）保护创面，6h 不要沾水即可。

术后嘱患者冰敷 10～15min，可有效减轻疼痛与肿胀，同时观察有无急性过敏现象。

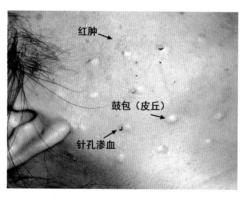

图 2-1 注射后正常出现的红肿、渗血、皮丘

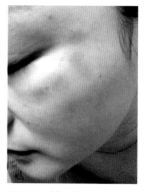

图 2-2 敏感体质的患者注射后第 1 日针孔出现红肿

◎ 误伤血管

注射肉毒素时点位较多，层次大多为肌肉层，从皮肤表面进针的过程中，免不了会扎到几处表面不可见的大、小血管（动、静脉皆有可能），因此引起局部较明显的出血肿胀，这也并非稀罕之事（图 2-3）。

由于现在注射肉毒素的针头多为 30G 甚至更细微的小针头，因此，即使扎破了血管，也不会对血管造成多大的损伤，更不必担心会通过血 – 脑屏障影响中枢神经系统，只需使用棉签轻压数分钟即可止血（图 2-4）。

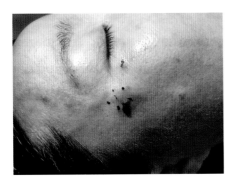

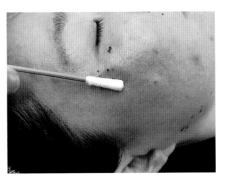

图 2-3　注射时误伤血管　　　　图 2-4　即刻用棉签轻压止血

术后嘱患者冰敷 10 ~ 15min，通过热胀冷缩的物理原理收缩血管，已形成的血肿也可在这一时间段消退大半。

注射针头刺入血管中时，患者可能会感觉到针刺点处较周围其他点位更为疼痛（也可没有任何异常感觉），不必担心肉毒素注射入血管后会像玻尿酸那样产生严重的栓塞反应，也不必担心肉毒素进入血液中会引发全身中毒，通常损伤血管时，单点注射量仅为 2U，即使这些毒素全部注入血管中，也会立即被稀释得无影无踪。因此回抽的动作亦是多余。

其常见的术后不良反应是可能会使靶肌肉注射的肉毒素量略少于对侧，大多情况下，一个点位的药量影响是无足轻重的，只会造成轻度的表情不对称，常难以察觉。倘若出现较为明显的不对称情况，只需在术后 1 个月左右，于表情肌抑制稍差的点位略做补充注射即可。

肉毒素见效后的正常反应

◎表情轻度僵硬

肉毒素的作用机制即是通过对表情肌动作的抑制，来使动态皱纹得到充分的舒缓和松解，起到皱纹变浅甚至消失的效果。因此表情轻度僵硬是正常的现象，也是起效的表现。

◎紧绷感

患者自己会感觉到有紧绷感，尤其是在初次注射额纹或下颌缘提升等较大面积注射之后，紧绷感为正常现象，症状常于 1 周左右出现，2 周至 1 个月时感觉最为明显，1 ~ 2 个月后慢慢消退，或者说是患者开始逐渐适应这种紧绷感，倒并不是肉毒素药性开始减弱。

第 2 次以及再往后的几次注射，这种紧绷的异样感较第 1 次要弱得多。

◎酸胀无力

在注射瘦脸（咬肌）或瘦小腿（腓肠肌）后，患者可能自我感觉有酸胀无力感，这是正常现象，常于 1 周左右出现，2 周至 1 个月可逐渐适应而无异样感，此时肌肉开始逐渐萎缩，瘦脸、瘦小腿的效果方开始出现。

◎面部干燥

与全面部大面积注射肉毒素，抑制了皮脂腺的分泌有关，在干燥的北方的冬天，这一症状尤其明显，适当地涂抹润肤产品即可。

合理利用这一机制，小剂量、低浓度的肉毒素全面部注射，还可用于改善面部多汗、多油，治疗痤疮、腋臭等疾病。

◎ 光滑透亮

主要出现在额部，与肉毒素注射后淋巴回流受阻有关，可自愈，无须特殊治疗，严重者可热敷，加速局部代谢。

注射偏差

注射偏差指的是因注射定位、注射层次、注射用量的偏差以及双侧注射不对称所带来的一系列不良反应，可出现面部表情不自然，轻度的外观影响，严重的还会短期影响视力，并对日常生活产生一定的影响。

因为没有器质性损伤，待肉毒素作用消退后，这些不良反应均可自行恢复。

睁眼费力

◎ 原因

额肌是上面部唯一的收缩力向上的肌肉（图 2-5），额纹注射后可导致额肌向上提拉的力量减弱，即使注射位置较靠上，位于安全区域内（图 2-6），亦难免会导致眉毛的位置下移，这是肉毒素额纹除皱注射术后，只可尽量减轻，却不可避免的副反应。

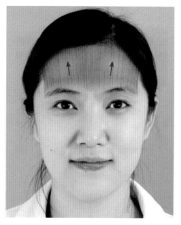

图 2-5　额肌是上面部唯一的收缩力向上的肌肉

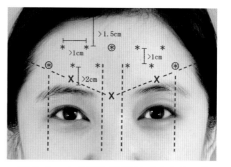

图 2-6　安全区与双排法（体表定位）

◎ 症状

当注射位置越是靠近眉毛，抬眉的动作越是费力，以至于会出现睁眼费力的感觉，外观上看，上睑臃肿，重睑变窄，甚至消失（图 2-7 a ～ c）。

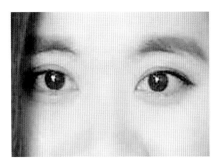 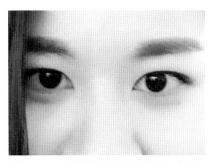

图 2-7a　注射前，双侧重睑线较明显　图 2-7b　肉毒素额纹注射后 1 个月，呈单睑外观

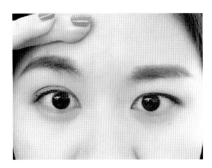

图 2-7c　患者自行用手抬高眉毛，重睑线显现

若肉毒素用量过多、过于贴近眉毛，且注射过深，药液注射于骨膜上的疏松结缔组织间隙，而非额肌肌腹中时，肉毒素会弥散至上眼眶缘下，并影响提上睑肌的肌力，即出现上睑下垂（图 2-8 a、b）。

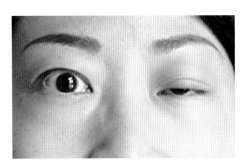 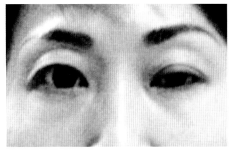

图 2-8a　额部注射肉毒素 100U，1 周后患者左侧出现上睑下垂现象　图 2-8b　理疗等保守治疗 20 日后，症状略有改善

◎预防

● 定点精确，下排注射点位距离眼眶上缘应大于 2cm；

● 勿过量注射，常规剂量 20U 就已经足够，最大注射剂量应控制在 30U 以内；

● 操作经验丰富者，在肉毒素总剂量不变的情况下，可以用高浓度（1mL 生理盐水配制 100U 肉毒素）的肉毒素更为精确地进行多点少量注射；

● 注射入额肌肌腹中时（图 2-9、图 2-10a），勿注射过深至骨膜层上疏松结缔组织间隙中；有经验的情况下可酌情使用立体多平面注射法，多排注射时，最下面一排（最靠近眉毛的）可注射于真皮深层（图 2-10b）；

● 初学者若层次平面掌控不好，以"宁浅勿深"为原则，可均注射于真皮深层；第一次接受注射的患者，担心下压紧绷感过重，表情不自然，也可用此方法注射（图 2-10c）；

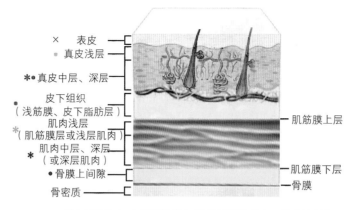

× 表皮
真皮浅层
*●真皮中层、深层
皮下组织
（浅筋膜、皮下脂肪层）
肌肉浅层
*（肌筋膜层或浅层肌肉）
肌肉中层、深层
*（或深层肌肉）
●骨膜上间隙
骨密质

肌筋膜上层

肌筋膜下层
骨膜

●填充剂注射点 *肉毒素注射点 ⊛ 选择性注射点 × 禁止注射点
●破皮进针点　→ 运针方向
⌐ ⌐ 注射区域范围　⌐ ⌐ 禁止注射区域范围

图 2-9　本书中采用的注射层次及颜色示意图

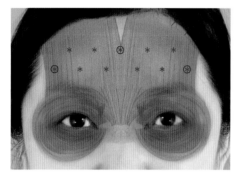

图 2-10a　传统注射法，都注射于额肌肌腹中

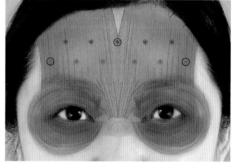

图 2-10b　多平面立体注射法，下排注射偏浅，注射于真皮层中，可有效减少弥散范围，减轻眉毛的下压感

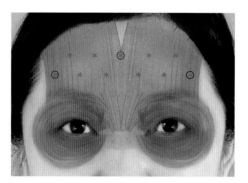

图 2-10c　以"宁浅勿深"为原则，全部注射于真皮层中

● 切勿过频注射，同一部位尽量控制在 1 年 2 次的频率，尽量不要超过 3 次；
● 事先告知患者会有眉毛轻度下垂的现象，早期会有额头紧绷、睁眼费力的感觉。

◎治疗方法

● 时间是最好的治疗方法；

● 局部热敷理疗、蒸桑拿或平时多做运动，以促进局部血液循环，加速人体基础代谢率，可使症状加快恢复；

● 眼部的症状使用新斯的明或新福林眼药水能有一定的缓解作用，症状极其严重者可参考重症肌无力的治疗方法；

● 安普尼定眼药水可以改善药物引起的眼睑下垂，但这款产品为美国和德国生产，国内未正式上市；

● 用含 0.2% 肾上腺素的眼药水连续滴眼 10 日，每日 3 ～ 5 次，也能有一定的缓解作用；

● 庆大霉素 "以毒攻毒" 的方法（详见后文）尚缺少临床验证依据，仍存在很大的争议，非 "**死马当活马医**" 的紧要关头，不推荐滥用。

🖊下睑松弛

◎原因

注射眼角纹（鱼尾纹）时点位过于偏向内侧或注射下睑纹时注射剂量过多，引起下睑眼轮匝肌松弛。

◎症状

眼袋外观加重（图 2-11a、b），严重者甚至还会出现松弛性的下睑外翻。

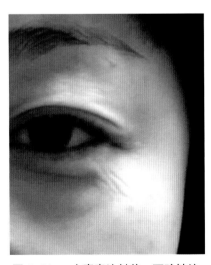 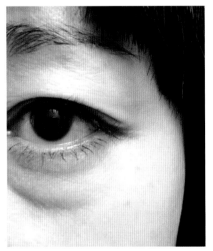

图 2-11a　肉毒素注射前，下睑皱纹　　图 2-11b　肉毒素注射后，眼袋加重

◎预防

● 注射鱼尾纹时，位置不宜太偏内，不应超过图 2-12 中绿色带圈的点内侧；

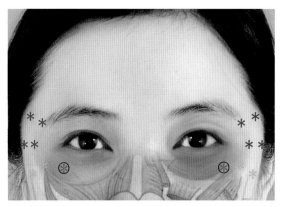

图 2-12　眼角纹双排法定位

● 下睑纹注射时剂量要少，每点 0.5 ~ 1U，注射 1 ~ 2 点，总量不应超过 2U，注射层次较浅，为真皮中、深层（图 2-13a ~ c）；

● 过于松弛的下睑纹（图 2-14）注射治疗基本无效，建议手术治疗；

● 下睑纹本身治疗效果有限，即使效果不理想也不要再次加量注射。

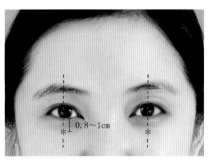

图 2-13a　下睑纹注射点（体表定位）

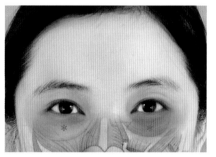

图 2-13b　下睑纹注射点（解剖定位）

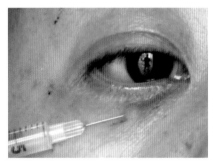

图 2-13c　下睑纹的微量表浅注射操作

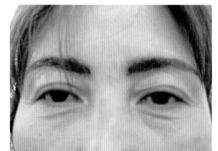

图 2-14　过于松弛的下睑纹

◎治疗方法

● 时间是最好的治疗方法；

● 局部热敷理疗、蒸桑拿或平时多做运动以促进局部血液循环，加速人体基础代谢率，可使症状加快恢复。

◎合理利用

下睑松弛未必是坏事，若反其道而利用之，对眼袋术后外翻的患者，在其下睑注射少量肉毒素，可以有很好的辅助治疗效果（图 2-15）。

　　眼袋手术后外翻常于术后 1 个月左右，瘢痕收缩期时症状最为严重，若半个月左右消肿大半后就有明显的眼袋外翻症状出现，较早注射治疗效果更好；眼袋外翻修复术后的患者在术后 3 ~ 7 日即可注射肉毒素。

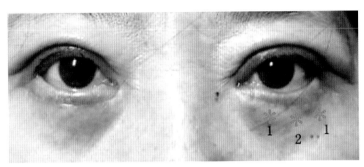

图 2-15　眼袋手术后外翻的患者，下睑的肉毒素注射点位、层次及剂量切勿过多过深

视力影响

◎ 原因

　　最常见于眼角纹注射点位偏内，剂量偏多，渗透至眼外肌，从而影响眼球的运动。额纹、眉间纹注射过多、过深而渗透也可对眼外肌有一定的影响。

　　眼外肌包括 4 条直肌（上直肌、下直肌、内直肌、外直肌）和 2 条斜肌（上斜肌、下斜肌），主管眼球的运动（图 2-16）。眼球的正常运动即由上述 6 条眼外肌协同完成。如仰视时，必须两侧上直肌（向上内）和上斜肌（向上外）同时收缩。侧视是一侧的外直肌和另一侧的内直肌同时收缩；两眼聚视中线（聚合）时，则必须两眼的内直肌同时收缩方可。

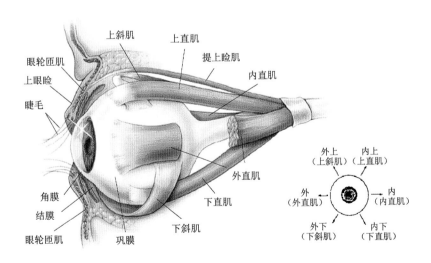

图 2-16　眼外肌解剖示意图

◎症状

出现视物模糊、对焦困难、叠影、畏光流泪、瞳孔放大等症状。

◎预防

● 定点精确，眼角纹注射时，最靠内的点位距外眦距离应 > 1cm（图 2-17）；
● 针尖尽量朝向外注射，即远离眼球方向，以防止药物向内侧渗透（图 2-18）；
● 勿过量注射，常规每点注射 2U，双侧总量 20 ~ 25U 就已经足够，疗效不佳者不得盲目加量；
● 初学者宁浅勿深，勿过量注射。

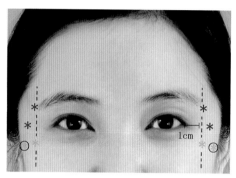

图 2-17　注射点与外眦距离应 > 1cm

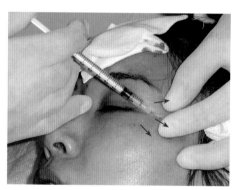

图 2-18　注射时针尖尽量朝向外

◎治疗方法

● 时间是最好的治疗方法；
● 局部热敷理疗、蒸桑拿或平时多做运动，以促进局部血液循环，加速人体基础代谢率，可使症状加快恢复；
● 畏光严重者可佩戴墨镜，尽量减少用眼；
● 眼部的症状可使用新斯的明或新福林眼药水，能有一定的缓解作用，症状严重者可参考重症肌无力的治疗方法；
● 用含 0.2% 肾上腺素的眼药水连续滴眼 10 日，每日 3 ~ 5 次，也能有一定的缓解作用；
● 庆大霉素 "以毒攻毒" 的方法（详见后文）尚缺少临床验证依据，仍存很大的争议，非 **"死马当活马医"** 的紧要关头，不推荐滥用。

表情扭曲

◎原因

丰富的面部表情是人与动物的重大区别之一（图 2-19 ～图 2-21）。

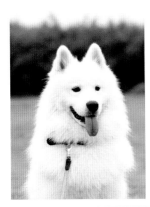
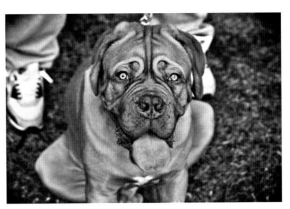
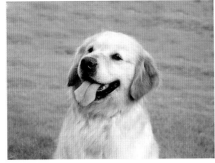
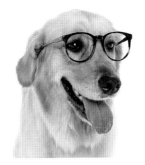

图 2-19　"旺财"的表情几乎都一样

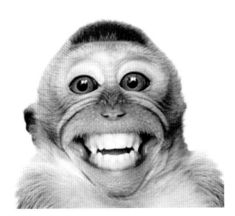
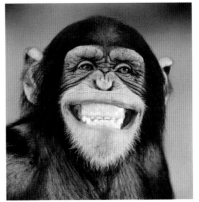

图 2-20　灵长目动物的表情要丰富得多

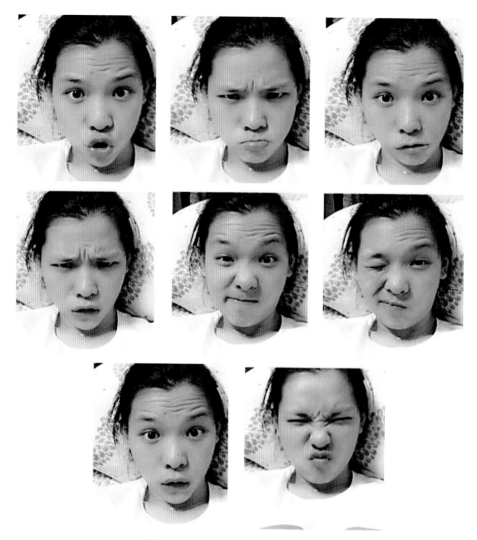

图 2-21　人类的表情更加丰富多彩

以口角-耳垂连线以及颧弓为界，大致可将人的面部分为 3 个区域 (图 2-22)。

上面部的表情肌是额肌和眼周的肌群 (图 2-23)，易产生动态皱纹，肉毒素治疗效果最好，上面部综合除皱的应用极其广泛，故为绿色标记 (绿灯)。

由于语言功能的极度复杂，因此人类的口周围肌肉在结构上高度分化，形成一组复杂的肌群，呈对称性分布，在人类摄食、吸吮、吹奏、语言及表情中发挥重要作用 (图 2-21)。

中面部的表情肌为口轮匝肌上方的肌群 (图 2-24)，除皱效果差，注射肉毒素后容易出现表情僵硬或不对称现象，仅于露龈笑等肌力亢进的少数特殊情况下注射，故为红色标记 (红灯)。

下面部的表情肌为口轮匝肌下方的肌群 (图 2-25)，谨慎小剂量注射、应用得当，可得到颏肌松解、口角上提等效果，注射的情况也较多，故为橙色标记 (黄灯)。

正是由于面部的表情肌分工明确，分布复杂，故稍有不慎，注射点位失误，双侧注射不对称 (含剂量、点位、层次的不对称) 或因注射量过多而渗透至周边肌肉，都会导致面部表情的不自然，且表现各异。

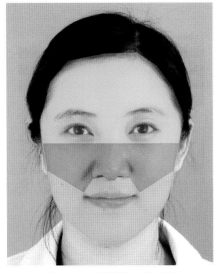

图 2-22　面部的 3 个分区

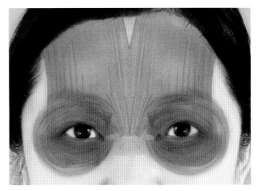

图 2-23　上面部的表情肌

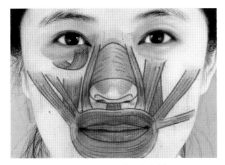

图 2-24　中面部的表情肌

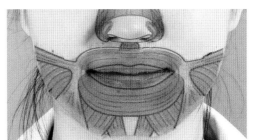

图 2-25　下面部的表情肌

◎症状

　　静态表情尚可，动态表情僵硬、异常收缩或各种情况的不对称（图 2-26a），尤其以微笑时歪嘴最为多见（图 2-26b）。

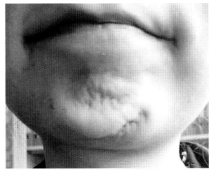

图 2-26a　肉毒素注射后颏肌的异常表情

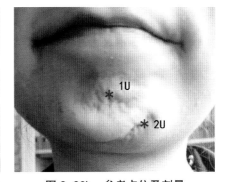

图 2-26b　参考点位及剂量

◎预防

● 熟悉面部的肌肉走向，明确肉毒素注射的适应证和禁忌部位；
● 严格对称注射，即使在操作很熟练的情况下，也建议术前画好对称的点位再进行注射；
● 宁少勿多、宁浅勿深。

◎治疗方法

● 时间是最好的治疗方法;

● 症状不严重者以心理治疗为主;

● 局部热敷理疗、蒸桑拿或平时多做运动,以促进局部血液循环,加速人体基础代谢率,可使症状加快恢复;

● 肉毒素做的是减法,患侧肌力减弱,虽是异常的一侧,却无法进行有效的治疗,只能将错就错地将正常一侧的肌力降低,以达到相对平衡的状态,而并非真正治愈。因此只对症状较为严重的患者使用,对注射者的要求颇高,要求能在肌力正常或略有亢进的一侧寻找到最合适的平衡力点,再少量尝试性地注射较高浓度的肉毒素(100U/mL,以提高精确性,减少弥散度)(图 2-26b);

● 严格遵循"宁少勿多"的原则,以适当调整为主,切不可要求完全矫正而使健侧注射过多,从而引起更为严重的表情障碍。

口角歪斜

◎原因

口角歪斜是表情扭曲中最常见、最为明显的一类并发症,与盲目的口周注射或精细定位不对称有关。

◎症状

微笑时口角歪向一侧,笑容极其诡异(图 2-27a、b)。

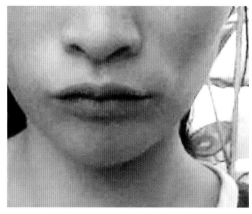 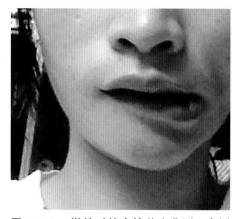

图 2-27a 据说是肉毒唇纹注射后(很好奇如此年轻的女子何来唇纹可打),静态未见异常

图 2-27b 微笑时的表情着实悲剧,右侧降口角肌肌力被封闭,左侧降口角肌肌力缺少对抗,故歪向一侧

◎预防

● 注射口周肉毒素尤其应谨慎,精确地对称定位;

● 治疗效果因人而异,若疗效不佳,可结合玻尿酸的填充口角提升术,不得强行增加肉毒素的用药量;

● 降口角注射定位应在鼻翼与口角连线延长线、口角至下颌缘中下 1/2 ~ 2/3 处,左右各注射 1 点(图 2-28a)。降口角肌越靠下越是宽大,越靠上越是狭窄(图 2-28b、图 2-29),更易打偏影响其他肌肉的运动,因此注射位置除特殊情况外,切忌偏上。

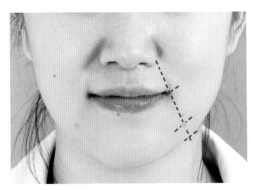

图 2-28a　降口角肌注射点（体表定位）

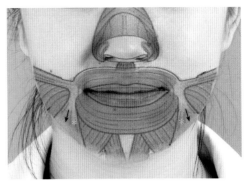

图 2-28b　降口角肌注射点（解剖定位）

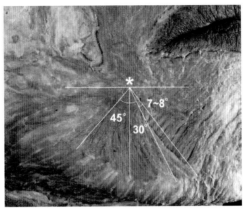

图 2-29　标本解剖可见降口角肌越靠下越是宽大

◎ 治疗方法

- 时间是最好的治疗方法；
- 症状不严重者以心理治疗为主；
- 局部热敷理疗、蒸桑拿或平时多做运动，以促进局部血液循环，加速人体基础代谢率，可使症状加快恢复；
- 在肌力正常或略有亢进的一侧，寻找到最合适的平衡力点，少量尝试性地注射较高浓度的肉毒素（100U/mL，以提高精确性，减少弥散度）（图 2-30）；
- 严格遵循"宁少勿多"的原则，以适当调整为主（图 2-31a、b），切不可要求完全矫正而使健侧注射过多，从而引起更为严重的表情障碍。

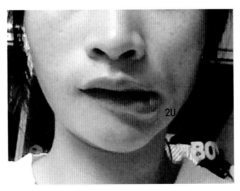

图 2-30　参考点位及剂量

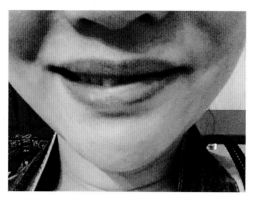 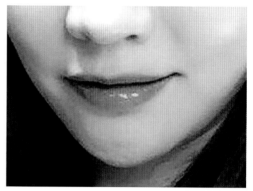

图 2-31a　肉毒素注射后口角歪斜矫正治疗前　图 2-31b　该患者治疗后，笑容对称度明显提高

嘴唇闭合困难

◎原因

颏肌是下唇区唯一收缩力向上的肌肉（图 2-32a），正常闭嘴时颏肌处于正常松弛状态，做用力闭嘴或噘嘴动作时颏肌收缩，有时会形成砾石样外观，与插入局部真皮的颏肌纤维过度收缩有关（图 2-32b）。严重下颏后缩的患者闭嘴状态时颏肌呈绷紧状态，进一步加重了后缩外观（图 2-33a、b），对颏肌稍做松解，再辅助玻尿酸注射能得到非常好的治疗效果。

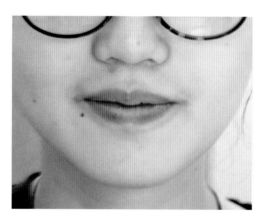 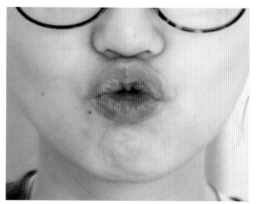

图 2-32a　正常颏肌的放松状态　　　　　图 2-32b　正常颏肌紧绷状态

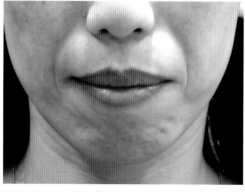 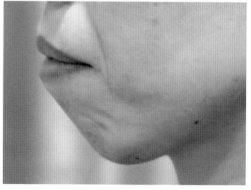

图 2-33a　严重下颏后缩患者闭嘴状态颏肌绷紧　　图 2-33b　同一患者侧面观

出现嘴唇闭合困难的症状，多是因为颏肌注射量过多，也可因为注射点位偏上，导致药物渗透至口轮匝肌区域；若定点过于靠外或注射过多药物扩散至两侧，还会影响降下唇肌的功能，会使患者出现下唇活动的障碍。

◎症状

嘴唇闭合费力，甚至闭合困难，不自觉地流涎，下牙龈处有异物感，食物残渣难以自我清理。

◎预防

● 多数情况下在颏肌肌腹中段稍偏下左右各注射 1 个点位（图 2-34a），有些特别严重的患者也可在中点上方和下方各增加 2 个点位（图 2-34b）；

● 每点 2U 就可满足治疗需求，切勿注射过多；

● 一定要明白口轮匝肌并不是只分布于嘴唇区域，4 点法中，中央上方点位勿离唇部太近，以免影响口轮匝肌的环缩功能；

● 两侧的点位勿太靠外，以免影响降下唇肌的功能。

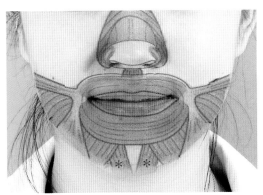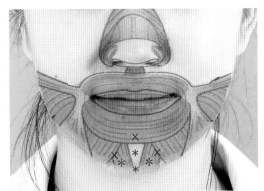

图 2-34a　颏肌注射 2 点法　　　　　　图 2-34b　颏肌注射 4 点法及禁忌部位

◎治疗方法

● 时间是最好的治疗方法；

● 局部热敷理疗、蒸桑拿或平时多做运动，以促进局部血液循环，加速人体基础代谢率，可使症状加快恢复；

● 以心理治疗为主。

🖊小腿酸软

◎原因

小腿轻度的酸软是肉毒素瘦小腿注射后出现的正常现象，严重的酸软则与肉毒素用量过多以及个人体质的耐受性密切相关。

小腿是承载全身重量的肌肉，注射剂量小，几乎无效果，注射剂量过大，对行走功能多少会有些影响。因此，尽量不要注射瘦腿针！

◎症状

小腿微感无力，寻常走路并无明显症状，倘若走上坡路，或登楼梯后，酸软即愈发明显，与剧烈运动后的酸软感类似，实际上运动量并不大，稍作休息便可缓解。

小部分患者会感觉行走无力或站立不稳，有些是患者主观的心理感觉，医学检查并无行走异常和障碍，也有一些是因为原来用于行走的肌肉群萎缩，正处于协同肌肉群代偿性适应的过程之中，多数可在3周后自行缓解。

◎预防

● 明确适应证，患者年龄小于30岁，皮下脂肪菲薄，腓肠肌肥大突出，边缘呈块状外形者为瘦腿针注射治疗的适应证，腿上脂肪过多、过于肥胖或高大、小腿承重较多，过多地要求腿围变细以及运动员或以舞蹈为职业者不宜行此项治疗；

● 明确治疗目的，并非让小腿变细多少，而是让小腿的线条变得更为柔和，因此应集中注射于小腿边缘，对外形轮廓影响最大的区域（图2-35a、b），而非分散注射于整块腓肠肌；

● 切勿过多、过频地注射，否则会有全身中毒的风险，国内外有些学者认为，注射肉毒素总量<400U是安全的，但在国内已有数例因瘦腿造成肉毒素全身中毒的报道，因此作者认为，将总量控制在200U更为安全可靠，若效果实在不明显，可在1个月后再次补充100U，不应过分追求疗效而扩大单次注射的用药量；

● 由于注射1次的注射剂量较大，有少数患者在注射多次后可产生抗体，多次注射后治疗效果会明显变差，应先暂停治疗，待1～2年后再注射或更换其他型号的肉毒素（国内尚无B型和C型肉毒素产品）。

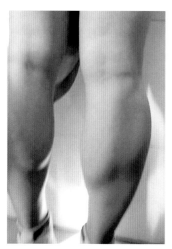

图2-35a 肌肉发达，线条过于生硬的小腿图

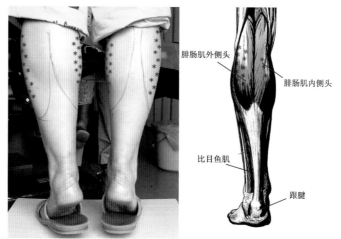

图2-35b 腓肠肌注射点分布于肌肉边缘

◎治疗方法

● 时间是最好的治疗方法；

● 多步行运动；

- 局部热敷理疗、蒸桑拿，以促进局部血液循环，加速人体基础代谢率，可使症状加快恢复；
- 以心理治疗为主。

颈部无力

◎原因

人类是最奇怪的动物，男人们拼死拼活要练出来的一些肌肉，比如斜方肌（图2-36），以越发达越为美观，而到了女人身上就如临大敌，巴不得切之而后快。因此在瘦脸针与瘦腿针的基础上，瘦肩针就这样被"发明"了出来。

有些患者有颈椎病，颈部的肌肉亢进，在斜方肌处少量注射肉毒素可以缓解肌张力，减轻症状，是合理的治疗方法。

对正常的斜方肌注射过多的肉毒素，作者认为无太多可取之处。

首先躯干部的肌肉不似小腿的腓肠肌那般远离"中央"，即使功能部分受阻也不至于对生活造成太大影响，也不似面部的肌肉那般纤细，2U的肉毒素就会带来极大的作用效果，注射过少，可能无任何效果，注射过多，渗透蔓延，又可能会带来其他不必要的副作用，得不偿失（图2-37）。

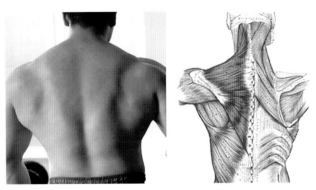

图 2-36　男人以斜方肌发达为美

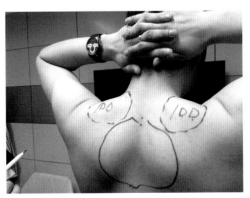

图 2-37　网络上转载的"瘦肩针"示意图，注射总量高达 200U，着实令人惊叹

◎症状

主要是肩、颈部无力的现象，易疲劳、抬头费劲，抬臂酸软等。

◎预防

除了颈椎病肌张力亢进的患者，不建议在该区域注射。

◎治疗方法

- 时间是最好的治疗方法；
- 坐位时可用手托下颌缘的动作支撑，以减轻颈部受力；
- 局部热敷理疗、蒸桑拿或平时多做运动，以促进局部血液循环，加速人体基础代谢率，可使症状加快恢复；
- 以心理治疗为主。

 # 注射瘦脸针后的异常症状

面部凹陷

◎原因

多由于注射瘦脸针时注射点位稍偏上，咬肌萎缩后，中面部的衔接过渡处出现凹陷而引起，多数患者在注射前就有此症状，只是未受重视，待注射后症状加重才发觉。

◎症状

耳前方咬肌上缘处出现 1 处明显凹陷，咬牙时加重（图 2-38）。

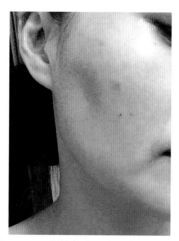

图 2-38　注射瘦脸后中面部凹陷加重

◎预防

- 沿耳垂与口角作连线，注射区域应在连线下方（图 2-39a ~ c）；
- 咬肌并不十分肥厚，仅要求下颌缘紧致的患者，只需 3 点注射一排即可（图 2-39a）；
- 常规注射是 5 个点，中点位置为咬肌最凸起处，可注射 50% ~ 60% 的剂量（多数情况下单侧总量

40U 已足够），剩下的 30% ～ 40% 则根据周围肌肉的厚度，合理地分布于周围 4 点，而不是平均分布，靠上方的点（图 2-39b 红圈指示）注射量可少于其他各点，原本就有中面部轻度凹陷的患者，上方点位可不注射（图 2-39b），熟练者可通过中央 1 个进针点，完成 4 个方向的注射（图 2-39c），可达到同样的注射效果；

● 术前照相，方便对比凹陷的程度是否与注射肉毒素有关，以防纠纷。

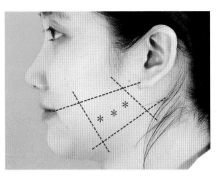

图 2-39a　咬肌注射 3 点法及标记线，红色为安全线，蓝色为解剖边界线

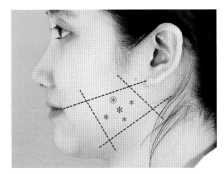

图 2-39b　咬肌注射 5 点法

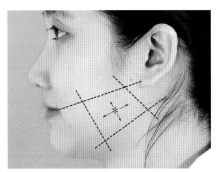

图 2-39c　熟练可通过中央一点完成 4 个方向的注射

◎治疗方法

● 时间是最好的治疗方法；

● 局部热敷理疗、蒸桑拿或平时多做运动，以促进局部血液循环，加速人体基础代谢率，可使症状加快恢复；

● 多咀嚼硬的食物可加快咬肌的恢复；

● 原本就伴面颊凹陷且较为严重的患者，可配合玻尿酸、左旋聚乳酸或自体脂肪的填充进行综合治疗。

"加强型"导致的表面凹陷

◎原因

有些医生喜欢在肉毒素中加入少量的曲安奈德注射液，以增加肉毒素的治疗效果，称之为"加强型"瘦脸针。

曲安奈德为合成型长效的肾上腺皮质激素类药，有持久而强大的抗感染、抗变态反应作用，局部注射会使软组织萎缩，因此广泛用于瘢痕增生的治疗。

在肉毒素中加入少量（容积 <20%）的曲安奈德注射液，确实可增强肉毒素的瘦脸效果，并增加效果的维持时间，减轻耐药性，对于咬肌过度肥大或已经有轻微的耐药性、单纯注射肉毒素效果不明显的患者，不失为一个合理的治疗方法。

这便如同在一锅不是太鲜的鸡汤中加入了少量的鸡精调味点缀，味道顿时更为鲜美（图 2-40）。

但有一些机构或个人，为节省成本，盲目地加大曲安奈德的用量，如同炖鸡汤"抠门地"连老母鸡都舍不得放，"死命地"加鸡精以增鲜味，自是极不可取。

曲安奈德局部使用的常见副作用是表面凹陷、脱色，混入肉毒素中浓度过高、注射层次偏浅极易发生这些现象。

◎症状

注射后 2 周左右，出现表面的凹陷（图 2-41），1 个月时最为明显，脱色、无痛，偶有痒感，6 个月后多可自行恢复。

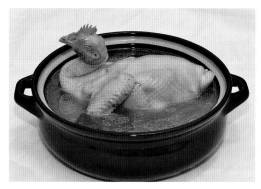
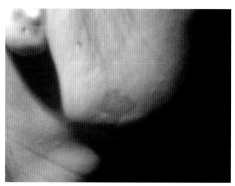

图 2-40　鸡汤主要是靠鸡炖出来的，加入少量鸡精可更为鲜美，而只用鸡精肯定难成好汤

图 2-41　"加强型"瘦脸针造成的表面凹陷

◎预防

● 肉毒素中尽量不要加曲安奈德注射液；

● 特殊情况下加入，配比浓度不得超过 20%，即 1mL 的混合液中，曲安奈德注射液原液不得超过 0.2mL；

● 注射层次一定要深入咬肌肌腹偏下方，勿注射于皮下或真皮层中；

● 出针时要停止注射，避免药物残液渗入注射针孔。

◎治疗方法

● 时间是最好的治疗方法，半年后多可自愈；

● 局部热敷理疗、蒸桑拿或平时多做运动，以促进局部血液循环，加速人体基础代谢率，可使症状加快恢复；

● 1 个月后，表面微针治疗可加速皮损的修复。

面部下垂

◎原因

有些年纪偏大或皮肤较为松弛的患者，在咬肌注射后，瘦脸效果明显，但同时出现了面部支撑力的下降，松弛的皮肤随即出现下垂外观。

◎症状

下面部松垂，下颌缘轮廓不明显。

◎预防

- 勿过度瘦脸，肉毒素勿注射过多、过频；
- 对于面部松弛较严重的患者，在注射咬肌的同时，可行微量表浅注射法下颌缘提升术（图 2-42a、b）。

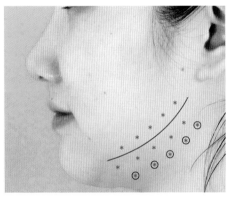 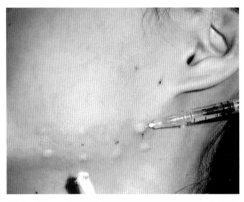

图 2-42a　微量表浅注射法下颌缘提升术，沿下颌缘注射 2 排，点与点之间间距 >1cm，每点注射量为 1 ~ 2U，严重者可再在下方注射 1 排，单侧注射总剂量应控制在 20U 之内

图 2-42b　微量表浅注射法下颌缘提升术注射出一个个小皮丘（作者此处使用的是 30G 粗、4mm 长的小针头，特别适合初学者做皮内注射）

◎治疗方法

- 以微量表浅注射法下颌缘提升术补充注射肉毒素；
- 配合埋线提升术效果更佳。

笑容僵硬

◎原因

注射时进针点位向上超过安全线或向前超过咬肌的解剖边界线，肉毒素作用于笑肌或其他口周的表情肌而引起。

要注意设计与注射操作体位要一致，体位改变可能引起注射偏差。还要注意的是，有时即使进针点在安全区间内，药物也可能会渗透至安全区间外或是因为术后不当的按压而加大了药物的扩散。

◎症状

轻度的微笑僵硬或不对称（图2-43a、b），由于咬肌位置比较偏远，即使注射有偏差，亦不会对面部正中的表情肌产生影响，因此对表情的影响大多并不严重。

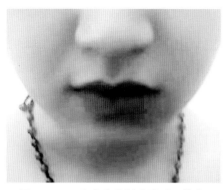 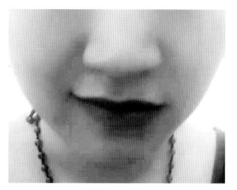

图2-43a　肉毒素注射瘦脸后，静态　　　图2-43b　微笑时口角向一边歪斜

◎预防

合理用量，在安全区域内注射。

◎治疗方法

由于症状大多轻微，更建议随时间流逝而自行恢复，而非强行在相应的对称肌肉中注射肉毒素矫正，以免因用量难以控制而造成新的、更为严重的表情不自然。

🔖 "蛙腮" 畸形

肉毒素注射咬肌后，尚未出现瘦脸的效果，反而在咬肌部位出现鼓包样外观，因形似青蛙鼓鼓的腮（图2-44），故谓之为"蛙腮"畸形。

◆ I 型：血肿型

◎原因

与注射过程中刺伤小血管产生血肿有关。

◎症状

在注射过程中患者会突然感觉有异常的疼痛（相比对侧），注射完抽针后即刻就可见鼓包产生（图2-45）。由于刺伤小血管本身就是较小概率的事件，因此多发生于单侧，很少两侧同时"中奖"。

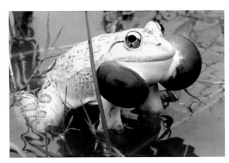 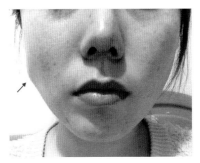

图 2-44 正宗的"蛙腮"　　　　图 2-45 Ⅰ型血肿型"蛙腮"畸形

◎预防

小概率事件终究难免，操作熟练利落可进一步减少发生概率。

◎治疗方法

术后即刻冰敷约 15min 即可见症状明显缓解，3 ~ 7 日后可痊愈，不必担心肉毒素入血有何后遗症，亦不必太担心影响治疗效果。

◆ Ⅱ型：水肿型

◎原因

与肉毒素产品中所含有的抗原杂质有关，也和患者个人的敏感体质有关，可将其视为一种迟发性的过敏症状，若注射量偏少和（或）注射不均匀，可导致局部肌肉收缩力量差异，使症状加重。

◎症状

在注射完即刻无任何异常，1 周左右症状出现，咬肌部体表微鼓，咬牙时鼓起更为明显，触之较为柔软，似吸水后的海绵状，除外观不佳外，患者自觉无任何不适（图 2-46a ~ c）。也有少数，2 ~ 3 日就出现症状的。

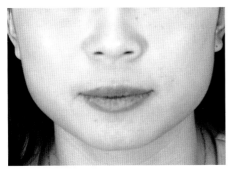 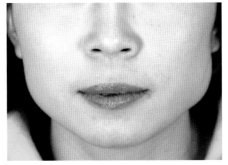

图 2-46a 注射肉毒素瘦脸术前　　图 2-46b 注射后 1 周，出现 Ⅱ型水肿型"蛙腮"畸形

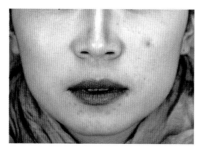

图 2-46c 注射后 3 周，"蛙腮"畸形症状自行消失

◎预防

敏感体质或以前有过Ⅱ型"蛙腮"畸形病史的患者可选用纯度更高的肉毒素产品，且勿因节省成本而不足量应用，尽量注射分布均匀。

◎治疗方法

以心理治疗为主，告之患者无须治疗即可痊愈，嘱其安心等待。若 1 个月后症状未完全消褪，可在鼓起最为严重处补充少量肉毒素。

◆ Ⅲ型：局部肌力亢进型

◎原因

较为少见，与肉毒素毒征有关，主要是注射时药物分布不均匀或注射过浅导致，部分咬肌纤维因肉毒素影响而使收缩力减弱，并逐渐萎缩，而未受肉毒素影响的咬肌肌力代偿性增加，肌纤维增粗，从而形成鼓包外观。

◎症状

症状出现较晚，要 1 ~ 2 个月后症状才会慢慢出现，当症状较为明显时患者才"突然发现"顺着咬肌纤维有条状凸起，咬牙时症状尤其明显，鼓包处触感坚硬，为明显肌肉质地（图 2-47)，若不治疗，鼓起可持续半年之久。

◎预防

注射层次准确，推注药物时均匀缓慢。

◎治疗方法

在鼓起最明显的部位点状补充注射 10 ~ 15U 肉毒素即可。

◆ Ⅳ型：感染型

◎原因

多与无菌操作等不当行为有关或患者本身面部存在感染病灶。

◎症状

多出现于单侧，除出现"蛙腮"样外观外，还会伴有局部红、肿、热、痛、胀等典型感染特点（图2-48），较易鉴别。

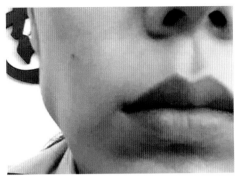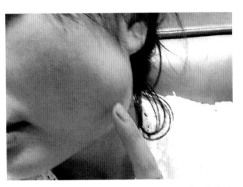

图2-47　注射后1个月，出现Ⅲ型局部肌力亢进型"蛙腮"症状，不伴局部红、肿、热、痛、胀

图2-48　注射后1周，出现Ⅳ型感染型"蛙腮"畸形症状，伴局部红、肿、热、痛、胀

◎预防

无菌操作过关，开启的药物应及时使用。

◎治疗方法

抗感染治疗。

 # 注射过量

表情僵硬

◎原因

轻度的表情僵硬是肉毒素注射后的正常现象，出现严重的表情僵硬与单次注射过量或注射间隔时间过短有着最主要的关系。

很多时候是因为患者本人过于苛求完美的除皱效果而导致，某些患者眼里容不下一丝皱纹，稍有皱纹恢复，便要求再次注射，以求"尽善尽美"，却不知过度地追求完美，往往会带来更大的不足。

少数情况下是注射医生水平欠佳，对肉毒素的用量掌控不当，使用过量引起。

◎症状

表情过于僵硬，患者本人可能会因为已适应了这种僵硬感，浑然不知，而旁人却多少能感觉出些不自然。

若仔细观察，便可见韩剧中有不少女星均有此种"皮不笑肉不笑"的现象。

◎预防

- 定点精确；
- 尽可能用最少的量来达到尽可能满意的效果；
- 单个点位注射剂量勿过多；
- 切勿过频注射，同一部位尽量控制在 1 年 2 次的频率，尽量不要超过 3 次；
- 合理使用微量表浅注射法；
- 配合玻尿酸、埋线提升、超声刀等其他疗法，协同对皱纹进行治疗，以减少肉毒素的用量；
- 对要求苛刻的患者，应竭力诱导其"只求改善，莫求完全矫正"的残缺求美理念。

◎治疗方法

- 时间是最好的治疗方法；
- 通过热敷、蒸桑拿等方法促进血液循环或经常做运动，促进新陈代谢，均可有利于神经传导的恢复，加快不良症状的消失。

肉毒素全身性中毒

◎概述

肉毒素中毒多是由于进食了含肉毒素的食物而引起的急性中毒疾病。

正常情况下，以美容为目的的肉毒素注射不会导致全身性的肉毒素中毒，但因在一些黑市有些来源不正规的肉毒素产品，其毒素浓度及效价都无法确定，再由**不正规的医生**在**不正规的场所**使用**不正规的注射方法**，极有可能造成严重后果，因此近几年，在全国范围内，有多起因美容注射而导致全身性肉毒素急性中毒的报道。

全身性肉毒素中毒的常见症状为头痛、头晕、全身无力、抬头及四肢运动困难，复视、斜视及视物模糊，呼吸困难，发音困难，咀嚼无力，饮水发呛及吞咽困难，排尿排便困难等。

◎肉毒抗毒素

肉毒抗毒素是目前治疗肉毒素中毒唯一有效的药物。

肉毒抗毒素是使用肉毒类毒素从免疫动物身上所获得的一类能中和肉毒素的特异性抗体，用于预防及治疗肉毒素中毒。根据肉毒素抗原型的不同，肉毒抗毒素可分为 A 型、B 型、E 型 3 种。每 1mL 中 A 型不得低于 1000U，B 型和 E 型不得低于 600U（抗毒素的效价检定，通常是以能中和 100IU 毒素的量，作为 1 个抗毒素单位）。

我国对于肉毒抗毒素的研究起步较早。

1958 年新疆出现食用甜面酱中毒事件，卫生部派出专家组调查，确认为肉毒素中毒。王成怀等人即开展了肉毒抗毒素的研制工作。20 世纪 60 年代初，兰州生物制品研究所成功研制出 A 型和 B 型肉毒抗毒素，到 20 世纪 70 年代，7 种类型的肉毒抗毒素全部研制成功。

目前我国兰州生产的肉毒抗毒素是源自于马血浆的抗血清制剂，为无色或淡黄色的澄明液体，久置可析出微量能摇散的沉淀，于 2 ~ 8℃的暗处保存，有效期为 3 ~ 5 年。

凡已出现肉毒素中毒症状者，都应尽快使用肉毒抗毒素进行治疗，对可疑中毒者亦应尽早使用肉毒抗毒素进行预防。临床上肉毒素中毒多为 A 型，极少数为 B 型，在毒素型还尚未得到确定之前，可同时使用 2 个型的抗毒素。

肉毒抗毒素虽然可用于肉毒素注射过量急性中毒的治疗，但在注射 1 天以后或更久时，因肉毒素已经内化，很难接近抗毒素，并已阻滞了乙酰胆碱，出现临床不良反应，此时再注射抗毒素其疗效就会差很多，因此对于肉毒抗毒素的使用越早越好。

◎临床使用方法

1. 过敏试验

用生理盐水将抗毒素稀释 10 倍（0.1mL 抗毒素加 0.9mL 生理盐水），在前臂掌侧皮内注射 0.05mL，观察 30min。

注射部位无明显反应者，即为阴性，可在严密观察下直接注射抗毒素。如注射部位出现皮丘增大、红肿、浸润，特别是形似伪足或有痒感者或伴有全身症状，如荨麻疹、鼻咽刺痒、喷嚏等，则为强阳性反应，应避免使用抗毒素。如注射局部反应特别严重或必须使用时，则应采用脱敏注射（即短时间内连续多次小剂量药物注射），并做好抢救准备，一旦发生过敏性休克，立即抢救。

即使是无过敏史者或过敏反应阴性者，也并非没有发生过敏性休克的可能，为慎重起见，应先注射少量于皮下进行试验，观察 30min，无异常反应，再将全量注射于皮下或肌内。

2. 注射方法

皮下注射应在上臂三角肌附着处，肌肉注射应在上臂三角肌中部或臀大肌外上部，只有经过皮下或肌肉注射未发生异常反应者方可做静脉注射。

静脉注射应缓慢，开始每分钟不超过 1mL，以后每分钟宜超过 4mL。一次静脉注射不应超过 40mL，儿童每 1kg 体重不应超过 0.8mL，亦可将抗毒素加入葡萄糖注射液、氯化钠注射液等注射液中静脉点滴。静脉注射前将安瓿在温水中加热至接近体温，注射中发生异常反应，应立即停止。

3. 常规注射用量

● 预防用药：一次皮下注射或肌肉注射 1 000 ~ 20 000U（指 1 个型），若情况紧急，亦可酌情增量或采用静脉注射；

● 治疗用药：采用肌肉注射或静脉滴注。第 1 次注射 1 万 ~ 2 万 U（指 1 个型），以后视病情决定，可每隔 12h 注射 1 次。只要病情开始好转或停止发展，即可酌情减量（例如减半）或延长间隔时间。

4. 脱敏注射法

用生理盐水将抗毒素稀释 10 倍，分小剂量数次做皮下注射，每次注射后观察 30min。第 1 次可注射 10 倍稀释的抗毒素 0.2mL，观察无发绀、气喘或显著呼吸短促、脉搏加速时，即可注射第 2 次 0.4mL，如仍无反应则可注射第 3 次 0.8mL，如仍无反应即可将安瓿中未稀释的抗毒素全量做皮下或肌肉注射。

有过敏史或过敏试验强阳性者，应将第 1 次注射剂量和以后的递增量适当减少，分多次注射，以免发生剧烈反应。

◎不良反应

1. 过敏性休克

可在注射中或注射后数分钟至数十分钟内突然发生。患者突然表现为沉闷或烦躁、脸色苍白或潮红、胸闷或气喘、出冷汗、恶心或腹痛、脉搏细速、血压下降，重者神志昏迷、虚脱，如不及时抢救可以迅速死亡。轻者注射肾上腺素后即可缓解；重者需输液、输氧，使用升压药维持血压，并使用抗过敏药物及肾上腺皮质激素等进行抢救。

2. 血清病

血清病的主要症状为荨麻疹、发热、淋巴结肿大、局部水肿，偶有蛋白尿、呕吐、关节痛，注射部位可出现红斑、瘙痒及水肿。多数在注射后 7 ~ 14 日发病，称为延缓型；少数患者在注射后 2 ~ 4 日发病，称为加速型。对血清病应对症治疗，可使用钙剂或抗组胺药物，一般数日至十数日即可痊愈。

◎ 注意事项

● 每次注射须保存详细记录，包括姓名、性别、年龄、住址、注射次数、上次注射后的反应情况、本次过敏试验结果及注射后反应情况、所用抗毒素的生产单位名称及批号等；

● 使用抗毒素须特别注意防止过敏反应。注射前必须做过敏试验并详细询问既往过敏史；凡本人及其直系亲属曾有支气管哮喘、花粉症（枯草热）、湿疹或血管神经性水肿等病史，或对某种物质过敏，或本人过去曾注射马血清制剂者，均须特别提防过敏反应的发生；

● 门诊患者注射抗毒素后，至少须观察 30min 方可离开；

● 孕妇及哺乳期妇女慎用。

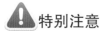 **特别注意**

肉毒抗毒素绝非如同武侠小说中难得的"解药"那般神奇，无论多重的中毒症状都能药到病除，而且不见得比"绝情丹"更容易得到（详见《神雕侠侣》）。

由于几乎无商业用途、生产制作周期长、利润低等各种原因，目前我国的肉毒抗毒素制备量极少，兰州生物制品研究所的抗毒素大部分是作为**国家战略储备药物**而生产的，一般情况下只有遭遇战争或者大型中毒事件发生时，由国家下发调拨令才能调用，国内零散病例不属于国家储备使用范围，不得进入商业化的流通，因此一般的医院都无储备。

一旦出现肉毒素全身性中毒的情况，绝非是美容整形专科医院能解决的急症，应立即送往正规的大型综合性医院对症治疗，必要时应送至 ICU，给予吸氧、补液等治疗，无法自行呼吸时应行气管切开用呼吸机辅助呼吸，无法吞咽时应下鼻饲管进行流质饮食或全静脉营养，并及时联系兰州生物制品研究所，以最快的速度获得肉毒抗毒素。

虽然近年来兰州生物制品研究所与民航建有一个绿色通道，以方便送药救人，但配送过程仍十分复杂且耗时，若发生急性中毒，常常远水难救近火。

因此，对于肉毒素美容注射的中毒，时刻提防、时时预防才是关键，要严格掌握注射剂量，对于来历不明的廉价产品，一定要果断拒绝而不得试用，以免犯下难以挽回的错误。

◎ 实际抢救案例参考

贾凌等人在《中国急救医学》2006 年第 26 卷第 10 期发表了《注射肉毒素过量引发中毒 3 例》一文，介绍较为详尽，可供临床急救参考，现摘录如下。

注射肉毒素过量引发中毒 3 例

贾凌，孙海晨，吴学豪，聂时南，邵旦兵

（一）病例介绍

3 例均为女性患者，均系注射"A 型肉毒素"过量出现相关临床症状就诊。其中症状最严重的为一中年女性患者，43 岁，行两腋下注射"A 型肉毒素"祛除腋臭，因剂量过大，出现"头晕伴吞咽困难、气促 1 周"于 2006 年 4 月 1 日入急诊抢救室。

患者于 2006 年 3 月 23 日于美容院注射过量肉毒素除腋臭，原有剂量应为 300U 分 2 次注射，患者一次性注射 600U，3 日后即出现心慌、头晕、吞咽困难等症状，在外院治疗效果不佳，转入我院。入院诊断为肉毒素中毒（追问病史确定为 A 型肉毒素）。

（二）治疗方法

入院后即给予建立静脉通道、利尿、大量补液治疗，并积极联系肉毒抗毒素。

患者由于乏力、吞咽困难、喝水出现呛咳，暂时给予禁食。给予 0.9%氯化钠注射液 100mL 加入奥美拉唑 40mg 静脉点滴抑酸治疗保护胃黏膜、静脉营养等对症支持治疗。由于患者呼吸情况尚好，能自主呼吸，未感胸闷、气促及呼吸困难，未予气管插管及气管切开等处理。

经过积极联系，A 型肉毒抗毒素（规格 1 万 U/ 支）12 支由兰州生物制品研究所空运至我院，皮试阴性后使用静脉泵给予患者 0.9%氯化钠注射液 50mL 加入 2 万 U A 型肉毒抗毒素。以 2mL/h 速度静脉持续泵入。

治疗期间患者精神紧张，夜间给予安定 10mg 缓慢静脉推注，保持其安静睡眠，降低机体耗能。白天嘱其卧床，避免活动以减少体内乙酰胆碱过多消耗。患者卧床，且有痰不易咯出，给予生理盐水 5mL 加入 30mg 沐舒坦，3 次 /d，雾化吸入，促进患者排痰，0.9%氯化钠注射剂 100mL 加入头孢呋辛 1.5g，2 次 /d，静脉点滴预防肺部感染。

患者睁眼困难，给予氯霉素眼药水预防眼部感染。

患者仍诉乏力、吞咽困难，但头晕症状较前好转，转入 EICU 继续治疗，继续给予 0.9%氯化钠注射液 50mL 加入 2 万 U 的 A 型肉毒抗毒素，以 2mL/h 速度静脉持续泵入，加用弥可保 0.5mg 肌肉注射营养神经治疗。给予能量合剂及氨基酸、脂肪乳等液体补充能量及营养，给予开塞露 40mL 纳肛通便。

3 日，患者症状改善；4 日，患者主诉吞咽困难及头晕等症状进一步改善，给予肉毒抗毒素减量治疗，予以 0.9%氯化钠注射液 50mL 加入 1 万 U 的 A 型肉毒抗毒素，以 2mL/h 速度静脉持续泵入，其余治疗不变，因患者吞咽困难症状好转，嘱其进流质饮食，加强营养支持治疗；6 日，改 A 型肉毒抗毒素 1 万 U 肌肉注射维持，7 日患者症状完全缓解，痊愈出院。

（三）讨论

（1）肉毒素中毒主要的治疗措施即为肉毒抗毒素血清的尽早应用，国内肉毒抗毒素血清相对缺乏，应尽快联系相关单位以最快的方式获得抗毒素血清。

（2）中毒患者由于眼球活动受限、睁眼困难，角膜干燥，应加强眼部护理。以防止发生角膜溃疡、角膜炎等。

（3）肉毒素中毒者由于胆碱能神经突触前乙酰胆碱的释放受阻，而使脑神经和运动神经所支配的肌肉呈现麻痹状态。若活动过多，乙酰胆碱更加耗竭，促使麻痹症状更为显著，因此在患者感觉不适时到出现症状前即应自行卧床休息，可避免中毒症状的加重。

（4）中毒患者呼吸表浅，容易出现部分肺不张的现象，呼吸道反射减弱，咽喉肌麻痹，分泌物排出困难，另外，患者因为严格卧床休息，其肺部易造成感染、痰液黏稠不易咯出而引起窒息。肉毒抗毒素血清的早期应用及积极的预防感染等对症支持治疗，可避免肺部感染及其他并发症的发生，缩短患者的病程，是治疗此类中毒的关键。

（5）良好的心理沟通可避免患者心情焦虑，能够积极配合治疗，积极的对症支持治疗决定了患者的康复速度。

其他并发症

感染

肉毒素的感染较为少见，即使出现了症状，通常也较轻。

◎原因

- 无菌操作不当；
- 患者本身面部存在感染病灶；
- 药物保存不当，病原体污染；
- 严重过敏后继发感染；
- 与其他药物"胡乱"混合使用，最常见的是与溶脂针的盲目混合。

◎症状

局部伴有异常的红、肿、热、痛、胀等典型感染特点（图 2-49 ~ 图 2-51），针孔处易出现结节，触之疼痛。

◎预防

无菌操作过关，开启的药物应及时使用，勿胡乱与其他药物配比使用；注射后保护好针孔，6h 内勿碰水，24h 内尽量不要接触化妆品。

◎治疗方法

抗感染治疗。

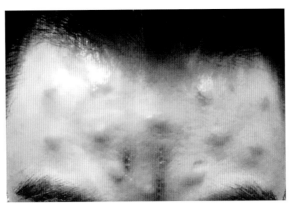

图 2-49　肉毒素额纹注射后 4 日，针孔护理不当，涂不明消肿药膏，污染，出现感染

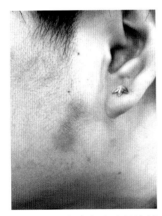

图 2-50　肉毒素瘦脸针注射后 1 周，感染，针孔反应

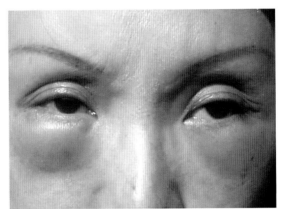

图 2-51　肉毒素感染，与过敏有关的蜂窝织炎

肉毒毒素征

◎原因

在临床实践中常可观察到，使用肉毒素阻断了某一块肌肉后，它的协同肌仍然会收缩，有时甚至会出现代偿性过度收缩，所带来的包括外观变化在内的一系列症状表现，这种现象被称为**肉毒毒素征**。

◎症状

如图 2-52，患者口角的过度向左下方扭曲，不仅是因为右侧肌肉动作受到了抑制，左侧肌力代偿性亢进，而使症状进一步加重，这就是典型的肉毒毒素征表现。

更为常见的是眉间纹注射后，鼻背纹加重（图 2-53）以及眼角纹注射后下睑纹加重。

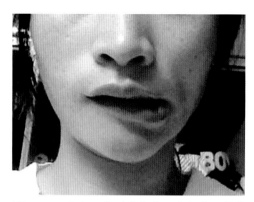

图 2-52　患者口角过度向左下方扭曲，是典型的肉毒毒素征表现

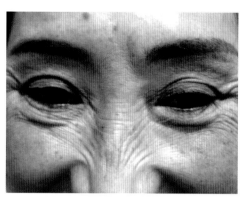

图 2-53　眉间纹注射后鼻背纹加重

◎预防

肉毒毒素征是注射肉毒素后必然出现的症状，如何尽量减少这些不良表现是注射前务必认真考虑的问题。

在对某一肌肉进行注射后，对其协同肌也稍作少量注射，即可有效改善症状，如注射眉间纹的同时对鼻背纹进行注射（图 2-54a、b），注射眼角纹时，对下睑区浅层皱纹进行微量表浅注射等。

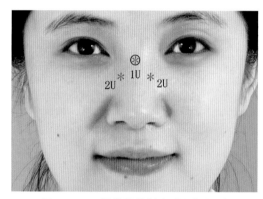

图 2-54a　鼻背纹注射点（体表定位）

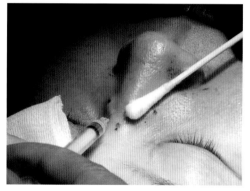

图 2-54b　鼻背纹的注射

◎治疗

对相应的协同肌注射少量肉毒素即可，症状改善，切忌过量。

◎合理利用

还可合理利用肉毒毒素征的变化来达到治疗效果。

最典型的就是提眉的注射。额肌注射后，中间的额肌受到抑制，导致两侧额肌收缩加剧，形成眉尾上挑的外观（图 2-55）。合理利用这一现象，结合力学杠杆原理，联合其他点位的注射，即可达到注射提眉的效果（图 2-56a、b）。

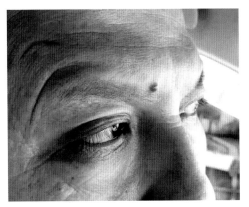

图 2-55 额纹注射后出现眉尾上挑现象

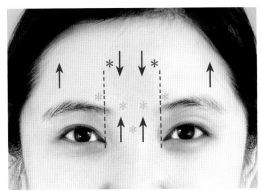

图 2-56a 提眉注射 7 点法（体表定位）

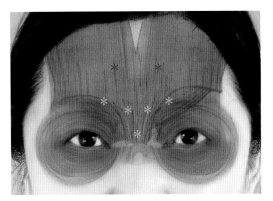

图 2-56b 提眉注射 7 点法（解剖定位）

肉毒素的储藏

未使用的肉毒素应在冰箱内 2 ~ 8℃的环境下冷藏，在使用前临时配制。

关于配制稀释后的肉毒素多久内失效尚无明确标准，学术界也有不少争议，厂家建议在配制后 4h 内用完，其主要目的是保证无菌，而非失效。

肉毒素在配制后，其安全使用期（存储和多次使用）至少长达 7 周。有临床实验表明，配制好的肉毒素于 8℃ 的冰箱中冷藏 2 ~ 4 周，对疗效并无明显的影响。携带运输肉毒素时，可使用特制的真空保温杯（图 2-57）。

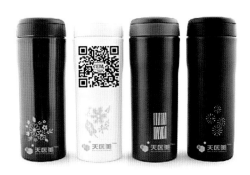

图 2-57 携带运输肉毒素时，可使用特制的真空保温杯

必须注意的是，当使用寻常的不含防腐剂的生理盐水时，溶液保存时间越长，细菌污染和增殖的风险越高。使用含防腐剂（0.9% 苯甲基乙醇）的生理盐水配制，对长期的保存能起到关键的作用。

肉毒素的配制

◎试剂的选择

1. 生理盐水

在使用 30G 及以上的针头进行面部肉毒素注射时，疼痛度较小，临床上使用普通的生理盐水进行配制最为便利，因此最为常用。

2. 2% 盐酸利多卡因

不少医生偏爱使用 2% 盐酸利多卡因注射液进行配制，认为可以显著减轻注射时的疼痛。

而实际上，肉毒素注射时的疼痛主要是在进针阶段以及注射药物刚进入组织时的肿胀感，在这些阶段，使用盐酸利多卡因组与生理盐水组的疼痛度并没有明显区别，在注射完成后，盐酸利多卡因才能发挥局部浸润麻醉作用，因此在散在的点位注射肉毒素时，使用盐酸利多卡因进行配制和生理盐水配制并没有太大的差异。但在对于多汗症等密集点位注射时，使用盐酸利多卡因可明显减少疼痛度。

另有一些医生竭力反对使用 2% 盐酸利多卡因，认为作为毒麻药产品的盐酸利多卡因本身就具有一定的风险，其弱酸性对肉毒素也会有一定程度的破坏。

作者的观点是，用寻常的生理盐水配制即可或仅加入少量盐酸利多卡因（0.9% 氯化钠注射液：2% 盐酸利多卡因注射液 = 9 : 1）。

3. 0.9% 苯甲基乙醇生理盐水

国外一些专家偏向于使用含防腐剂（0.9% 苯甲基乙醇）的生理盐水进行配制，并有研究结果表明，使用含防腐剂的生理盐水配制能减少 54% 的注射疼痛，而不影响效果。

不过国内这种盐水较为少见，鲜有人用。

◎浓度的配比

浓度的配比见表 2-1。

表 2-1 肉毒素常用配制表					
肉毒素	生理盐水	每 0.1mL 含量	注射器型号	最小刻度实际单位	备注
100U	1.0mL（高浓度配制法）	10U	30U 胰岛素注射器（1/3mL）	1.1……U ≈ 1U	直接读数，每 1 小格视为 1U，浓度高，扩散小，作用定点精确，但注射剂量容易有误差（图 2-58）
100U	2.0mL	5.0U	1mL 注射器	0.5U	配制方便，每 4 小格为 2U，每 8 小格为 4U，多部位连续注射时，计数较为不便
100U	2.5mL（标准配制法）	4.0U	40U 胰岛素注射器（1mL）；1mL 注射器	0.4U	厂家推荐的配制法，浓度适中，1mL 注射器每 5 小格 2U，每 10 小格 4U；在多点连续注射时计量较方便；若使用 40U 胰岛素注射器则可直接读数（图 2-59）
100U	5mL（低浓度配制法）	2U	1mL 注射器	0.2U	浓度较低，适用于下睑眼纹等微量表浅注射；较大剂量注射时，溶剂较多，易于扩散，适用于腓肠肌注射瘦小腿等
100U	10mL（微量表浅配制法）	1U	1mL 注射器	0.1U	面部提升、痤疮等真皮层微量注射时使用

为更方便在连续注射时计算注射量，Allergan 公司推荐将 100U 的肉毒素稀释成 2.5mL 使用，在使用

1mL 注射器进行注射时，注射器上每 0.05mL 的标记点，即为 2U，即为标准浓度。

以此为标杆，其他配制方法为低浓度或高浓度。

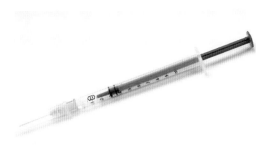

图 2-58　普通 1mL 注射器

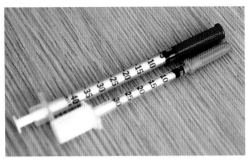

图 2-59　40U（上）与 30U（下）胰岛素注射器

◎注射器的选择

● 使用普通 1mL 注射器，1mL 为 40U，每一大格，即 0.1mL，为 4U，正好注射 2 个点位，非常方便计算用量（图 2-60）。

● 在使用 40U（1mL）胰岛素注射器（图 2-59 中上）进行注射时，注射单位量与注射器刻度相一致，更方便计量。

● 若注射时使用更小的 30U（1/3mL）胰岛素注射器（图 2-59 中下），可将 100U 配成 1mL 溶液，注射器上的数值标记也可直接对应肉毒素的单位数，无须换算（实际为近似值，读数的 1U 实为 1.1111……U，考虑到瓶壁、注射器管壁及针头残留的损失，这些误差几乎可忽略不计）。

不同的注射器配制方法与计数

1. 配制方法：100U+2.5mL 生理盐水

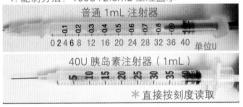

2. 配制方法：100U+1mL 生理盐水

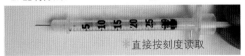

图 2-60　不同注射器的刻度与肉毒素单位读数

弥散度

弥散度即肉毒素注射入体内，以注射点为中心的扩散范围，弥散度绝非一个单一的数值，而与下面几个因素密切相关。

◎浓度

相同药量情况下，浓度越高，弥散度越低（图 2-61a）；浓度越低，则弥散度越高（图 2-61b）。

这就如同一滴墨水，直接滴在地上，与溶解于一杯水中再倒到地上，所能污染的面积大不相同。

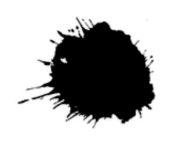 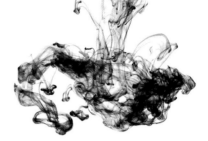

图 2-61a　高浓度定点精确，弥散度小　　图 2-61b　低浓度扩散均匀，弥散度大

- 水平较高的医生会合理选用不同浓度的肉毒素来进行更为合理的治疗；
- 在注射眼角处等细微皱纹处，使用较高浓度的肉毒素（100U/1mL）精确注射可得到更好的治疗效果，同时可尽量避免弥散带来的不良反应；
- 在注射腓肠肌时，则会特意使用较低的浓度（25U/mL），利用药物的弥散度，得到更大面积的肌肉扩散。

◎注射液溶量

配制后注射溶液量相同的情况下，弥散度接近，浓度越高，药效越强（图 2-62a、b）。

图 2-62a　相同溶液量情况下，高浓度效果强　　图 2-62b　相同溶液量情况下，低浓度效果弱

◎药物分子颗粒（图 2-63a、b）

- 分子颗粒越小，弥散度越大；
- 分子颗粒越大，弥散度越小；
- 分子颗粒大小越平均，弥散越均匀；
- 分子颗粒大小差异较大，各方向弥散度差异越大。

图 2-63a　分子颗粒大小平均，弥散均匀

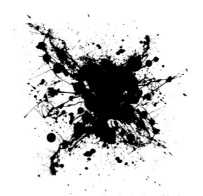

图 2-63b　分子颗粒大小差异较大，各方向弥散度差异越大

◎组织疏松度

越是疏松的组织弥散度越是高，如同宣纸与稿纸，得到的书写效果完全不同（图 2-64a、b）。

人体组织的疏松度，血液＞皮下脂肪＞骨膜层上间隙＞肌肉＞真皮，因此肉毒素少量误入于血管中会立刻被稀释得可忽略不计；注射入脂肪层极易扩散远处影响其他肌肉；注射入肌肉中为正规合理的层次；表浅注射于真皮中，则会起到缓释的效果，药效较为柔和缓慢。

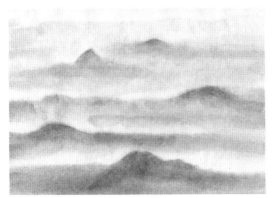

图 2-64a　疏松的宣纸，弥散度大，精确度小

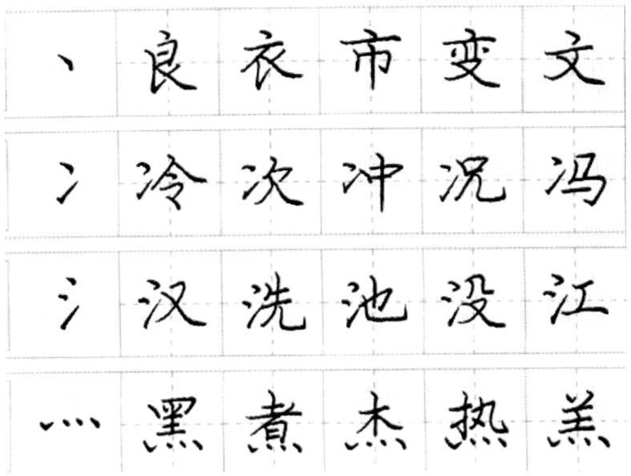

图 2-64b　致密的稿纸，弥散度小，精确度大

◎外因

外界的按摩、挤压、冰敷、热敷均会对弥散度造成一定的影响。

🖊弥散度合理的应用（图 2-65）

某厂家所说的某品牌肉毒素弥散度约为 1cm，大致可认为是在 100U/2.5mL 的标准浓度配制下，注射于肌肉中，注射量为 0.05mL（2U），以此注射点为中心，直径约为 1cm 的圆形区域。

关于稀释比例和注射容量，目前一直存在着争议，尚无完全统一的标准，也没有统一的必要，主要还是依照注射医生的习惯、偏好以及需注射的部位及单位量而定。

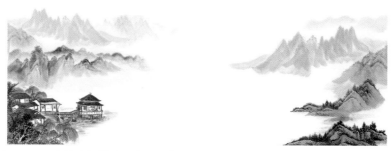

图 2-65　弥散度与精确度合理组合应用，方成艺术（网络来源，原作者不详）

总的来说，归纳为如下原则：

（1）初学者在经验有限的情况下，尽量使用厂家推荐的稀释法；

（2）养成标准浓度配制及注射的习惯，以保持在临床使用的一致性，关注重点应是注射单位（U），而非注射的液体量（mL），经验丰富的情况下再在标准浓度的基础上调节浓度使用；

（3）对于较小的肌肉群，可高浓度（低容量）注射；对较大、分布较广的肌肉群（如额肌、咬肌），可低浓度（高容量）注射；

（4）高浓度注射时，可使用 30U 的胰岛素注射器，以提升注射精确度，减少浪费（自带连体的 30G 短针头，接口处无残留空隙），但对医生操作的精度要求较高。

庆大霉素的 "火焰模型"

本小节内容为作者个人提出的假说，仅供读者参考！！

以毒攻毒

药品和 3 类填充类医疗器械在进入临床前，首先进行毒理实验，这里面包括单成分的试验。还包括和常规几大类药物混合的毒理实验，以确定药物进入人体的毒副作用，大部分产品就不能通过这个关。

根据药物的用途，会进行动物实验，首先会注射到动物的皮下进行敏感性实验，如果不是血管类用药，不做血管实验。这个环节通过后，才能进入下一个环节，所有环节通过后，进行风险评估，然后才能进入临床实验。

实验结果会分几个等级，为严格禁止、禁止、禁用、慎用和可以使用。庆大霉素就是在这个环节发现有增加肉毒素毒性的风险，所以禁止使用。

国外有实验证明，庆大霉素会让肉毒素的神经毒性增强 50 ~ 100 倍，因此，在注射肉毒素的期间，应禁止使用。

但国内却有少数利用庆大霉素 "以毒攻毒"，用以治疗肉毒素注射后导致的上睑下垂或面部表情极度不自然的非官方报道，患者在口服或静脉点滴庆大霉素后 3 日就可看到明显的改善效果，7 日后症状基本缓解。

作者最初得知此事时，深感诧异，一时也百思不得其解，然而成功的报道不止 1 例，虽非官方文献，却也是值得信任的同道医生所救治的案例，后从 "火焰燃烧" 中似乎得到一点启示，也能解释一二。

"火焰模型" 假说

假设有两堆同样量的柴。

一堆柴文火缓慢燃烧，可燃烧约 10h（图 2-66a），缓慢地、源源不断地提供热量仅供取暖用，却不足以将一大锅水烧开。

另一堆柴迅速燃烧，火力是前一堆柴的 10 倍（图 2-66b），热量迅速释放，可将同样的一大锅水在 0.5h 内烧开，但是因为柴的数量有限，火力总值固定，所以强烈的火力只能持续 1h。

同样的，若假设肉毒素是缓慢释放药力，维持时间约 6 个月，即 180 日，按国外的报道，庆大霉素能增强肉毒效力 50 ~ 100 倍来算，同样的药力，在 1.8 ~ 3.6 日即可消耗完毕，时间上与使用庆大霉素 "以毒攻毒" 的治疗效果基本吻合。

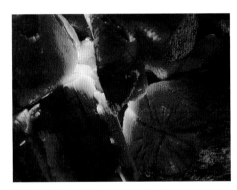 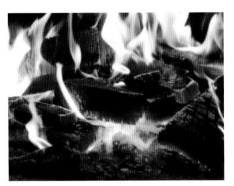

图 2-66a　文火　　　　　　　　　　　图 2-66b　烈火

仍然存在的疑点

肉毒素的毒性绝非武侠小说中的毒药，用深厚内力逼出体外或得到专门的解药救治即可药到毒除。肉毒素的毒性是一个作用于胆碱能运动神经末梢，通过拮抗钙离子的作用，干扰乙酰胆碱从运动神经末梢的释放，从而阻断神经冲动向肌肉的传导，使肌肉麻痹的过程。

其恢复过程是通过神经芽生、神经再生的过程，来使原始的神经肌肉接头重新恢复功能，其过程极其复杂，绝非简单的药力在与不在的概念，与人体的自我修复功能也密切相关。

因此上述的 "火焰模型" 假说，只能在临床实验正式验证之前，给予一个临时的解释和猜测，此处提出也仅供读者参考，希望能启迪有志之士对此进行更为深入的研究与探讨。

作者的个人意见

电警棍的电压放大效果，非常骇人地能达到 20 000V，然电流却并不大，作用时间极其短暂，因此只能让人暂时失去侵犯力，而不足以致命，实际杀伤力还不及家用插座的 220V。

作者推测庆大霉素对肉毒素的放大效果也应该与之类似，虽会放大肉毒素的效果 50 ~ 100 倍，但只针对局部，而非全身，因此对人体的伤害力和注射数千单位的肉素数不可同日而语，但若全身注射剂量在 200 ~ 400U，甚至更高已引起了全身中毒症状，再使用庆大霉素可谓是 **"将死马往死里整"** 了，存在风险极大。

临床上有在注射肉毒素后误用庆大霉素输液而导致呼吸困难，而转入 ICU 治疗的非官方报道。

因此作者建议，使用庆大霉素"以毒攻毒"来对肉毒素进行解毒治疗，仅限于经验丰富的医生，在"死马当活马医"的特殊场合，尤其是小剂量注射后出现大问题的情况下进行尝试。

如，在眼周，注射剂量约为数十单位，却因注射不当出现了上睑下垂，即使药效再强再猛，下垂程度已到达极限，已不可能再进一步加重，在全身肉毒素用药总量不大的情况时，"以毒攻毒"还是值得一试的（图 2-67）。

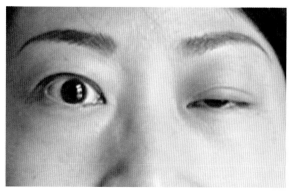

图 2-67　严重的上睑下垂，药力再强，下垂程度也不可能再进一步加重，在全身用量不大的情况下，可尝试"以毒攻毒"治疗

当然，在使用时也应如"杨过食断肠草"般小心，在有氧气、气管插管、肾上腺素等急救条件下，先小剂量试探治疗，庆大霉素在体内 0.5 ～ 1h 达到血药高峰浓度，半衰期为 1h，因此若 3h 后没任何不良反应，可再逐渐加大剂量治疗，尽量先以更安全的口服方式给药，再考虑静滴给药。

连续治疗 3 日无效果即放弃治疗，一旦出现不良反应，应及时停止治疗。

肉毒素注射后 7 日内，肉毒素尚未与神经接头完全融合，治疗效果应该会更好，也有注射后 14 日，再用庆大霉素"以毒攻毒"治疗，上睑下垂症状得以缓解的非官方报道。

⚠️ 最后申明

作者介绍此章内容，只希望能有更多的经验丰富的医生将庆大霉素与肉毒素相互作用的课题研究到底，绝不建议在临床上轻易尝试！！

切记！！

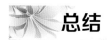 总结

💉预防

上文对各部位并发症的预防都已说明，本章最后再作归纳总结：

- 明确适应证与适应人群，非健康人群及孕期、哺乳期妇女尽量不予以注射（肉毒素属于 C 类孕妇禁忌药物，正常剂量的肉毒治疗尚不足以让胎儿致畸，国外也有相关病例报道显示，肉毒素注射对怀孕或胎儿未见不良影响，但仍应谨慎操作）；
- 熟悉肉毒素的作用机制；
- 熟悉面部肌肉的解剖结构，清楚危险区与安全区的范围；
- 定点精确，双侧面部点位应对称，多点少量注射；
- 选择合理的注射层次，不确定的情况下宁浅勿深；合理应用多平面注射法；
- 选择合理的注射量，不确定的情况下宁少勿多，莫过频注射；
- 严格无菌操作；
- 药物储藏、配制要符合标准；
- 术前、术后冰敷可有效减轻血肿；
- 注射后观察 20 ~ 30min 再让患者离去；
- 与患者保持联系，有异常及时复诊；
- 其他。

治疗

上文对各部位并发症的治疗都已说明，本章最后再作归纳总结：
- 时间是最好的治疗方法；
- 心理治疗；
- 局部热敷理疗、蒸桑拿或平时多做运动，以促进局部血液循环，加速人体基础代谢率，可使症状加快恢复；
- 出现视物模糊、睁眼费力等眼部症状，使用新斯的明或新福林眼药水能有一定的缓解作用，症状严重者可参考重症肌无力的治疗方法；安普尼定眼药水可以改善药物引起的眼睑下垂，但这款产品为美国和德国生产，国内未正式上市；含 0.2% 肾上腺素的眼药水连续滴眼 10 日，每日 3 ~ 5 次，也能有一定缓解作用；
- 精确地对协同肌或拮抗肌进行注射，恢复力学平衡，可以改善表情不对称；
- 庆大霉素"以毒攻毒"的方法尚缺乏临床验证依据，仍存很大争议，非"死马当活马医"的紧要关头，不推荐滥用；
- 一旦出现过敏性休克症状，现场急救的同时，急转至抢救条件更好的综合性医院救治；
- 一旦出现全身中毒症状，急送 ICU 抢救；
- 其他。

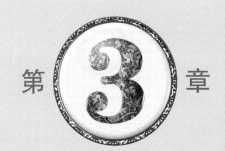

第 **3** 章

玻尿酸注射的并发症

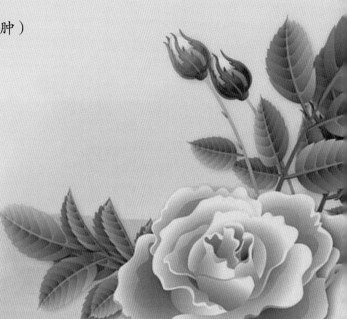

正常的术后反应

🖊 红、肿、热、痛、胀

无论是使用何种材料，注射何部位，或由何人注射，**红、肿、热、痛、胀**这几个症状总是无可避免地在注射后即刻出现（图 3-1），更确切地说，是在注射过程中就已经开始出现了，只是症状程度的轻重，持续时间的长短不同而已，敏感体质的患者症状较为明显（图 3-2），和医生的注射水平以及药物的选择更有着很大的关系（图 3-3）。

在注射过程中若不慎刺破小血管，可迅速出现以血管刺破处为中心的较严重的红肿，中心部位出血点处表面呈瘀青样外观，触之有鼓包，患者感觉疼痛，应立即停止注射，立即冰敷 10min 左右，症状即可缓解，然后再根据出血的情况决定是否继续注射（图 3-4）。

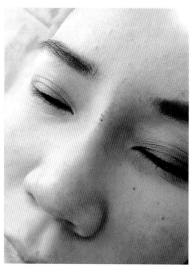

图 3-1　注射后正常的针眼及周围微红稍肿

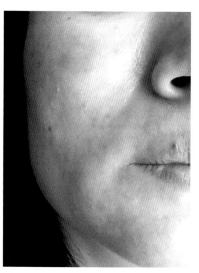

图 3-2　敏感体质的患者，常会形成以注射针孔为中心的红晕

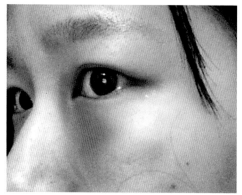

图 3-3　三无注射（即无证医师、无证产品、无正确注射方法）后，红肿格外严重

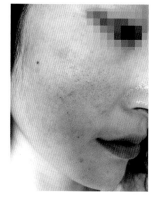

图 3-4　术中不慎刺破小血管，出现以出血点为中心的红肿

在注射过浅时，可能会刺伤真皮下血管网，出现颜色较深的红肿（图 3-5），塑形时过度用力压迫也

会使红肿加剧（图 3-6）。

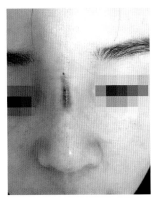
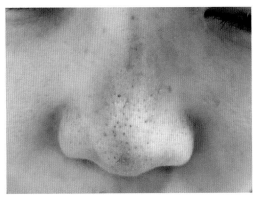

图 3-5　锐针注射后鼻根部红肿（这与注射过浅，伤及真皮下血管网有关）

图 3-6　注射过浅或在塑形时挤压过于用力都会导致明显的红肿

较严重的肿胀通常会持续 3 日左右，尤其以术后第 1 日尤为明显（图 3-7a～c），略伴有疼痛、发热或其他压迫性相关症状（图 3-8、图 3-9），正常情况的肿胀一般可在 7 日内自行消退，无须特殊治疗，即使出现影响外观的症状，也务必要等到肿胀消退后才能判断是否为注射过量所致，再决定是否进行处理（图 3-7c）。

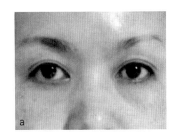
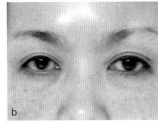
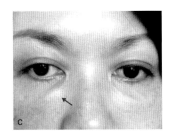

图 3-7　a. 泪沟注射前；b. 注射即刻；c. 注射后 1 日，进针隧道出现肿胀，呈线状凸起。

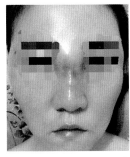
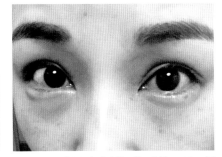

图 3-8　术中出血导致的鼻根部迅速肿胀，即刻冰敷能迅速缓解

图 3-9　玻尿酸注射泪沟后第 2 日，局部肿胀，引起结膜水肿，患者自觉易流泪，睁眼、闭眼费力

但若是症状持久不消，大于 3 日未见好转，甚至出现逐渐加重的红、肿、热、痛，则有感染的可能（图 3-10a），若出现风团样变化，瘙痒症状加重，则可能是超敏反应（图 3-10b），若出现花斑样变化或鼻头瘀点加重（图 3-10c），出现栓塞的可能性极大，这 3 种情况均需及时治疗，不能姑息任其发展。

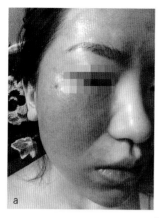
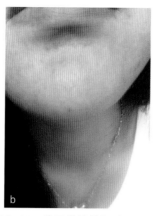
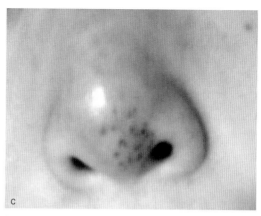

图 3-10 非正常性的红肿。a. 感染；b. 过敏；c. 栓塞

◎要点

● 症状的严重程度与术中是否有小血管的损伤以及周围组织的损伤量成正比，这与医生注射水平的高低关系极其密切（图 3-3）；

● 即使是技术高明的医生也有不慎损伤血管的可能（图 3-4），经验丰富的医生大多可对发生的意外情况进行及时的处理，能对不同的现象进行鉴别，做出最正确的判断，操作安全性要高得多；

● 高纯度、低交联的小分子玻尿酸比高交联的大分子玻尿酸或其他填充材料的组织相容性要好，肿胀反应要轻；

● 正确的注射层次，合适的注射剂量以及术后24~48h的冰敷都可对这些症状起到有效的缓解作用。

瘀青

瘀青为红、肿、热、痛、胀的后续表现（图 3-11a、b），随着血肿的扩散并机化，皮肤颜色由浅变深，肿胀消失，一般在 1~3 日后形成比原肿胀范围稍大的瘀青区域，然后瘀青面积逐渐缩小并消失，颜色逐渐由红变紫、由紫变青、由青变黄，最后变淡慢慢消失，多于 7~14 日在不知不觉中消失，一般不须做任何处理。较严重的瘀青可使用马应龙等外用活血化瘀类药膏，对瘀青的消散能起到很大的加速作用。

血管丰富的部位容易出血并产生瘀青（图 3-12、图 3-13），有时在术后即刻不出现红肿，也会在 1~2 日后出现瘀青（图 3-14），血管末梢的血运较差，若有小血管损伤出血，扩散吸收慢，易产生瘀青（图 3-15）。

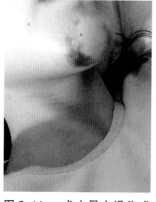
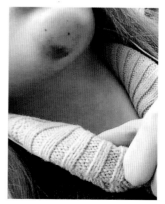

图 3-11a 术中暴力操作或误伤血管，出现红肿、瘀青

图 3-11b 通常在 3 日后肿胀逐渐消退，由红转瘀（青或紫）

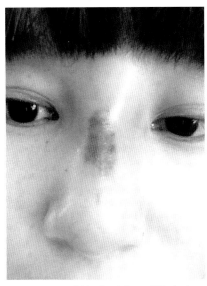 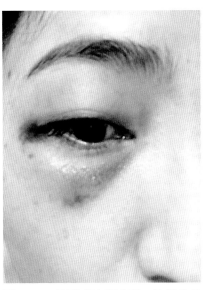

图 3-12　注射操作过浅，刮伤真皮下血管网，常出现红肿（见图 3-5），次日即可变成瘀青，面积扩大

图 3-13　下睑部血运丰富，注射技术不纯熟的情况下暴力操作，肿胀后易形成严重的瘀青

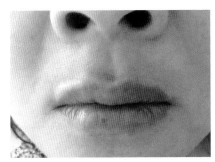 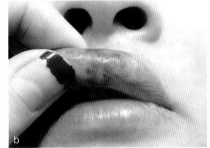

图 3-14　唇部小血管丰富，容易出现瘀青。a. 注射后即刻；b. 注射后 1 日

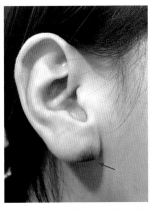

图 3-15　耳垂为血管末梢，血运较差，若有小血管损伤出血，扩散吸收慢，易产生瘀青

✎黑眼圈（含"丁达尔"现象）

黑眼圈可以视为一种特殊的瘀青症状，黑眼圈是由于经常熬夜、情绪不稳定、眼部疲劳、衰老、静脉血管血流速度过于缓慢等因素造成眼部皮肤的红细胞供氧不足，静脉血管中的二氧化碳及代谢废物积

累过多，形成慢性缺氧，血液较暗并形成滞流，造成眼部色素沉着。

眼周，尤其是在泪沟进行玻尿酸注射填充，极易形成黑眼圈，其主要原因如下：

● 泪沟处的血运丰富，注射操作不当极易产生血肿（图 3-16），消肿虽快，但是色泽不易消掉，即形成黑眼圈（图 3-17）；

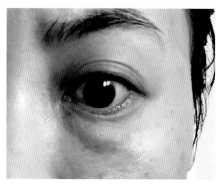 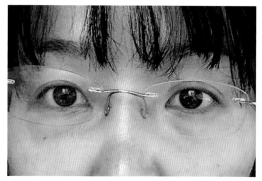

图 3-16　泪沟处血运丰富，注射后即刻 　图 3-17　血肿消后形成瘀青（与上图非同一患者）
形成血肿

● 由于"丁达尔"现象（图 3-18），玻尿酸注射后，由于其胶体性状导致局部产生黑眼圈外观，往往在刚注射完时，由于红肿更为明显，黑眼圈症状倒并不明显，当红肿消退后，注射进入的玻尿酸可因吸水性导致局部再次膨胀，使黑眼圈外观更为明显（图 3-19）；

● 注射后的玻尿酸持续压迫，使局部血液循环变差，使黑眼圈加重（图 3-18）。

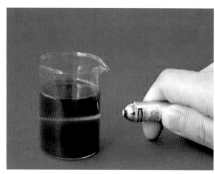 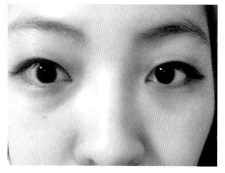

图 3-18　丁达尔现象：当一束光线透过 　图 3-19　瘀青消散后形成黑眼圈（与上
胶体，从入射光的垂直方向可以观察到 　图非同一患者）
胶体里出现的一条光亮"通路"，也叫
"丁达尔效应"

如何治疗黑眼圈一直是美容医学界的一个难题，即使是国外某款号称专治黑眼圈的玻尿酸，里面有一些营养性的成分，理论上对黑眼圈能有一定的改善作用，然而据实际临床疗效观察，着实不好做太乐观的评价。

在注射填充泪沟时，医患双方事先做好充分地沟通，操作时尽量贴骨膜深层注射，注射量不要太多，不要求完全矫正，改善即可有较为满意的结果。

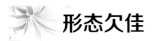 形态欠佳

注射不足

注射不足是最不是问题的问题，对于初学者来讲，**"宁少勿多、少量多次"**是应该严格遵循的一个重要原则。

● 初学者通常无法准确判断注射量，不宜一次注射过多，以免引起不必要的纠纷，因注射不足而引起的形态不满意非常容易调整，患者通常也容易接受，远比因注射过量引起的形态不佳容易解决；

● 术中的血肿对注射量的判断会有一定的影响，在血肿吸收后可能就会显得局部注射不足，并形成外观上有少量的欠缺，导致患者的不满意。因此在注射前应该提前沟通，对患者讲解安全性与风险的问题，待局部出现不足时，适量补充注射即可；

● 在一些可能存在安全性隐患的情况下（如胶原蛋白过敏与敏感体质的患者，再如溶脂针等疗效不确定的药物），初次注射时，先在非重要部位少量注射进行测试，可大大提高注射的安全性；

● 比原计划多预留一些药物（如计划注射 4 支，实际注射 3 支，特意保留 1 支），用于术后 1 ～ 2 个月后的调整，往往能得到更好的效果及更高的满意度，实际操作时也可在销售上使用"买 X 送 1 支"的优惠活动，"送"的这支药最适合用于二次补充注射。

⚠ 特别注意！！

● 初学者切忌一次过量注射；

● 在补充注射时，一定要和前一次注射使用相同品牌的玻尿酸产品（可以是同一品牌的不同型号），不同品牌的玻尿酸产品在同一部位切忌混合使用。

注射过量

○ 原因

● 初学者操作不熟练，对注射层次的手感掌握欠佳，缺乏经验，注射量控制不当均可造成局部注射过多的现象，而生手的暴力操作造成的肿胀又可使外观形象进一步恶化（图 3-20 ～ 图 3-22）；

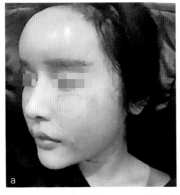
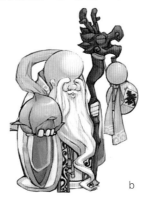

图 3-20　神一样的技术，仙一样的效果

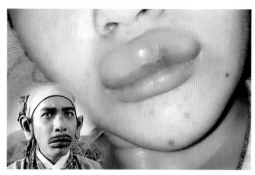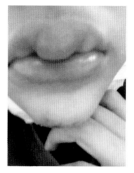

图 3-21　"欧阳锋"式的香肠唇形，业余选手过量注射造成的悲剧 1

图 3-22　巨大型唇珠，业余选手过量注射造成的悲剧 2

● 初学者往往不知道注射量的极限，一味地增加注射量以达到理想中的高度，结果只会适得其反，高度不增加，宽度增加，形态极假（图 3-23）；

● 将大分子的玻尿酸注射于浅层（皮下）或于浅层注射过多的中、小分子玻尿酸均会出现表面的凸起、肿胀（图 3-24）；

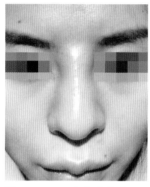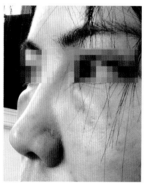

图 3-23　一味追求高度而导致鼻根部注射过量的悲剧，超过极限，只能越打越宽

图 3-24　泪沟注射后第 3 日，杂牌小分子玻尿酸，浅层注射 0.75mL/ 侧

● 对于眼尾皱纹，若直接沿皱纹方向注射，即使术后即刻平整，后期可能会因动作表情挤压或玻尿酸的吸水作用而导致局部的凸起（图 3-25a），因此建议先注射肉毒素，待动态纹改善后，再根据情况进行静态纹注射，较粗的皱纹可使用中等分子量的玻尿酸，在注射时除直接沿皱纹方向注射外，切勿注射过量，另可在皮下垂直皱纹方向，行"铁轨式"注射法少量注射，以撑开皮肤，减轻皱纹用（图 3-25b）；

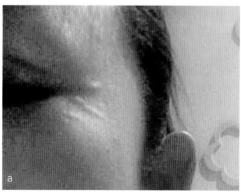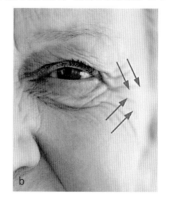

图 3-25a　眼周皮肤极薄，且表情多，注射后易形成条索状凸起

图 3-25b　除顺皱纹方向注射外，垂直于皱纹走向于皮下填充少量玻尿酸，可起到将皱纹撑开的效果

●有些细小的皱纹并非直接注射，而是使用小分子的玻尿酸对皮肤进行补水填充，然后起到皮肤撑开的作用，以使细纹变浅，宁少勿多。可使用 Vital 四合一种植面膜、PRP 注射或水光注射，均能起到较好的治疗效果；

●体位的变化会使初学者掌握不好注射剂量，导致注射过多，最常见的是泪沟的注射，因为泪沟处皮肤极薄，若注射过浅，稍有过量，即可能出现凸起而影响外观，且务必要坐位注射，因为在卧位时，即使注射平整，因重力影响，坐位及站位时肯定会形成明显的凸起（图 3-26）。

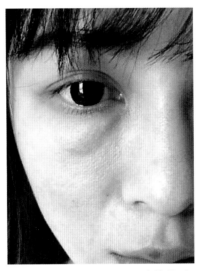

图 3-26　泪沟注射后，垂直体位时，
出现下睑袋外观

◎症状

●各部位均可出现注射过量现象，对外观有不同程度的影响，患者通常自觉无其他不适或仅有轻度肿胀感；

●在 3 日内可能会因局部组织消肿而使症状更为明显，通常在 7 ~ 10 日内消肿至稳定；

●由于某些大分子的玻尿酸产品与人体组织的相容性较差，并有过强的吸水性，随着等容性降解的过程，要在 3 ~ 6 个月以后才会出现注射过量的症状。

◎效果与极限

要对术后效果有一个清楚的认识，并知道每一个项目所能达到的极限，而非过度地去追求不可能完成的效果，例如注射隆鼻，若超出玻尿酸所能达到的极限，只能越来越宽，外观极其臃肿，缺乏正常线条，着实与美差之千里（图 3-23）。

◎预防

●初学者遵循"宁少勿多、宁深勿浅、宁慢勿快、不够再补"的原则；

●提高自己的操作技术，熟练掌握进针层次，控制好推注量；

●泪沟、鼻唇沟、下唇沟等受体位变化影响较多的部位，尽量采取坐位注射。

◎治疗

- 若患者自觉对外形可以接受，可无须治疗，待玻尿酸自行吸收即可；

- 嘱咐患者多运动，多蒸桑拿等活动可加速玻尿酸的吸收；

- 患者要求急切时，可用低浓度的玻尿酸溶解酶注射溶解；

- 注射操作过程中当场发现局部注射过量，可尝试将其按压塑形至周围较平整的区域，若无法塑形满意，则可尝试使用23G的锐针在明显过量区域的中心扎一小孔，努力挤出过量的玻尿酸（图3-27a、b）；若无法挤出，必要时（如有栓塞风险时）可立即使用高浓度的玻尿酸溶解酶注射溶解。

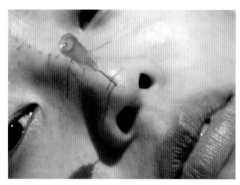
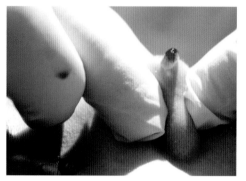

图3-27a　操作过程中发现鼻尖注射过多，立即以23G锐针穿刺　　　图3-27b　挤出注射过量的玻尿酸

📝形变和移位

玻尿酸毕竟是半流体的性状，无法像假体一般固定形状，因此玻尿酸注射入体内后，无论分子量是大还是小，黏度是高还是低，多少都会出现形变现象，而一旦出现形变，又多少都会伴有移位。

影响玻尿酸形变的几个因素：

- 在玻尿酸注射层面以上的肌肉、皮肤存在持续的压力会使玻尿酸移位；

- 睡眠体位的压迫；

- 小分子、低交联的玻尿酸与组织相容性强、结合度高，且因注射表浅，受到压力影响较小，因此不易产生形变；

- 大分子、高交联的玻尿酸硬度较高，塑形力强，适量注射不易形变，过量注射3～6个月后会因为等容性降解的吸水作用而发生形变（图3-28、图3-36），某些单相产品这一反应尤其严重；

- 较深层次过量注射中分子、中交联的玻尿酸易发生形变（图3-29）；

- 重力的影响，体位的变化（图3-30）；

- 表情肌的动态变化会使玻尿酸移位或加快部分玻尿酸的吸收速度（图3-31）；

- 注射面积越大，单位面积注射量越多，周围组织越疏松，越容易发生形变。

以上的这些因素，大多都是不可避免的，因此，在临床上，只能做到尽可能地预测可能出现的形变，以减少不应该出现的形变。

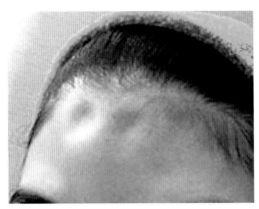

图 3-28　有些大分子、高交联玻尿酸等容性降解后吸水作用过强，导致局部易变形

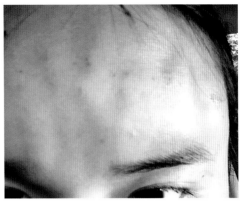

图 3-29　注射后因压迫出现静脉曲张，形成外观的不平整

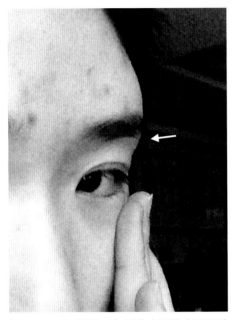

图 3-30　中分子、中交联玻尿酸大面积注射后出现流动移位现象

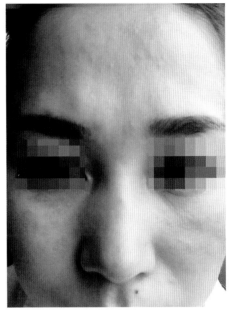

图 3-31　肌肉运动形成的移位，眉间纹之间玻尿酸吸收增快，两侧出现明显的降眉肌轮廓

◎额部

原因及症状

面部填充注射范围，以额部的面积最为广阔，因此最难注射平整（图 3-32），即使术后即刻注射的平整了，也会因为体位、重力以及额肌、皱眉肌、降眉肌、降眉间肌等肌肉的协同收缩而导致局部变形。

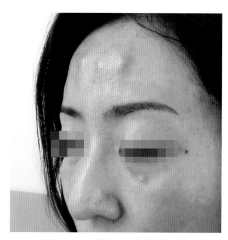

图 3-32　额部极难注射平整

注射要领（即预防方法）

● 使用钝针注射，从发际线入针，呈 3 个扇形交叉，注射于骨膜上（图 3-33）；

● 全额注射常需要 4 支以上的剂量，建议第一次注射勿过量，至少应保留 10% ~ 20% 的量，用于填补 1 个月后基本上都会出现的不平整（即假设计划注射 5 支玻尿酸，实际可使用 4 支，留存 1 支 1 个月后使用）；

● 配合肉毒素进行额纹及眉间纹注射的定型效果更好，最佳选择是在注射玻尿酸前至少半个月先进行肉毒素注射，若患者要求同时注射，则可在注射玻尿酸后即刻进行肉毒素注射；

● 尽可能减少注射量，尽可能避免全额大面积注射，事实上大多数患者只是印堂部及眉弓上方局部有凹陷（图 3-34），分区局部填充即可满足要求，位移率则会低得多。

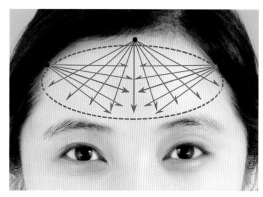

图 3-33　额部的钝针填充示意图

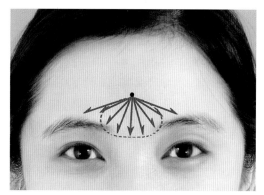

图 3-34　局部凹陷的钝针注射示意图

◎**鼻部**

原因及症状

鼻部注射非常容易出现形变，尤其是鼻根部，通常患者要求鼻根尽量高挺，导致该部位常常注射过量。

由于玻尿酸的支撑力有限，因此填充的高度也有限，过分要求鼻根部过于高挺，盲目要求增加注射量，只会导致鼻根越来越宽，越来越不自然（图 3-35、图 3-36）。

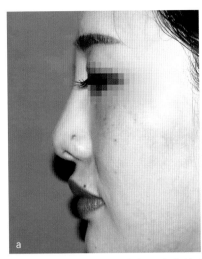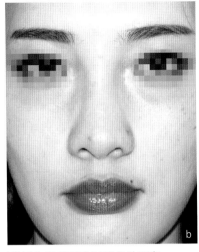

图 3-35a、b　鼻根及鼻背的变形是最为常见且难以避免的现象

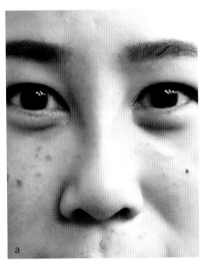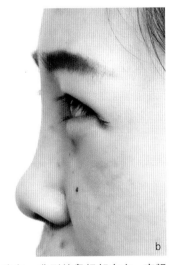

图 3-36a、b　另一例注射大分子玻尿酸后约半年，典型的鼻根部变宽、变粗的案例

在侧鼻软骨与鼻大翼软骨交界处，有个自然的凹陷，称为 supratip area，因其周围组织疏松，极难填平，即使填平了，后期也极易出现形变（图 3-37），故不必强行为之。

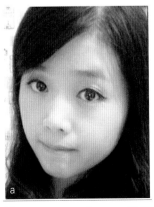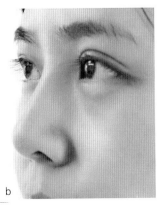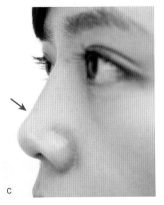

图 3-37　supratip area 的凹陷。a. 注射前；b. 注射后 10 日，外观形态令人非常满意；c. 注射后 2 个月，可见凹陷再次出现，玻尿酸向上方及两侧移位

注射要领（即预防方法）

●宁少勿多，每个人都有其极限，超过极限后，张力过大，再过多地注射，玻尿酸只能横向发展，越打越粗，而不能越打越高，在塑形时要考虑到必然会出现的变形与移位，注射后即刻外观应以偏窄、偏细为宜（图 3-38），术后即刻可能会稍显不自然，但因肌肉及皮肤的压力，在数日内（因个人皮肤弹性及材料的不同而不同，通常在 3 ～ 7 日）会逐渐变宽、变低，更显自然；

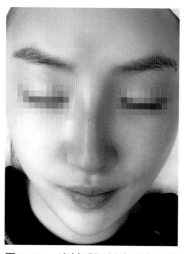

图 3-38　注射后即刻外观应以偏窄、偏细为宜

●第一次注射建议量为 1mL，最多不超过 1.5mL，第二次补充注射量建议在 0.5mL 以内，初学者层次掌握不准，建议在骨膜上注射，更忌一次注射过多；

●切勿追求假体般高挺如棍的感觉，除特殊情况外，总注射量不要超过 2mL；

●若 1 个月后感觉鼻子偏低、偏粗，可再于浅层（皮下）少量补充注射，可增加鼻形的立体感，若有轻度歪斜，也可通过二次注射来适当矫正；

●在技术条件以及物资条件允许的情况下，建议双平面注射（皮下：骨膜上 ≈ 2：8），可使用同品牌大分子的玻尿酸填充在骨膜上，中分子的玻尿酸填充在皮下，若全部使用大分子玻尿酸（尤其是某些单相交联品牌的材料），吸水性过强，组织相容性差，后期容易肿胀、出现吸水透光变形（图 3-35、图 3-36、图 3-56），而单纯用中分子玻尿酸过多地注射，支撑力不足，除早期容易受压变形外，在后期吸收后，因组织相容性较强，鼻根处易出现形变（图 3-39a ～ c）。

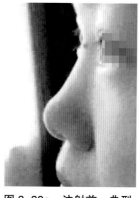

图 3-39a　注射前，典型的鼻根低平

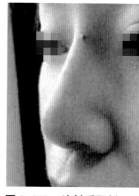

图 3-39b　注射后即刻，立体高挺的鼻子

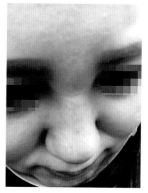

图 3-39c　注射后 5 个月，重新变低，鼻根与中分子玻尿酸融合，更显粗圆，因组织相容性强，即使用粗针扎孔，也很难挤出玻尿酸来

◎泪沟

原因及症状

　　泪沟是非常难以注射平整的部位，即使当时注射平整，因体位、表情动作、玻尿酸吸水性等各种因素的影响，之后也会发生形变（图 3-40a ～ c）。

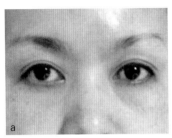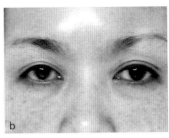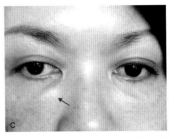

图 3-40　a.泪沟注射前；b.注射后即刻，基本平整；c.注射后约 1 个月，出现凸起，除玻尿酸分子吸水膨胀外，表情动作挤压同样起着关键作用

　　● 体位对泪沟的形态影响很大，泪沟注射应紧贴眶下缘骨膜进行，稍上方即为眶隔区，此处组织疏松，玻尿酸极易扩散至眶隔内，平躺时外形尚可，很难察觉注射过量，而垂直体位时，因重力影响即可看到明显的下睑袋外观（图 3-41a）；注意要与术后的肿胀相鉴别，单纯因术后的肿胀引起的下睑袋外观可在术后即刻出现，也可于次日出现，无须治疗，多数情况下在 1 周内症状即可自行消失（图 3-41b）。

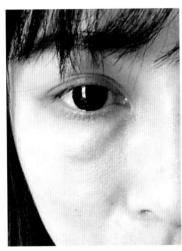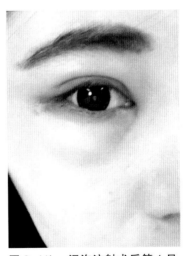

图 3-41a　泪沟注射打得偏上、偏多，玻尿酸进入眶下软组织区域，极易形成下睑袋，垂直体位更为明显

图 3-41b　泪沟注射术后第 1 日，因肿胀而形成下睑袋外观

　　● 某些品牌玻尿酸的大分子型号产品容易在后期吸水过多，产生形变凸起（图 3-42）。

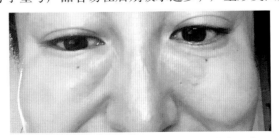

图 3-42　某高交联、大分子单相玻尿酸表现出强大的吸水特性

● 某些含杂质过多的玻尿酸产品（或假药）容易在后期出现迟发性过敏症状，而引起肿胀反应，形成凸起（图 3-43）。

● 微笑表情时，下眼眶会有挤压动作，使平铺的玻尿酸受压变形，若玻尿酸进入眶隔内（或眶隔区眼轮匝肌上方），均可使下睑袋外观加重（图 3-44），若玻尿酸向中间挤压，则形成条状凸起（图 3-45）；若玻尿酸向两边扩散，下睑袋症状加重的同时，泪沟填充处还会形成凹陷（图 3-46）。

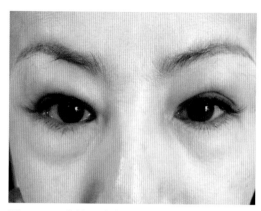

图 3-43　注射后约半年，迟发性过敏导致轻度水肿形成的睑袋

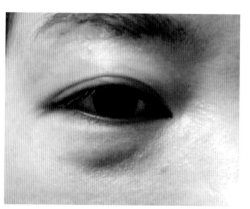

图 3-44　因动作表情挤压移位，泪沟处再次形成凹陷，玻尿酸挤至上方，形成下睑袋的凸起

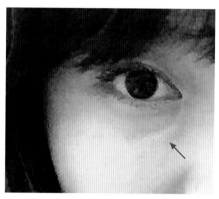

图 3-45　某品牌双相玻尿酸注射后 1 周，表情动作使玻尿酸向中间挤压，则形成条状凸起

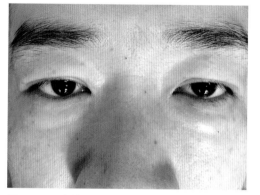

图 3-46　表情动作导致玻尿酸向两边扩散，下睑袋症状加重，泪沟填充处形成凹陷

注射要领（即预防方法）

● 务必坐位注射，宁少勿多；

● 由于表情动作的挤压是不可避免的，因此切勿注射过量，不必追求注射得完全平整，有所改善即可；

● 避免使用吸水性过强的玻尿酸产品（尤其是某些品牌的大分子单相玻尿酸产品）注射；

● 下睑袋严重的患者应结合手术对泪沟进行治疗，单纯使用玻尿酸填充的意义不大。

⚠ **特别注意！！**

刚注射完，尤其是前 3 日，出现下睑袋外观（图 3-41b）时不宜急于处理，待 7 ~ 10 日完全消肿后再行判断，若确实为注射位置偏上、偏多而形成的下睑袋（图 3-41a），注射少量溶解酶即可。

◎鼻唇沟

原因及症状

鼻唇沟是一个较难填充完美的区域，即使当时注射平整，也常会发生形变，其主要原因是口周表情极其丰富，进食、说话、微笑、亲吻等各种动作均会使上唇区的表情肌收缩，导致鼻唇沟部填充的玻尿酸向上移位。

这一症状很难避免，有时注射量越多，表面越平整，后期（半个月至数月后）的移位越为明显，由于高低落差的视觉影响，鼻唇沟症状甚至会较注射前更为严重（图 3-47）。

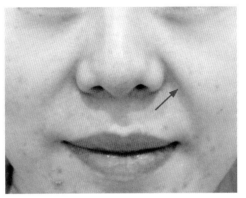

图 3-47　鼻唇沟玻尿酸填充后极易出现向上移位的现象

注射要领（即预防方法）

● 考虑到向上移位的因素，注射时特意略微偏下，于最凹陷区的下方 3 ~ 5mm 处注射（图 3-48a、b）；

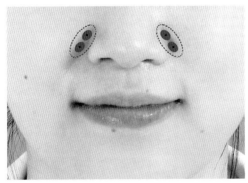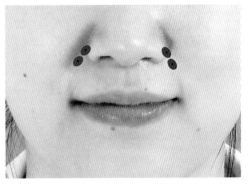

图 3-48a　此为作者 3 年前所著的《微整形注射美容》书中所述的方法，进针点位于凹陷最深处

图 3-48b　技术总是在进步的，考虑到术后移位等因素，现作者更建议在最凹陷点稍下方 3 ~ 5mm 处进针，多平面注射

● 宁少勿多，切勿填平，更勿注射过量而引起凸起，以改善症状为主要目的，而非完全矫正，经验证明即刻的完全矫正，后期往往鼻唇沟复现，患者满意度较低；

● 尽量进行多平面立体式注射，深层（骨膜上）注射大分子、高交联的玻尿酸产品，中层（皮下）注射中分子产品，浅层（真皮深层）再进行"蕨叶式"注射（详见作者主译的《玻尿酸注射手册》相关章节）加强效果；

● 配合肉毒素注射可有效减轻因表情而造成的玻尿酸移位，折叠外观严重的鼻唇沟应配合埋线提升等方法进行综合性治疗。

◎眼苔（卧蚕）

原因及症状

眼苔是一个很难填充完美的部位，常常会有患者对某明显动感十足的眼苔"羡慕忌妒恨"，要求照猫画虎也"山寨"一个到自己脸上，然而无论复制得多像，都很难得到满意的效果，毕竟这只是长在别人脸上才好看的"零件"。

更何况眼苔的注射本身就是极为考验医生技术的一个项目，直接因技术问题"打残"的现象极其多见（图3-49）。

除眼苔的造型和患者本身的眼形外观、气质难以协调外，注射后的眼苔缺乏动态效果，且容易变形，这些是患者不满意的主要因素。

玻尿酸早期的半流体性质、皮肤的张力、面部表情肌的动态挤压、重力等多种因素的影响都可能造成注射后的眼苔，在半个月至数月后逐渐变宽扩散，可能失去刚注射后的饱满效果，也可能会因为玻尿酸后期的吸水膨胀性，加重眼苔的臃肿外观（图3-50）。

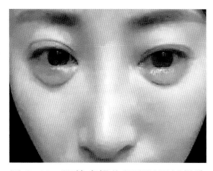 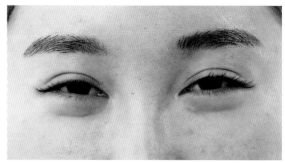

图3-49　因技术操作问题以及材料选择的错误导致的悲剧

图3-50　注射后满意的眼苔外观，于4个月后变得臃肿，患者要求溶解

注射要领（即预防方法）

● 宁少勿多，"意思意思"即可，单侧注射量应小于0.2mL；

● 利用棉签或卧蚕板等工具，防止注射时过多地向下扩散（图3-51），要使注射后即刻外观尽可能细长，且内窄外宽符合解剖学标准，给不可避免的重力因素引起的下移留有缓冲的空间；

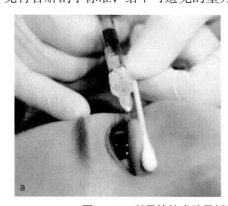 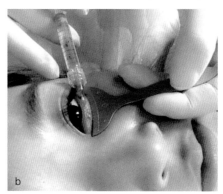

图3-51　利用棉签或卧蚕板等工具，尽量注射出细长外观

● 有些专家认为，应使用较硬的玻尿酸产品，以保证较为稳定的外观；有些专家则认为，应使用较软的产品，以保证更好的动态效果，两种理论似乎皆有可取之处；

● 作者现常使用中等硬度的双相玻尿酸材料，稀释1倍后使用，除尽量融合两家理论的所长外，作者在实践中还发现，无论注射量多少，患者都会对注射即刻的外观表示难以接受，而经稀释后的玻尿酸在注射后 1 周左右，所含盐水即可吸收完毕，膨胀外观减轻，如此起伏变化，经肿胀状态下过于饱满的外观刺激后，消肿后的外观使得患者的满意度大大提高。

◎玻尿酸形变的治疗方法

症状不严重或患者并未介意，且愿意等待，当玻尿酸自行吸收后症状即可消失，若患者要求尽快改善，注射标准浓度的溶解酶溶解即可（详见后文）。

吸水性反应

◎原因及症状

玻尿酸的组织相容性强、吸水性强、等容性降解这 3 个性能是其完胜胶原蛋白类填充剂的决定性优点，但若应用不当，后面两大优点也会变成缺点。

某些大分子的玻尿酸产品，由于与人体组织的相容性较差，并有过强的吸水性，随等容性溶解的过程，在 3 ~ 6 个月以后，玻尿酸成分逐渐被身体吸收，残留的玻尿酸分子吸收了过多的水分来保持体积，形成柔软、透光、按之变形、局部流动性强的囊肿样外观（图 3-52 ~ 图 3-54a ~ c）。

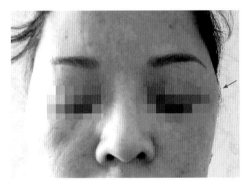

图 3-52　过量地注射，有时未必会即刻表现出不良反应，该患者在颞部注射大分子玻尿酸 3 个月后，出现吸水性肿胀，左侧尤其明显

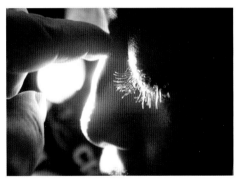

图 3-53　某大分子单相玻尿酸骨膜上单层次注射后半年，透光性增强，包膜形成，玻尿酸局限于包膜中，虽几乎呈液态，却不外流

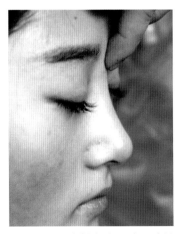

图 3-54a　注射大分子玻尿酸材料后 6 个月，局部波动感增强，静态外观形态尚可

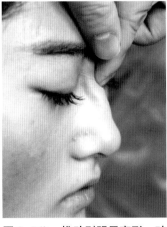

图 3-54b　推动则明显变形，玻尿酸局限于包膜形成的囊腔内，并不向周围流动

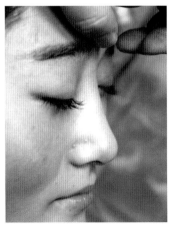

图 3-54c　松手后则迅速恢复原样，弹性甚佳

◎预防

● 勿在单一平面注射过量的玻尿酸；

● 扬长避短，尽量不要使用大分子、高交联的玻尿酸产品注射鼻部；而这类材料用在颞部及鼻唇沟等部位注射时，因吸水性强，外形保持时间长，缺点即转变成了优点。

◎治疗方法

症状不严重或患者并未介意，且愿意等待，当玻尿酸自行吸收后症状即可消失，若患者要求尽快改善，局部注射标准浓度的溶解酶即可（详见后文）。

肿块与鼓包

◎原因与症状

注射后即刻或术后早期出现的皮下**肿块**多是由注射不均匀引起的，有些外观并无明显异常，仅可触摸到明显的硬节，多无压痛，可能会反复红肿，有一些严重的、凸出体表、肉眼明显可见的凸起，即为**鼓包**。

前期并不明显，至1个月甚至数月后才出现的肿块，多是由交联剂等材料脱落刺激机体形成免疫反应而产生的肿胀。

有些肿块在注射玻尿酸后2～3年都没有完全吸收，是因为注射到了皮下产生刺激性反应，引起组织增生，形成包膜，从而减缓了玻尿酸的吸收，常见于大剂量注射后，并会发生不定时的肿胀。

产生肿块与玻尿酸的纯度有直接关系，有些杂牌玻尿酸在生产过程中混有异物或细菌残骸或者去蛋白质的净度不够，更易产生异物反应，可诱发组织增生，形成肿块或鼓包。

◎预防

使用纯度高的正品玻尿酸产品，严格无菌操作，注射均匀，若出现感染应及早处理。

◎治疗方法

在治疗时，先使用溶解酶治疗，若溶解后仍有硬块，呈瘢痕质地，可再按注射瘢痕针的方法，酌情使用曲安奈德即可，红肿严重者可用溶解酶与少量的曲安奈德同时注射（常用配方比：2～4mL溶解酶溶液+0.2mL曲安奈德原液）。

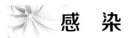

感 染

局部感染

◎ 疱疹病毒感染

原因与症状

少数患者玻尿酸注射后数日会诱发疱疹病毒感染，多出现在口唇及口周（图 3-55），也有其他远端部位感染的报道。

由于疱疹病毒原本就存在于体内，因此这并非是由无菌操作不当引起的感染，也非过敏现象。

治疗

只需对症治疗，口服**利巴韦林胶囊**以及中药**牛黄解毒丸**，外涂**利巴韦林软膏**，数日后即可自行消退。

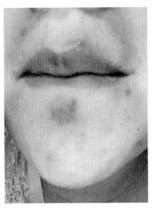

图 3-55 玻尿酸注射后诱发疱疹病毒感染

◎ 细菌感染

原因与症状

多由无菌操作不当引起，在注射过程中，皮肤表面杂菌通过针孔直接进入到皮下，并产生红、肿、热等感染症状（图 3-56、图 3-57）。

由于面部的血运丰富，通常感染不会太严重，充分消毒后，使用庆大霉素湿敷，口服或静脉点滴头孢类抗生素，通常数日后即可恢复。

表面的感染，皮损处会有结痂、脱皮等现象，恢复后短期内可能会有局部色素沉着，数月后基本可不留痕迹（图 3-58）。

栓塞引起的感染（图 3-59）要及时清创并溶解治疗（详见后文），假药注射后出现感染的概率会大大增加（图 3-60）。

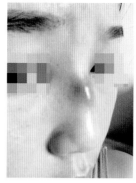 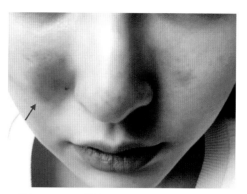

图 3-56　无菌操作不当　　　图 3-57　无菌操作不当造成的颧部感染
造成的鼻部感染

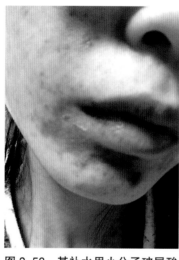 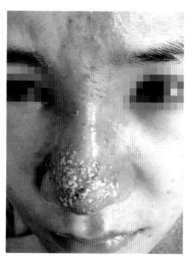

图 3-58　某补水用小分子玻尿酸　　图 3-59　栓塞后引起的鼻头感染
真皮注射后出现局部感染

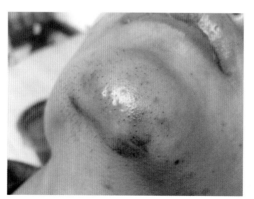

图 3-60　注射某韩国杂牌玻尿酸，出现局部
脓肿，触之有波动感

治疗

● 局部的消毒清创，用碘伏消毒后可外敷庆大霉素纱布约 15min；

● 溶解或取出玻尿酸；

● 静脉点滴广谱抗生素；

● 对症治疗。

◎深层感染

原因与症状

多由无菌操作不当引起，表面感染未得到及时治疗，感染向深层蔓延，出现脓肿，触之有波动感，可能伴有疼痛。

治疗

一旦确认为深层感染，立即清创引流排出，全身抗感染治疗，必要时在清创后再注射溶解酶（不得直接注射溶解酶，否则易使感染扩散）。

全身感染

原因与症状

局部感染未得到及时治疗，经血液扩散至全身而引起，出现发热、寒战等典型的全身感染症状。

治疗

积极处理原病灶，全身抗感染治疗。

慢性炎症（肉芽肿）

原因与症状

某些含杂质较多的玻尿酸产品（假货居多）注射入体内后引起异物反应，病变以异物为中心，周围有大量巨噬细胞、异物巨细胞、成纤维细胞和淋巴细胞等包绕，形成结节状病灶。多数仅皮下可触及，严重者可形成表面凸起外观，甚至造成皮损。

治疗

积极处理原病灶，溶解或取出异物，较严重者局部可注射少量曲安奈德等激素类药物；更严重者需手术切除（玻尿酸注射后罕见，多见于不可吸收类填充材料注射后，详见本书"第六章 其他填充材料的并发症"）；必要时全身抗感染治疗。

红血丝

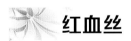

原因

◎普通红血丝

一般的红血丝是"**由外而内**"的发展过程，主要是因为薄弱的面部角质层因外界的环境刺激而造成损害，从而导致毛细血管扩展，引起的面部表现。

由于表皮层没有毛细血管，其细胞营养主要由皮肤表皮层的第四层棘层细胞提供的，当棘层细胞受损时，自身供给营养的能力会下降，难以满足表皮层的需求。由于皮肤自身具备修复能力，此时真皮层的毛细血管即会自动向上扩张，帮助棘层细胞提供营养，从而形成红血丝。

红血丝是表皮最常见的损伤，继发于紫外线照射以及长期使用化妆品不当之后（图 3-61）。表皮层的细胞破坏越严重、受损时间越长、毛细血管增生移行越重，红血丝就越严重。当皮肤受损 30%，是呈点状的红血丝；皮肤受损 50%，是呈线状的红血丝；皮肤受损 70%，是呈网状的红血丝；皮肤受损 90%，是呈片状的红血丝。严重者还会形成沉积性色斑，难以治愈。

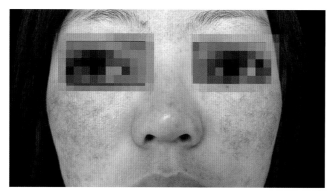

图 3-61　使用化妆品不当后形成的红血丝

◎玻尿酸注射后形成的红血丝

玻尿酸注射后红血丝的形成是"**由内而外**"的发展过程，主要是因压迫性造成的（图 3-62a ~ c），是因为过度地注射玻尿酸等填充剂，强烈压迫真皮下血管网，导致表皮层的营养不足，再因皮肤自身具备修复能力，导致真皮层的毛细血管自动向上扩张而形成。

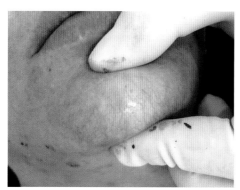

图 3-62a　压迫性的红血丝，局部张力极大，透过皮肤可见白色的玻尿酸

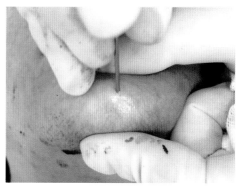

图 3-62b　在压迫最重处中心用粗针扎孔

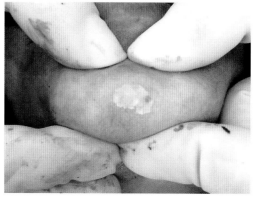

图 3-62c　轻轻挤压，即可见过量的玻尿酸涌出，初步判断为含杂质较多的大分子产品 Macrolane

此外，玻尿酸中所含的一些杂质（主要是交联剂）会对皮肤造成持久的刺激，对红血丝的形成起到了一定的促进作用。因此一些杂牌的、纯度低的玻尿酸产品，在没有注射过度或没有出现明显压迫的情况下，注射后也会产生明显的红血丝（图 3-63a、b）。

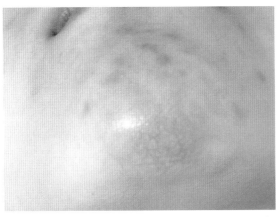 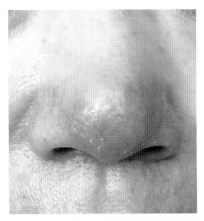

图 3-63a　注射韩国某杂牌玻尿酸后出现红血丝现象　　图 3-63b　另一患者注射该杂牌玻尿酸后 1 年出现红血丝现象

更多的情况下，上面这两种因素是共同发挥作用的，因为异物反应除直接刺激之外，也会使局部肿胀加重，导致压迫性加重。

预防

- 勿使用纯度不高的伪劣产品；
- 勿注射过量；
- 原有红血丝的部位谨慎注射。

治疗方法

红血丝一旦出现，就很难治愈，尽可能预防，勿过量注射，一旦出现红血丝的增生趋势，应尽早处理，迅速挤出多余的注射物，并立即溶解，以免症状加重。

其他损伤

腮腺损伤

◎原因及症状

玻尿酸注射损伤腮腺的情况极为少见，这与面颊部钝针暴力操作有关，会出现一侧的异常肿胀（图 3-64），使用抗生素治疗效果不佳，难以消肿，伴有或不伴有疼痛、肿胀症状相对溶脂会造成的腮腺漏要轻（详见本书"第七章 注射溶脂的并发症"）。

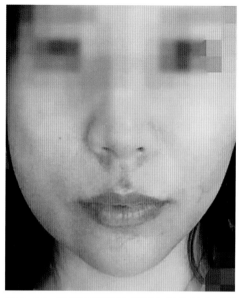

图 3-64 钝针面颊部注射暴力操作后右侧腮腺损伤

◎预防

注射层次准确，切勿以为使用的是钝针就不会损伤组织而暴力操作。

◎治疗方法

● 阿托品 0.3 mg/ 次，口服，每日 3 次，根据症状表现连用 3 ~ 7 日，以抑制唾液分泌，局部加压包扎；

● 局部热敷理疗，促进血液循环和机体自行修复；

● 若有感染迹象，及时使用抗生素。

神经损伤

◎原因及症状

● 锐针直刺直接扎到神经，为小概率的"中奖"事件，可出现面部麻木等症状；

● 钝针暴力操作造成的损伤，牵拉损伤神经，大多仅出现面部麻木症状，极少数可能会出现短期的表情不自然；

● 注射后玻尿酸持续压迫神经，可出现局部麻木、持续压迫性疼痛等异常表现。

◎预防

注射层次准确，切勿以为使用的是钝针就不会损伤组织，禁止暴力操作。

◎治疗方法

● 锐针直接刺伤神经，损伤较轻，症状在数日内即可自行缓解；

● 钝针牵拉损伤，大多情况下，症状可自行缓解，无须治疗，严重时可配合使用营养神经药、针灸理疗等方法进行治疗；

● 压迫性的神经痛，只需找到压迫点，注射少量溶解酶，症状即可缓解。

冰敷与热敷

冰敷与热敷是利用热胀冷缩原理的最为常见，也最为简单的术后理疗法。

冰敷

● 玻尿酸术前，对术区进行冰敷 5 ~ 10min（图 3-65a、b），可收缩小血管，有效减少术中的出血量，在注射完成后即刻再次冰敷 10 ~ 20min，可有效减轻术后的肿胀（图 3-66a、b）；

● 冰敷料时要小心冻伤（图 3-67），刚从冰箱取出的冰棒温度较低，要在常温下放数分钟或包裹无菌纱布冰敷更为安全；

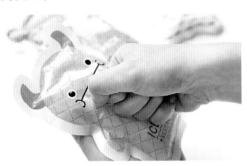

图 3-65a　可爱型的冰袋

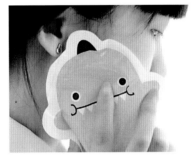

图 3-65b　年轻的女孩子格外喜欢，亲切感强

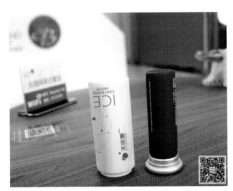

图 3-66a　术后冰敷专用的冰棒，使用便利，方便消毒，卫生可靠

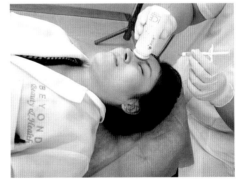

图 3-66b　冰棒，比传统的冰袋使用更为方便

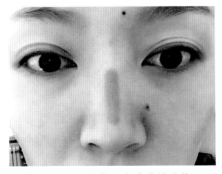

图 3-67　冰敷不当造成的冻伤

● 冰敷时切勿紧贴一个部位固定不动，单个部位若肿胀严重，可以 15min 为单位，间歇性冰敷（即冰敷 15min，休息 15min，再冰敷 15min，以此循环）。

🖊️ 热敷

● 通常要在术后 72h 才会建议患者进行热敷，以加速局部血液循环、促进血肿吸收，但是为避免加速玻尿酸的吸收，除特殊情况外，注射后一般不进行热敷，尤其切忌术后 48h 内热敷，有些患者未弄清冰敷与热敷的机制，盲目自行操作，往往会使血肿加重，数日后的瘀青自然也会更加悲剧（图 3-68、图 3-69）。

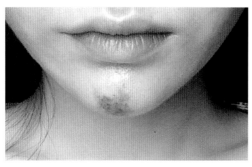
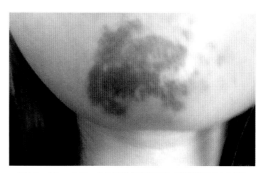

图 3-68　暴力操作情况下针孔周围常见的瘀青　　　图 3-69　24h 内不慎热敷后加重的下颏瘀青

● 肉毒素注射后通常不进行热敷处理，因为热敷可能导致肉毒素的弥散度增加，影响注射部位效果或影响周围非注射区的动态表情；

● 治疗栓塞时，热敷可使表面血管扩张，物理治疗的扩张效果胜过药物扩张；

● 使用专门的远红外灯照射，热力更为柔和均匀，效果更佳（图 3-70、图 3-71）。

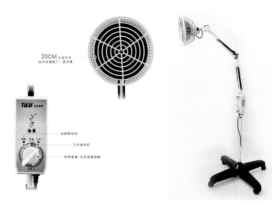
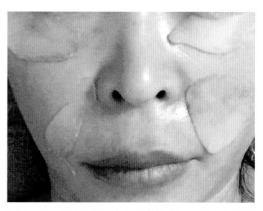

图 3-70　专业条件下使用远红外灯照射，属无接触式的热敷，效果更佳，但要小心烫伤，治疗时最好能有护士在旁看护

图 3-71　民间爱用的土豆热敷法，理论上讲似乎亦有可行之处，但是术后大呼护士"小慧，上一盘土豆！"终究难登大雅之堂

溶解酶的配制与使用

简介

玻尿酸溶解酶，即**透明质酸酶**，简称**溶解酶**，国产的药品名称为**注射用玻璃酸酶**（图 3-72），是各种能使玻尿酸产生低分子化作用的酶的总称，是能够降低体内透明质酸的活性，从而提高组织中液体渗透能力的酶。

更通俗地来讲，就是能将注射入体内的玻尿酸溶解的酶，常被视为注射玻尿酸后出现不良反应的"解药"。

正因为有溶解酶的存在，玻尿酸才被视为当前最为安全的注射填充材料，可以被溶解，亦是玻尿酸相比注射用胶原蛋白的一大优势。

◎ 注意事项

- 副反应罕见，少于 1/1000 的患者有荨麻疹或血管性水肿的报道（图 3-73）；
- 使用前建议做皮试（尤其是有过敏病史的患者）；
- 皮试过敏者忌用，对蜂毒过敏者忌用，既往过敏体质者慎用；
- 与呋塞米、肾上腺素、苯二氮䓬类、肝素、苯妥英类药物的药性不兼容；
- 水杨酸酯、可的松、雌激素、促皮质素、抗组胺剂可部分削弱透明质酸酶的酶促作用；
- 不可用于消肿（咬伤、刺伤）；
- 不可用于增进多巴胺或抗抑郁（alpha-agonist）药物的吸收；
- 不可用于感染或炎症及周边部位注射（可能促进感染扩散）；
- 眼部恶性肿瘤患者禁用；
- 孕妇忌用。

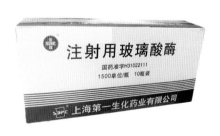

图 3-72　国产的透明质酸酶，商品名是"注射用玻璃酸酶"

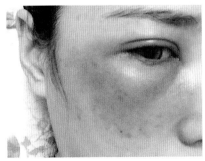

图 3-73　溶解酶注射不当出现的过敏

溶解酶的标准配制法

溶解酶 1500U+1mL 生理盐水，混合均匀后抽取 0.1mL 的溶液，再加入 0.9mL 的生理盐水（或 0.8mL 生理盐水 +0.1mL 利多卡因注射液），配成的 1mL 溶液，含有溶解酶 150U，大致可溶解 1mL 瑞蓝 2 号玻尿酸。

该标准配法的玻尿酸酶溶液在本书中称之为"标准浓度"，高交联、高硬度、含较多杂质的玻尿酸型号可酌情增加注射单位量，使用 2 ~ 3 倍标准浓度的溶液进行注射，而在栓塞急救的场合，还会用到 5 ~ 10 倍标准浓度的溶液进行注射（表 3-1）。

溶解酶（1 瓶）	步骤			浓度	相对浓度	用途
	1. 配制（生理盐水）	2. 抽取	3. 稀释（生理盐水）			
1500 U	1mL	0.1 mL	0.9 mL	150 U/mL	标准浓度	常规玻尿酸溶解
1500 U	1mL	0.2 mL	0.8 mL	300 U/mL	2 倍浓度	大分子高交联玻尿酸溶解
1500 U	1mL	0.3 mL	0.7 mL	450 U/mL	3 倍浓度	大分子高交联玻尿酸溶解
1500 U	1mL	0.5 mL	0.5 mL	750 U/mL	5 倍浓度	栓塞急救（常用）
1500 U	1mL	1 mL	—	1500 U/mL	10 倍浓度	栓塞急救（少用）

表 3-1　玻尿酸溶解酶配制表

普通注射法

以瑞蓝 2 号为标准，硬的、杂质多的玻尿酸材料可适当增加浓度，非急救情况下，以"宁少勿多"为原则。

（1）于鼻根处斜角进针，直接进入玻尿酸注射层次，均匀地边倒退边注射溶解酶，仔细体会进针手感，也可作为练习锐针打法的一种手感体验（图 3-74a）；

（2）逐渐往下注射，也可使用较长的细钝针在 1 个针眼进行整个鼻部的溶解注射（图 3-74b）；

（3）注射后稍按摩 3 ~ 5min，使溶解酶与玻尿酸尽量混合均匀（图 3-74c）；

（4）一般 3h 即可见到明显的外观变化，24h 以后几乎所有的玻尿酸均可被溶解（图 3-75a ~ d、图 3-76a），若有局部未溶解，多与溶解酶注射不均匀有关，可再补充注射（图 3-76b、c）。

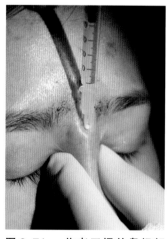

图 3-74a　作者习惯从鼻根部开始进针

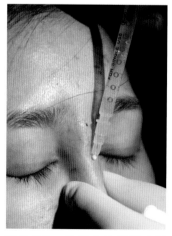

图 3-74b　注射方法雷同玻尿酸注射隆鼻，多个进针口接力注射

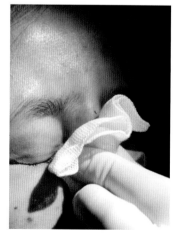

图 3-74c　注射后轻轻按摩，使溶解酶与玻尿酸混合均匀

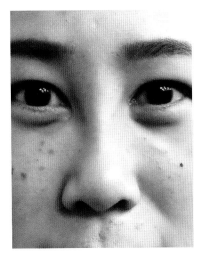 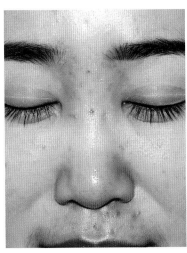

图 3-75a　溶解前（正面）　　　图 3-75b　溶解后 24h（正面）

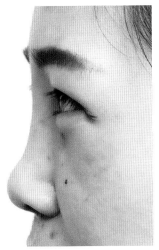 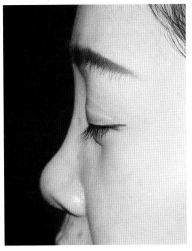

图 3-75c　溶解前（侧面）　　　图 3-75d　溶解后 24h（侧面）

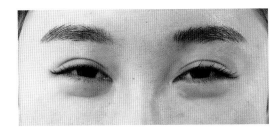 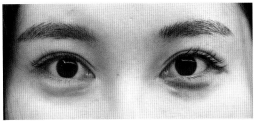

图 3-76a　眼苔注射后 3 个月，溶解前眯眼动作，　图 3-76b　溶解后 24h 对比，左侧效果较好，右
眼苔臃肿外观过于明显　　　　　　　　　　　侧外缘效果稍欠，可再补充注射少量溶解酶

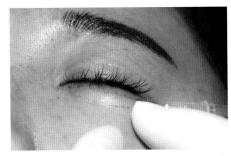 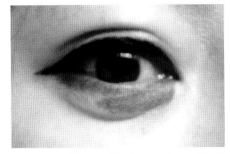

图 3-76c　眼苔的溶解注射操作，紧贴填　图 3-77　溶解后局部产生瘀青为正常现
充区边缘注射　　　　　　　　　　　象，数日后可自行消退

在上图的卧蚕溶解注射时，若将整个填充区均溶解完，外形也未必美观，因此在操作时，紧贴注射区边缘，尽可能溶解最少量的玻尿酸，以达到调整外观的目的，若有不足，可少量再次补充。

当然溶解酶效果的控制远不及玻尿酸注射塑形时那般精准，操作时只能说尽量做到精确注射，注射后出现局部的瘀青是正常现象，无须特殊处理（图 3-77）。

✒ 特殊注射法

◎ 大分子材料注射吸水过量的溶解酶注射法

为尽可能减少玻尿酸分解吸收后，残留的交联剂局部浓度过高而出现的过敏反应（图 3-78），应尽量先挤出流动性强的玻尿酸，再进行溶解酶注射，具体过程见图 3-79a ～ g。

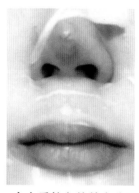

图 3-78　含杂质较多的某大分子玻尿酸，单纯溶解后 1 周，玻尿酸分解吸收后，脱落的交联剂积蓄于鼻尖，出现红肿过敏症状

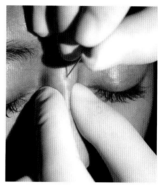

图 3-79a　在鼻根处波动性强的位置扎一小孔

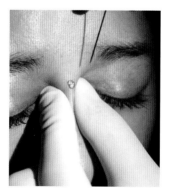

图 3-79b　轻轻挤压，即可见玻尿酸涌出，轻轻挤压，尽量挤出多余的玻尿酸，但也不必过于用力

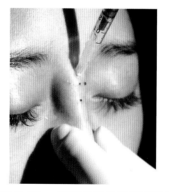

图 3-79c　于进针孔处注射配好的溶解酶，可使用标准浓度，或 2 倍浓度亦可，注射液体量一般 < 2mL

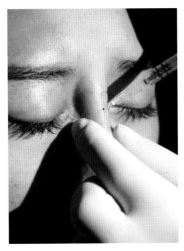

图 3-79d　向下推进注射至整个玻尿酸注射区域，也可使用较长的钝针单孔注射溶解酶

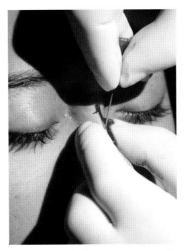

图 3-79e　轻揉 5 ~ 10min，待溶解酶与玻尿酸尽量融合，再用 25G 的针头在鼻背处穿刺 2 ~ 3 个小孔

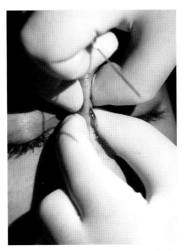

图 3-79f　轻轻挤压，尽量挤出更多的混合物

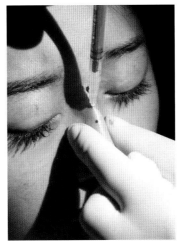

图 3-79g　最后可再均匀注射 1 遍溶解酶，可使用 2 ~ 3 倍的浓度，注射液体量约 1mL

◎紧急注射法

对于发生栓塞紧急处理时，常用 5 ~ 10 倍的浓度注射（详见本书"第四章 栓塞"的相关内容）。

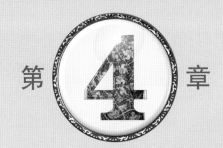

第 **4** 章

栓　塞

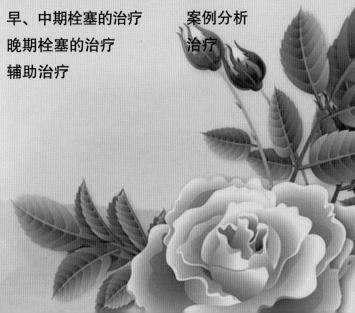

概 述

在正常的血流中出现的不溶于血液的异常物质，随血液循环运行至远处，阻塞血管腔的现象称为**栓塞**，阻塞血管的物质称为**栓子**。

栓塞对机体的影响取决于栓塞的部位、血管的解剖特点和局部血液循环状态、栓塞后能否建立充分的侧支循环以及栓子的种类和来源。

栓子可以是固体（如血管壁脱落的血栓）、液体（如骨折时的脂滴）或气体（如静脉外伤时进入血流的空气），临床上以脱落的血栓性栓子引起的栓塞最为常见，如肺动脉、脑动脉的栓塞。

美容外科的栓塞，以玻尿酸注射后引起的栓塞最为常见（图 4-1），其他软组织填充剂以及自体脂肪的注射引起的栓塞亦不罕见。

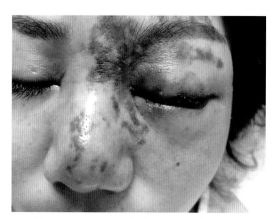

图 4-1 一个注射玻尿酸引起的惨重栓塞

原位栓塞的机制

直接栓塞理论

◎原因

直接栓塞是在注射时，针头直接刺入较粗的血管内，玻尿酸直接注射入血管，并引起物理性的栓塞（图 4-2）。

理论上这是最直接的栓塞原因，现实中并不常见，因为面部的血管大多较细，从体表难以看到，要准确无误地直接扎入到血管中，与其说是技术问题，还不如说是"中奖"概率，在不了解解剖的情况下，盲目地在危险区域乱扎，自然就大幅度地提高了"中奖"概率。

◎典型症状

直接栓塞可发生于任何部位，以唇部最为多见，针头直接刺入唇动脉并注射玻尿酸，患者可突感异常疼痛（若使用局部麻醉药，疼痛可能不敏感），注射部位下游区域迅速（最快仅在几秒钟之内）出现发白、缺血的现象，拔针后可见有搏动性的出血或迅速出现血肿（图 4-3）。

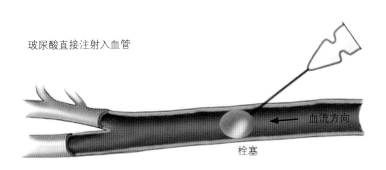

图 4-2　玻尿酸直接注射入血管，引起栓塞

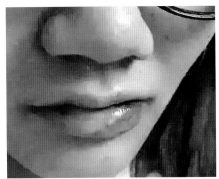

图 4-3　注射丰唇，玻尿酸进入唇动脉，直接引起栓塞，出血点部位出现血肿、瘀青，下游发白、缺血

间接入血栓塞理论

◎原因

在做静脉输液时，要"一针见血"地直接进入血管，并非一朝一夕可练成的绝招，在手背部表浅粗大的静脉注射都需训练有素的护士才能胜任（图 4-4a、b），更何况面部的一些更为细小、隐藏更深的血管分支，想准确扎入指定的血管内，并留针注射并非易事；而另一方面，人体面部密布血管，光是解剖书中已知的血管已经很难记全，更何况还有更多无名血管和绝无雷同的个体差异，想要不扎到血管，也并非易事（图 4-4c）。

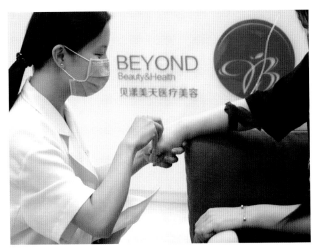

图 4-4a　作者医院经验丰富的护士在做静脉穿刺

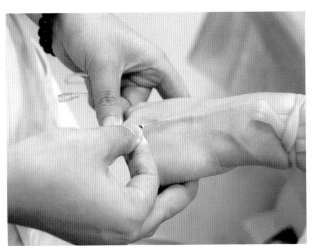

图 4-4b　想要准确扎到血管并非易事

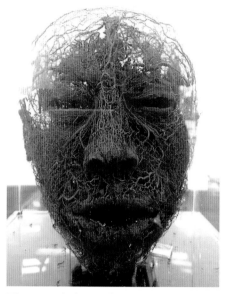

图 4-4c 密布于面部的血管，想要不扎到血管，也绝非易事

因此，更多的栓塞情况是在注射过程中穿刺损伤了血管壁（主要是动脉，图 4-5a），针尖并非停留在血管中，或贯穿，或抽出，对血管形成创伤，由于血管内压力大于组织间隙的压力，因此血液外流（图 4-5b），通常由于针刺的损伤较小，出血慢，常不能迅速察觉，术者继续在血管外的组织间隙中进行玻尿酸注射（图 4-5c），出血与玻尿酸的注射使组织间的压力逐渐增大，到达某一阈值时，外界的压力与血管的收缩压达到平衡，却已超过了血管的舒张压，尤其是在挤压塑形时，血管外的压力可在一瞬间大大超过血管内压，即会出现逆流现象，组织间隙内的血液与玻尿酸的混合物重新被压入血管中，形成栓塞（图 4-5d）。

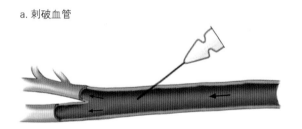

图 4-5a 进针时不慎刺破血管壁

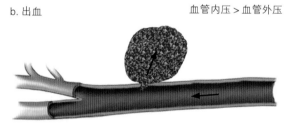

图 4-5b 血液外流

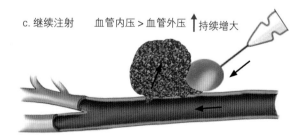

图 4-5c 持续出血，继续注射玻尿酸，血管外压继续增大

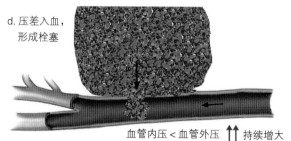

图 4-5d 血管外压大于血管内压时，玻尿酸进入血管

◎**典型症状**

玻尿酸注射引起的绝大多数的栓塞现象均是由此原因间接所致，其特点是有较明显的出血及肿胀（图 4-6），并非在注射即刻出现栓塞症状，多数症状是在按压塑形后显现，甚至有数月后迟发性出现栓塞（图 4-7、图 4-8）。

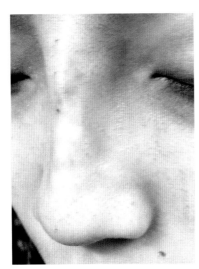

图 4-6　鼻部注射后即刻出现栓塞症状，术中有出血，术后即见明显的肿胀，并有花斑样变化

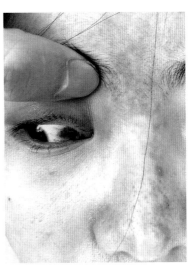

图 4-7　印堂区注射，术中出血，滑车上动脉栓塞，局部压力的增大还导致远端脆弱的小血管（球结膜小血管）爆裂出血

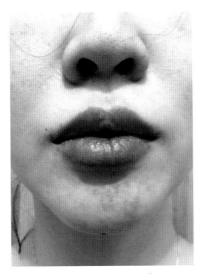

图 4-8　极罕见的一个患者，于不明场所注射不明品牌的玻尿酸，1.5 年不吸收，并有硬结，注射曲安奈德后 1.5h 出现疑似栓塞的症状，推测是注射曲安奈德时损伤血管，注射后的按压使残留的玻尿酸颗粒进入血管所致

直接压迫理论

● 直接压迫大多是继发于术中血管损伤较大的出血后，由血管外压力突然增大或由组织水肿导致压力间接增大，挤压血管，阻断血流或造成血流不畅，从而出现栓塞症状（图4-9），并可形成恶性循环使症状不断加重（图4-10a、b），因此局部减压是栓塞早期治疗中最为关键的一个步骤；

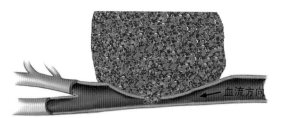

直接压迫血管，形成段路

图4-9 血管外压力增大，直接挤压血管，阻断血流

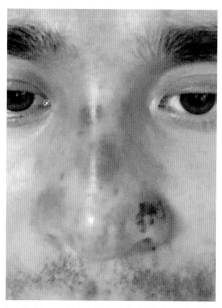

图4-10a 鼻部注射后出现栓塞，约术后第1日，鼻头区压力增大、组织水肿，出现压迫性栓塞症状

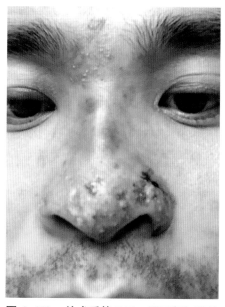

图4-10b 约术后第3日，因不断加重的压迫缺血，鼻头栓塞症状进一步恶化，出现感染

● 直接压迫的另一种情况是，单纯由于局部填充注射量过多，压迫造成局部血运不畅，导致组织水肿，组织水肿又进一步加重了压迫程度，如此使病情不断恶化。因此，即使未有血管的损伤，也有可能出现栓塞，这种栓塞症状大多出现较晚，最多见于鼻头过量注射而导致的压迫性静脉栓塞，早期不易察觉，症状较轻，常误认为是普通的肿胀（图4-11a），倘若不及时治疗，也可能导致悲剧的发生（图4-11b、图4-12），而组织弹性较好的鼻根部，基本不会出现纯压迫性的栓塞（图4-13）；

● 还有一种情况是，在注射某些假药后，出现感染，炎症反应导致局部压力增高，也可在数日后出现压迫性的栓塞症状（图4-14）。

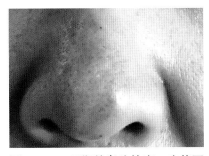 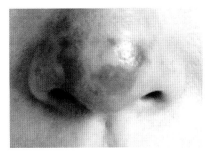

图 4-11a　早期的鼻头栓塞，症状不明显，易误诊为普通肿胀

图 4-11b　症状进一步加重，出现典型的压迫性静脉栓塞症状

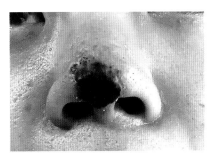

图 4-12　另一例患者，鼻头压迫性栓塞未及时治疗，出现皮肤坏死

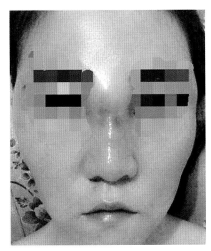 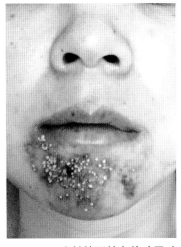

图 4-13　鼻根部组织弹性好，即使出现较多的出血，也仅引起肿胀，很少会出现单纯的直接压迫性栓塞

图 4-14　注射韩国某杂牌玻尿酸数日后出现的下颏感染，导致局部压力增高，出现栓塞症状

 异位栓塞的机制

　　无论是直接注射入血管或者是压力性进入血管的玻尿酸，其量均较为有限，即使阻断血流，也远比不上外科手术过程中直接切断或结扎血管所致的断流来得直接（图 4-15a），然而玻尿酸栓塞的不良影响却是远在手术所致的断流之上。

手术断流尚可通过周围的侧支循环来代偿局部组织的营养缺失，并在术后逐渐再生或增生血管，形成新的血运（图 4-15b），而玻尿酸的栓塞，往往会通过顺流及逆流的血液循环进行扩散，连同侧支循环一起栓塞，直接造成局域大面积的栓塞，引起血流不畅、组织坏死。

因此，作者经大量的临床案例分析，大胆得出结论，玻尿酸栓塞造成极其严重的后果，并不是因为局部的血管堵塞（图 4-16），而是玻尿酸栓子的**转移扩散**，这也是玻尿酸导致的栓塞与其他生理或病理因素形成的栓塞**最为本质的区别**，因此在治疗方法上亦不相同。

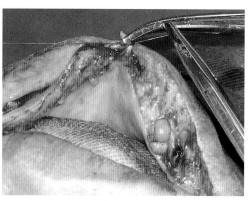

图 4-15a　厚唇改薄术中，不慎损伤了下唇动脉，结扎止血

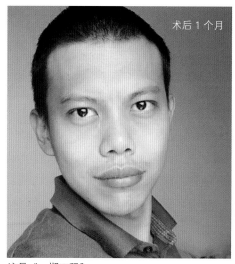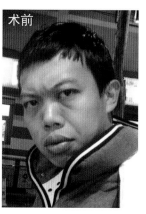

这是"一期工程"：
1. "欧阳锋"厚唇改薄术；2. "丘比特弓"唇珠塑形术；
3. 口裂改小术；4. 口角提升术；5. "贝塞尔曲线"假体隆鼻术；
6. "埋线导引"鼻翼缩小术；7. "BOTOX"上唇＆下颏松解术；
8. "重剑法"玻尿酸隆下颏；9. 微创眼角提升术……（未完待续）

图 4-15b　患者术后 1 个月（左）与术前（右）的对比，动脉的结扎断流并未造成不良影响

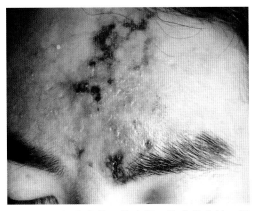

图 4-16　如此大的一片皮损，绝非栓塞某一根
独立的血管所致

顺流栓塞理论

◎原因

顺流栓塞是因为直接注射入血管的颗粒较小，并未直接导致堵塞，玻尿酸在较粗的血管中顺血流移动，至细小的血管分支后，才形成物理性的栓塞（图 4-17a、b）。

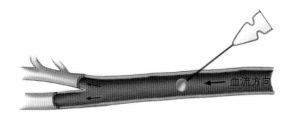

图 4-17a　不慎刺破血管，玻尿酸注射入血管内

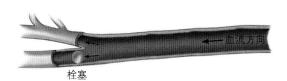

图 4-17b　小颗粒的玻尿酸流至较细的血管分支后，形成栓塞

◎典型症状

凡是玻尿酸动脉栓塞，均有顺流转移的现象出现，即在栓塞部位前方，顺血流方向出现皮损，常常清晰可见血管的走向（图 4-18）。

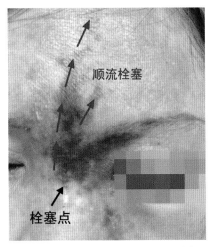

图 4-18　鼻部栓塞后，玻尿酸顺流向上，
内眦动脉和滑车上动脉走向清晰可见

✏逆流栓塞理论

实际临床中，除顺流栓塞外，几乎同时还存在着不可避免的玻尿酸栓子逆流转移现象。

顺流而下的顺流转移很容易理解，而逆流就多少有些让人费解了，单纯由于注射时某一时刻暂时性的压力过大，较近的逆流尚可解释，但似乎很难解释逆流至较远之处的现象。

后来，作者在泡茶时，无意中从茶叶翻滚的现象得到了些许灵感。

◎原因（茶叶模型）

沉淀在杯底的茶叶好比以玻尿酸颗粒为中心的栓塞混合物（图 4-19a），若有开口前进，茶叶随水流前进，即为顺流（图 4-19b），若血流前进不畅，会形成反向涡流，就如泡茶时翻腾回旋的水流（图 4-19c），这回旋的水流又会带动原本静置于杯底的茶叶向上翻腾，这也便是玻尿酸颗粒逆流的原因了（图 4-19d）。

逆流可使玻尿酸颗粒逆向进入到其他分支血管，进而形成反向的更大面积的栓塞。

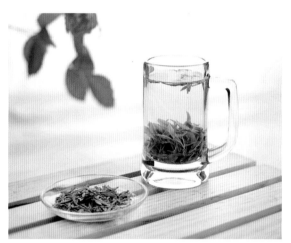

图 4-19a　静置后沉入杯底的茶叶（玻尿酸形成栓塞）

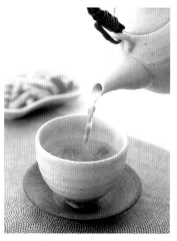

图 4-19b　从壶中倒入杯中的茶叶（玻尿酸栓子的顺流），若堵住壶嘴，即为栓塞

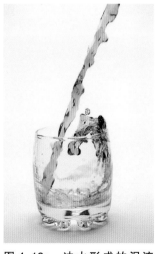

图 4-19c　冲水形成的涡流（血液循环血流受阻形成的涡流）

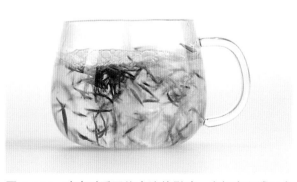

图 4-19d　冲水时受回旋水流的影响，由杯底翻腾至水面的茶叶（玻尿酸栓子的逆流）

◎**典型症状**

在玻尿酸栓塞点出现顺流转移现象的同时，出现逆流方向的皮损，常呈多个方向大面积的扩散（图 4-20、图 4-21）。

更为严重的栓塞至失明以及脑内栓塞的现象，均是沿颈内动脉系统逆流而引起的栓塞（图 4-22、图 4-23）。

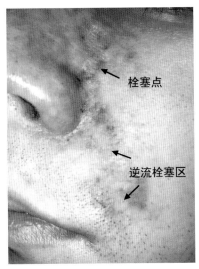

图 4-20　典型的逆流栓塞症状

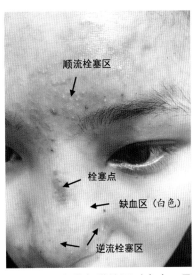

图 4-21　顺流与逆流同时存在，呈多个方向扩散

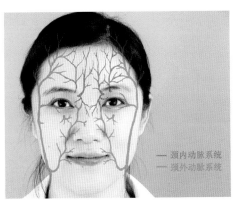

图 4-22　颈内动脉与颈外动脉系统存在着交汇

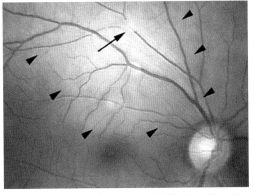

图 4-23　鼻部、鼻唇沟、额头等部位注射后，玻尿酸栓子均有可能经颈内外动脉系统逆流至视网膜动脉，形成栓塞，导致失明

原位栓塞和**异位栓塞**的两套理论分别解释了玻尿酸入血及转移的机制，但却难以解释为何极少量的玻尿酸在进入血液后，会出现大面积的栓塞症状。

若仅仅从注射入的玻尿酸体积上来讲，最多只够栓塞某一小段血管，即使是因为玻尿酸分子强大的吸水性，能锁定水分后导致体积膨胀，亦不可能有足够的量形成如此之大的栓塞（图 4-24）。

其中必定有类似"多米诺骨牌"般的连锁性反应机制（图 4-25），作者做出了两个猜测，但尚未得到实验的证明，因此还只能说是猜测，希望能有有志之士进行进一步的探讨与研究。

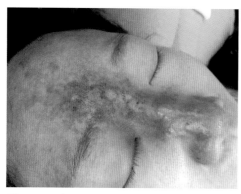

图 4-24　仅仅是不慎进入血管中微量的玻尿酸，为何会引起如此大片的栓塞症状？

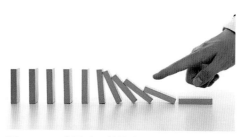

图 4-25　玻尿酸颗粒的堵塞，也许仅仅只是多米诺骨牌倒下的第一个方块

凝血机制的启动

作者推测，玻尿酸作为一种外源性的物质，在血管内启动了凝血机制（图 4-26）。凝血机制可分为内源性凝血与外源性凝血，两者常同时出现。

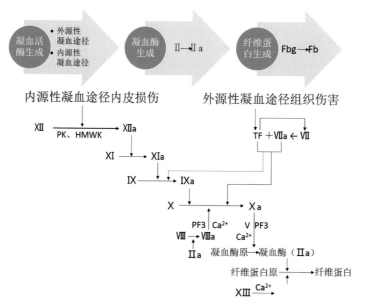

图 4-26　凝血机制

◎内源性凝血

若凝血过程是由于血管内膜损伤，凝血因子Ⅻ被激活所致，由于参与凝血过程的凝血因子全部在血浆中，故称为**内源性凝血**。

玻尿酸颗粒对血管壁的反复刺激（图 4-27），可能会启动内源性的凝血过程。

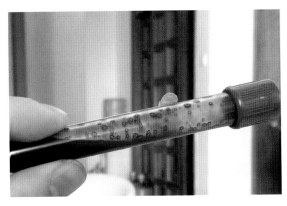

图 4-27　这是一个比较简单的实验，在普通的检验试管内新抽的全血中加入少量玻尿酸（某双相产品），稍作摇晃，即可见试管壁上附着的玻尿酸颗粒，如果这些颗粒是附着在血管内壁上，也许会启动内源性凝血过程，而原本以为会出现的玻尿酸颗粒吸水膨胀并与血细胞紧密结合加速凝血的现象倒是未见

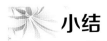

由于组织损伤，释放凝血因子Ⅲ，启动凝血机制，才形成凝血酶原激活物，故称为**外源性凝血**。

注射时暴力操作带来的组织损伤可导致外源性凝血，所释放的凝血因子与玻尿酸颗粒因压差同时进入血管，并随顺流或逆流的转移而扩散，形成大面积的血栓。

血管内壁的收缩

作者另外猜测，玻尿酸颗粒有可能会对血管内壁形成一定的刺激，并引起血管的收缩，进一步加重栓塞症状。

小结

以上的 7 个关于栓塞的原因常同时出现，甚至会 7 种原因同时或在不同的时期陆续出现，在不同的部位，以上各种因素不同的排列组合，即形成了本质上相同、外形上不同的各种各样的栓塞表现。

栓塞的临床表现

栓塞的分期与发展过程

栓塞即刻

时间

0 ～ 1h。

症状

地图样变化，即沿动脉的走向，出现红色显影（图 4-28），注射的当时即可出现明显的栓塞症状，此为诊断动脉栓塞的重要标准，若同时伴有周围皮肤的缺血、发白、红肿、瘀青等症状，即为**花斑样变化**（图 4-29）。

　　但是有时注射过多导致的压迫或患者伴有紧张、贫血时，也会出现发白的现象，因此非典型的、有些轻度的栓塞可能当时变化不明显，容易误诊。

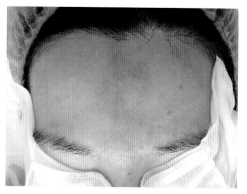 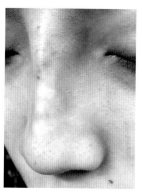

图 4-28　栓塞即刻，鼻部玻尿酸注射后约 15min，沿滑车上动脉有红色显影，出现"地图样变化"

图 4-29　栓塞即刻，鼻部玻尿酸注射量过多，鼻头及鼻背部分区域发白，出现"花斑样变化"

 注意

　　栓塞引起的失明大多发生于这一时期。

◎ 栓塞早期

　　时间：1 ~ 24h。

　　症状：肿胀加剧，出现明显的远端转移，地图样变化、花斑样变化等栓塞症状更为明显（图 4-30a）。

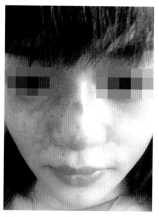

图 4-30a　栓塞早期，不明品牌玻尿酸注射后第 1 日，出现典型的栓塞症状，花斑样变化

◎栓塞中期

时间：注射后 1 ~ 3 日（注射当天不计或当成第 0 日，24h 后为术后第 1 日）。

症状：栓塞早期未得到及时治疗，栓塞的面积基本固定，不再有明显的扩大，而已栓塞部位的症状加重，组织水肿严重，出现缺血症状，开始有坏死的趋势（图 4-30b）。

部分患者皮下组织已开始出现坏死液化，并通过皮脂腺排出，出现类似粉刺样的脓肿颗粒（图 4-30c），俗称"冒白点"。

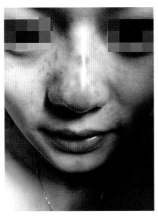 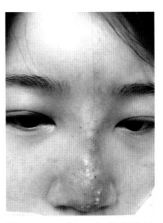

图 4-30b　栓塞中期，同一患者未得到及时处理，注射后第 3 日，花斑样变化及肿胀进一步加重，鼻尖皮肤开始出现坏死的趋势

图 4-30c　另一个患者的栓塞中期症状，注射后第 3 日，鼻尖出现粉刺样脓肿颗粒（冒白点）

◎栓塞晚期

时间

注射后 >3 日。

症状

栓塞中期仍未得到及时的治疗，出现明显的皮肤坏死症状（图 4-30d）。注射后第 3 日常常是一个关键的节点，在这之前，较少出现大面积的皮肤坏死，及时治疗，患者痊愈后，除早期的色素沉着外，后期基本可不留任何痕迹；而术后超过 3 日的患者，一旦出现皮肤坏死，则愈合后会留下不同程度的瘢痕。

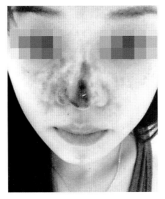

图 4-30d　栓塞晚期，注射后第 5 日，该患者仍未得到应有的治疗，鼻头皮肤已出现坏死

◎ 栓塞恢复期

时间

经合理治疗后或经机体自行破溃排出后。

症状

通过治疗，经人为地释放（或溶解）减压后（图 4-30e ~ g）或经机体自我的排异反应（图 4-31a），形成破溃，排出异物后，组织水肿减轻，血运逐渐恢复，进入创伤修复期（图 4-31b）。根据损伤的严重程度、修复过程，修复后效果各不相同。

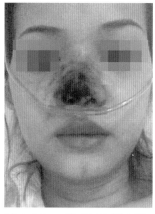
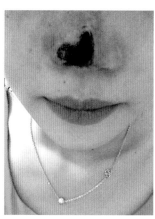
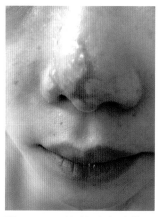

图 4-30e　注射后第 6 日，手术清创后第 1 日，清创减压后　　图 4-30f　清创手术后约 1 周，坏死的皮肤已脱落，创面结痂　　图 4-30g　清创手术后约一个半月，愈合，形成瘢痕，严重影响外观

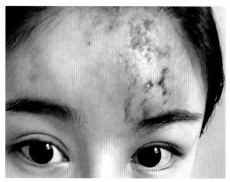
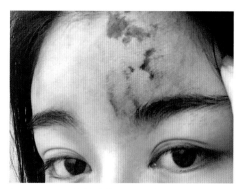

图 4-31a　左侧滑车上动脉栓塞的患者，注射后约 4 日，出现破溃，自行排出了坏死组织，当地医院仅做了简单清创处理　　图 4-31b　清创后约 2 日，创口结痂，自体修复趋势良好。

◎ 栓塞预后

栓塞的预后与栓塞的部位，注射材料的种类、纯度，栓塞的严重程度，是否及时治疗，患者自身的修复水平等多种因素相关。

早、中期的栓塞只要及时得到妥善治疗，大多可有较好的恢复结果。

还有一些并不严重的栓塞或本身自愈力超强的患者（图 4-32a），可自行消肿（图 4-32b），局部可能出现一些小脓点（图 4-32c），然后自行愈合，早期稍留色素沉着，后期基本无明显痕迹（图 4-32d）。

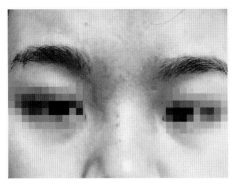

图 4-32a　自愈力超强的 1 例患者，注射后即刻出现栓塞症状

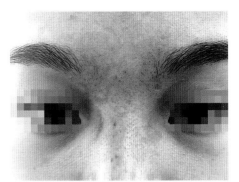

图 4-32b　注射后 1 日，症状加重

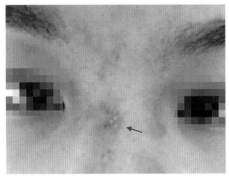

图 4-32c　注射后 3 日，局部出现一些小脓点

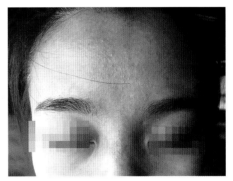

图 4-32d　注射后一个半月，痊愈，几乎没留任何痕迹

倘若延误至晚期才进行处理，只要出现了皮肤的坏死，就会有不同程度的瘢痕，而瘢痕一旦产生，即相伴终生（图 4-33a ～ c）。

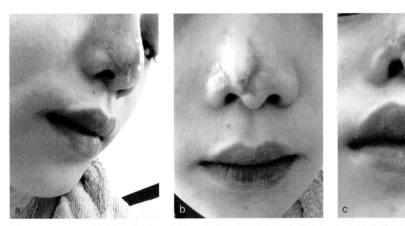

图 4-33a ～ c　清创手术后 3 个月，愈合后留下永远的瘢痕，心中的伤痕更是永远不可消除的

⚠️ 注意

切勿相信有让瘢痕消失的秘方，再好的祛疤药，最多只能让瘢痕没那么凸出，外观看上去不那么明显而已。

栓塞的分级（表4-1）

有时在临床上为了方便，仅从临床症状上对栓塞进行分类，大致可分为轻、中、重3个等级（表4-1），在同一部位的几张对比图中，可清晰看到不同栓塞级别的特点（图4-34a～c）。

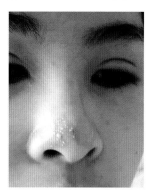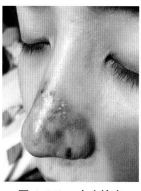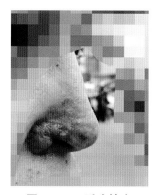

图4-34a　轻度栓塞　　　图4-34b　中度栓塞　　　图4-34c　重度栓塞

<table>
<tr><td colspan="2" align="center">表4-1　栓塞的分级</td></tr>
<tr><td>等级</td><td>症状表现</td></tr>
<tr><td>轻度</td><td>● 轻度肿胀（图4-11）
● 开始显现地图样变化及花斑样变化（图4-28）
● 可有小范围的脓点与破溃，脓肿位置较表浅（图4-34a）</td></tr>
<tr><td>中度</td><td>● 中、重度肿胀（图4-30b）
● 地图样变化或花斑样变化更为明显，皮肤显现出坏死的趋势（图4-34b）
● 可出现较多的脓点，脓肿位置较深（图4-31）</td></tr>
<tr><td>重度</td><td>● 较大面积的皮肤出现坏死、破溃、黑痂（图4-30c，e）
● 出现器官缺损（图4-30h～j、图4-34c）
● 出现失明、脑血管意外等其他严重症（图4-23）</td></tr>
</table>

⚠ 注意

栓塞是一个动态的变化，在不同的阶段有着不同的表现，分级只是对其中某个时段的症状进行严重性的评估，切勿因此而延误最佳治疗时机。

动脉栓塞与静脉栓塞

◎动脉栓塞

动脉栓塞的症状出现较快，注射后即刻即可出现局部发白、地图样变化或花斑样变化，转移速度快，栓塞范围大，毛细血管指压反应迟钝，与玻尿酸颗粒直接或间接进入动脉血管内有关（图4-35a、b），栓塞症状大多比静脉栓塞要严重（图4-36a、b）。

◎ 静脉栓塞

静脉栓塞的局部皮肤颜色加深，毛细血管指压反应加快，除有玻尿酸颗粒进入血管内的因素外，更多与周围组织水肿形成的压迫有关，栓塞范围小，多局限于受压部位，并不出现转移（图 4-36a）。

静脉栓塞症状一般较动脉栓塞要轻，但若不及时处理，同样会出现严重的并发症（图 4-36b、c）。

◎ 混合性栓塞

动脉栓塞与静脉栓塞常合并出现，先出现典型的动脉栓塞症状，然后在动脉栓塞引起严重的组织水肿后，出现压迫性的静脉栓塞症状（图 4-37）。

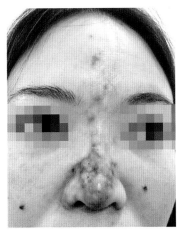

图 4-35a 典型的动脉栓塞（注射隆鼻后）

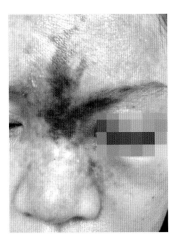

图 4-35b 动脉栓塞不及时处理的惨烈后果

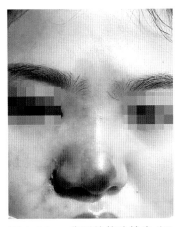

图 4-36a 典型的静脉栓塞（注射隆鼻后）

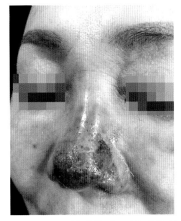

图 4-36b 静脉栓塞不及时处理后果一样惨烈

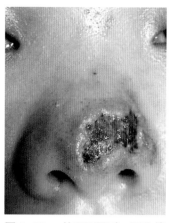 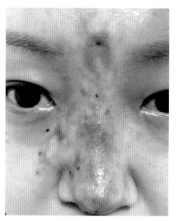

图 4-36c　处理不及时，更为惨　　图 4-37　典型的混合性栓塞
烈的 1 例静脉栓塞

 ## 栓塞的鉴别与诊断

治疗栓塞的关键是尽快诊断、及时治疗，越早治疗愈后越好。

中、晚期的栓塞，因症状明显，较容易鉴别。难的是早期，甚至是即刻的诊断，在临床上，因诊断不及时，未得到尽快治疗的栓塞案例数不胜数。

栓塞最容易与正常的肿胀混淆。

与正常的红肿、瘀青相鉴别

● 术后正常的肿胀颜色均匀，以注射点为中心均匀向两边扩散，颜色逐渐变淡（图 4-38a），立即冰敷片刻即可见症状明显减轻，通常术后第 1 日最明显，术后第 3 日迅速消肿；而栓塞大多呈花斑样变化，即刻冰敷后，肿胀可能稍有减轻，而花斑样的变化基本不变，甚至还会加重（图 4-38b）；

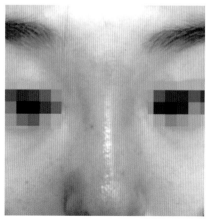 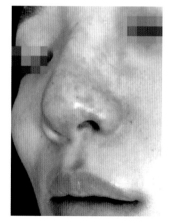

图 4-38a　正常术后红肿，均匀肿胀　　图 4-38b　栓塞后的肿胀，
典型的花斑样变化

● 术后正常的瘀青多出现于术后 1 ~ 2 日，由红肿转化而来，范围局限，一般以针孔为中心均匀向四周扩散，范围较小，颜色逐渐变深，甚至可近黑色，3 日后颜色开始逐渐变浅，并慢慢消失（图

4-39a）；栓塞除针孔处周围有瘀青外，还常见到有远端的花斑样变化（图 4-39b）；

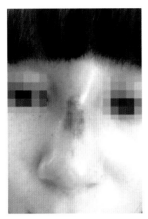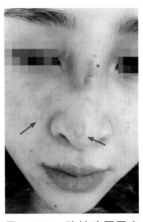

图4-39a　正常术后血肿，局限于血管损伤处周围　　图4-39b　除针孔周围瘀青外，还出现远端的花斑样变化

● 不要被表面的瘀青和肿胀所蒙蔽，要看清本质特征（图 4-40a、b）。

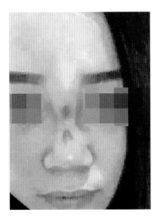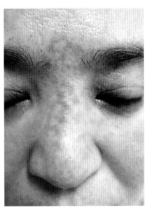

图4-40a　看似悲剧，实则无碍　　图4-40b　看似无肿，实则已栓塞，典型的花斑样变化

疑似栓塞

在临床上，时常会有很多的干扰因素影响诊断，有些现象与花斑样变化极其类似，要在早期准确鉴别是否栓塞颇有难度：

● 由于操作时的按压会出现临时的轻度红肿，尤其是一些敏感皮肤体质的患者，经塑形按捏，皮肤表面会出现红斑；

● 过量注射或消肿导致局部压力增大，有可能会形成局部血运不畅而导致皮肤发白的现象（图 4-41）；

● 有一些医生在操作时喜欢先使用含肾上腺素的利多卡因注射局麻，注射后血管收缩，易出现局部发白的现象，与动脉栓塞缺血的泛白极其相似；

● 在注射后，因注射过多或出血，导致局部压力增大，血管代偿性扩张以提高血供能力，常出现表面血管走行区发红等症状，称为**血管应激性反应**（图 4-42），为正常生理变化，不必治疗即可自行恢复，但其初期症状极易与栓塞混淆，常令人生畏，实在难以鉴别时，应立即冰敷，并观察其变化，再作诊

断;

●远程就诊时,受拍摄的环境、灯光、角度、患者原本皮肤的色泽、质地的影响,均会对照片中症状的判断有干扰,难以准确诊断（图 4-43a、b）。

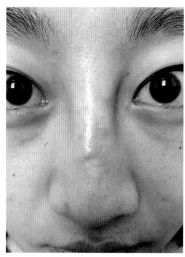

图 4-41　1 个疑似栓塞的案例,最后结果不明

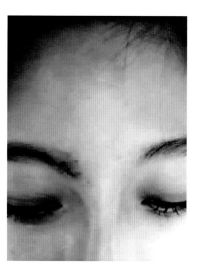

图 4-42　血管应激性反应的患者,其表现与栓塞有部分相似,要注意鉴别

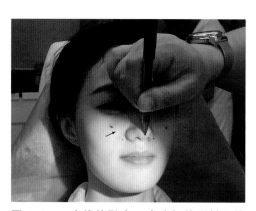

图 4-43a　光线的影响 1.在头灯的照射下的局部发白,实际上作者仅在画线设计,尚未开始注射,不可能存在栓塞,有些远程求助的照片,仅靠照片局部发白的表现,实难以判断是栓塞引起,还是摄影灯光引起的错觉,难免误诊

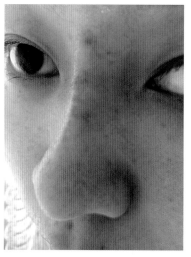

图 4-43b　光线的影响 2.作者远程接诊的 1 个术后即刻,疑似栓塞的案例,拍摄光线不佳,难以判断,后经证实并未栓塞

因此,如何将栓塞的肿胀、瘀青与术后正常的红肿、瘀青区分开并非一件容易的事,尤其是在一些非典型的情况下,一般只有两种选择:

(1)密切随诊,一旦出现栓塞恶化的趋势,立即进行治疗;

(2)遵从"宁可错杀一千,不可放过一个"的原则,对一切疑似栓塞的症状均按栓塞处理,作者在远程救治一些"黑针会"医生所致的栓塞时,由于照片模糊不清,又无法对患者面诊,不得已常以此为准则,以免延误救治时机;

(3)无论有无出血,是否栓塞,术后即刻**"冰一冰"**,多观察,总是有益的。

🖋隐匿性栓塞

有一类栓塞的进程缓慢，早期轻度的栓塞根本无法察觉，2～3日后才出现明显的栓塞症状（图 4-44a～c），极难预测，因此术后的回访不容忽视。

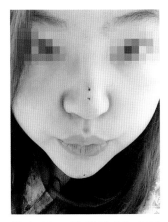 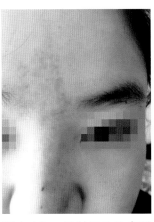 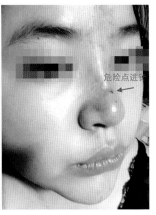

图 4-44a　注射后 10h 未见异常，外观良好　　图 4-44b　注射后 2 日出现栓塞外观　　图 4-44c　危险点（血管交汇点）有明显的进针痕迹

🖋栓塞早期诊断的 3 个金标准

◎地图样变化或花斑样变化

只要出现了沿血管走向的红色显影，即**地图样变化**，即使范围不大，肿胀不严重，也基本可诊断为栓塞（图 4-45）；若症状稍重连成一片（图 4-46）或与周围部位的白色明暗相交（图 4-47），形成**花斑样变化**，更易确诊。

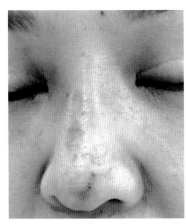 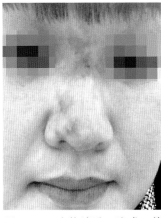 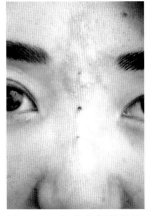

图 4-45　症状较轻的地图样变化　　图 4-46　症状稍重，连成一片出现花斑样变化　　图 4-47　与白色部位明暗相间的花斑样变化

◎下游远端转移

出现沿血管走向远端转移的红色显影，即可确诊为栓塞（图 4-48、图 4-49）。

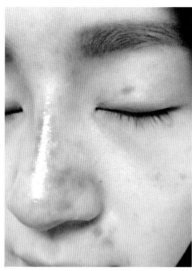

图 4-48　玻尿酸注射鼻部后，出现沿滑车上动脉走向清晰的红色显影，呈地图样变化

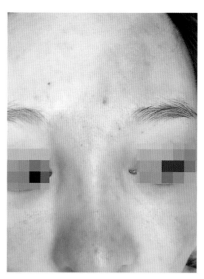

图 4-49　沿滑车上动脉走得更远的红色显影

◎上游远端出血

若有上游远端的小血管出血，往往提示下游存在着栓塞，是因下游血液不畅，导致上游局部血压过高，某些脆弱的小血管承受不了压力而爆裂出血（图 4-50a ～ c）。

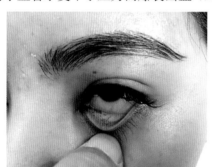

图 4-50a　患者睑结膜有出血点

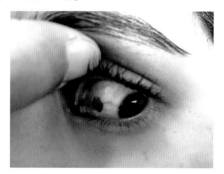

图 4-50b　该患者球结膜也有出血点

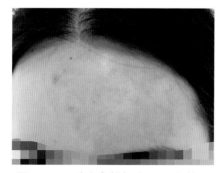

图 4-50c　该患者额部（左眶上）栓塞

 注意

作者在接受网络上的求助咨询时，曾遇到 1 例案例存在远端出血，而以当时的经验未得以重视，因而误诊，心中一直耿耿于怀，现示之引以为戒：

（1）患者鼻部玻尿酸注射后即刻出现花斑样变化（图 4-51a），操作者虽为江湖医生，却有些许经验，判断为栓塞，当场果断溶解；

（2）溶解注射后 1 日复诊，鼻部注射区肿胀减轻，左侧口角处有一处瘀青（图 4-51b），远程请教作者，当时作者认为已及时做溶解处理，且症状得以缓解，误以为是一般的瘀青，未引起重视，实际上这是栓塞症状仍在持续而引起的远端小血管压力过大而导致的破裂出血；

（3）溶解后第 3 日，患者晨起，自觉左侧鼻唇沟严重瘀青而就诊，临床观察到远端的花斑样变化，栓塞症状明显（图 4-51c）。

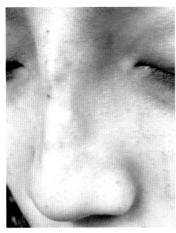

图 4-51a 鼻部注射后即刻出现花斑样变化

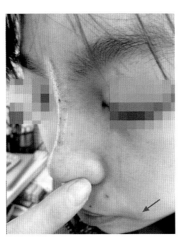

图 4-51b 溶解注射后 1 日复诊，鼻部注射区肿胀减轻，似乎无大碍，左侧口角处出现一处瘀青

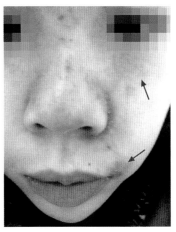

图 4-51c 溶解后第 3 日，远端出现花斑样变化，栓塞症状显现

各部位栓塞的表现

鼻部栓塞

鼻部栓塞在临床上最为多见的，主要原因是：

● 鼻部血运复杂；

● 鼻部操作层次较难掌握，尤其是多平面注射；

● 接受注射的人数量巨大，在国内，注射隆鼻可谓玻尿酸注射的第一大项；

● 栓塞出现的比例高，先不说"黑针会"医生的操作技术，有少部分正规医生的技术也实在不敢恭维，学校不教，临床没人带，社会培训班不屑去，临床上胡乱扎，如此怪象，也就难免导致其手下牺牲的患者众多。

◎解剖学基础

鼻部的血供源于面动脉。

面动脉是颈外动脉的一大分支，自下而上可分为**下唇动脉、上唇动脉、侧鼻动脉**（又称"鼻外侧动脉"）、**内眦动脉** 4 个主要分支。

某些解剖书上又将面动脉向上而行的主干称为**口角动脉**（angulararetry），或译为**角动脉**（图 4-52 中蓝色标记）。

62%的情况下，可从面动脉再分出一支**鼻翼动脉**，分布于鼻翼和鼻底（另有超过30%的情况，鼻翼动脉出自上唇动脉，故又称为**鼻翼支**，同一人双侧的血管走向也可能存在差异），双侧的上唇动脉在上唇区有交汇，同时分出两小支**鼻小柱动脉**上行，经鼻头至鼻背鼻骨与侧鼻软骨交汇处略下方，与**鼻背动脉**、**侧鼻动脉**相交汇。

以上的面动脉分支（除下唇动脉外）共同构成了鼻部的动脉血运系统（图4-52、图4-53），源自眼动脉的**鼻背动脉**也在此血管网中，为鼻背和鼻头提供部分血供。

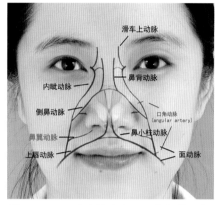

图4-52　面动脉的分支以及鼻部的血供

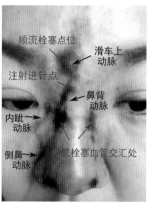

图4-53　1例重度栓塞的患者，地图样变化，清晰可见各血管的走向，并可推断出进针点以及栓塞部位

◎容易栓塞的点位、典型症状及注意事项

鼻部几乎处处可栓塞，作者将鼻部3个血管交汇点，划出了1个"**危险区**"，2个"**风险区**"。

鼻中部危险区

在鼻骨与侧鼻软骨的交界点略偏下方，是鼻小柱动脉、侧鼻动脉、鼻背动脉这3条血管的交汇处，该处位于鼻骨与侧鼻软骨的过渡区稍偏下方（图4-54）。

该部位组织较薄，粘连紧密，在做鼻假体植入时，常常要用剪刀锐性剪开这一部位，在钝针注射时，常会在这一部位遇到阻力，若暴力操作，极易造成血管撕裂伤，损伤程度远较锐针直接刺入血管为甚。

然此处却又是鼻部填充的必经之路，因此最容易出现栓塞（图4-58），故称为"**危险区**"。

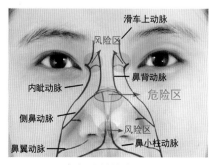

图4-54　鼻部注射的危险区与风险区

　　当然，现实中的血管走向不可能像示意图般标准，没有两个人的血管交汇处的血管走向是一模一样的，甚至左右两侧基本对称的人都挺罕见（图 4-55a ~ c）。若非要在临床中进行量化，大致可认为以鼻骨与侧鼻软骨交界点和这点下方约 6mm 的区间为直径的圆形区域可视为 **"危险区"**（图 4-56 a ~ c）。

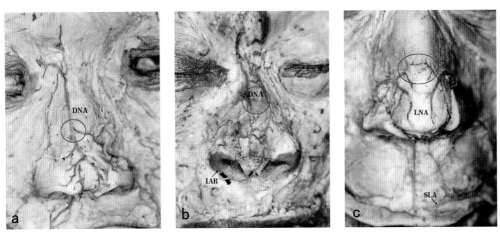

图 4-55　在 3 具尸体上解剖出的鼻部注射的危险区与风险区，发现各不相同。a、b. 呈不对称分布；c. 的血管走向基本对称

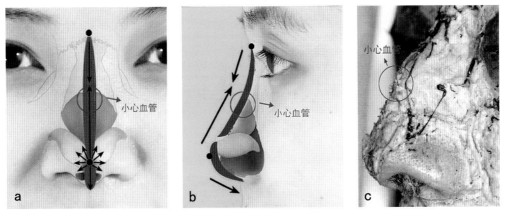

图 4-56　a、b. 注射示意图，在鼻骨与侧鼻软骨交界处以及略偏下方视为危险区；c. 同角度的尸体解剖图

　　因此，在注射时要格外小心，尽量避免在此部位进行锐针的直接穿刺，也要避免钝针的暴力操作（图 4-57，图 4-58a、b），要严格掌握好注射层次，或紧骨膜和软骨膜，从血管交汇处下方穿行，或于皮下血管上方的平面注射填充（详内本书"第五章　重剑无锋　大巧不工"）。

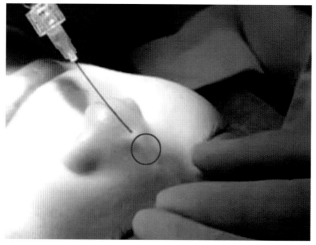

图 4-57　网上某医生炫耀的唯恐"天下无栓"的奇葩打法，使用钝针，直捅"危险区"，着实令人不寒而栗

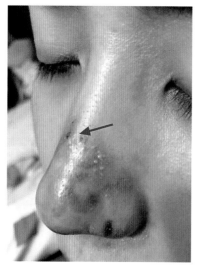

图 4-58a　典型的"危险区"栓塞造成的后果 1

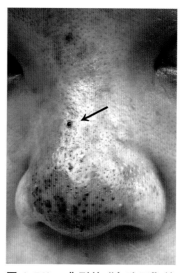

图 4-58b　典型的"危险区"栓塞造成的后果 2

鼻头风险区

鼻头是栓塞发生的一个高风险区（比鼻中部"危险区"的注射风险低一档次，故使用"风险区"一词）。此处皮肤较厚，弹性差，血管细且密集成网（图 4-54，图 4-59a、b），一旦注射过多或伴有出血，极易造成内压增大，形成压迫性的栓塞，栓塞形成的水肿又会继续增大局部压力，使栓塞症状进一步加重。

因此鼻头区注射务必要紧贴软骨膜，初学者注射量建议控制在 0.2mL 以内（图 4-60），经验丰富者可根据患者鼻头皮肤的弹性来决定是否可加量注射，必要时可结合 misko 埋线隆鼻技术或假体手术。

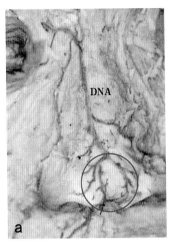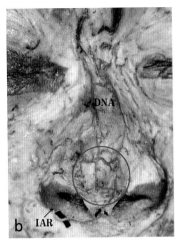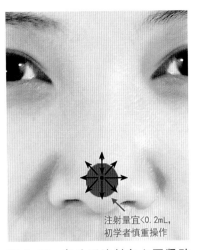

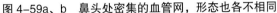

图 4-59a、b 鼻头处密集的血管网，形态也各不相同

图 4-60 鼻头区注射务必要紧贴软骨膜，初学者注射量建议控制在0.2mL 以内，经验丰富者可根据患者鼻头皮肤的弹性来决定是否可加量注射，必要时可结合 misko 埋线隆鼻技术或假体手术

另外鼻头处动脉与静脉直接相连，缺少毛细血管的缓冲，进入动脉的栓子可直接进入静脉，并形成静脉栓塞（图 4-61、图 4-62）。

鼻尖部血管密集，因此作者不大喜欢使用从鼻尖进针的注射法（图 4-63、图 4-64），虽然很多医生喜欢用钝针从鼻尖进针，可精确地在一个腔隙隧道注射，认为此法方便又安全，这只能仁者见山，智者见水了，不必强行统一标准（关于钝针与锐针的讨论，详见本书"第五章 重剑无锋 大巧不工"），但从鼻尖进针注射，要特别注意的是，在出针前要停止注射，一是避免玻尿酸从进针孔中溢出造成浪费，更重要的是防止玻尿酸从进针损伤中直接进入鼻头的血管（图 4-61）。

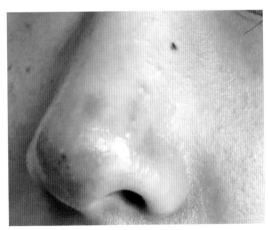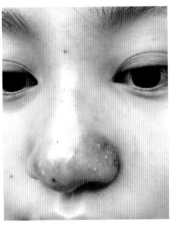

图 4-61 钝针注射，鼻尖进针，鼻头区注射量0.2mL，玻尿酸不慎进入血管，仍然出现了栓塞症状

图 4-62 另 1 例鼻尖入路钝针注射引起的栓塞

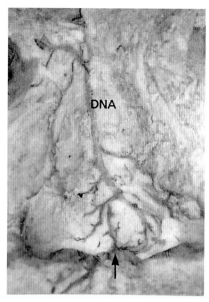

图 4-63　鼻尖处血管密集，因此作者不大建议从此进针

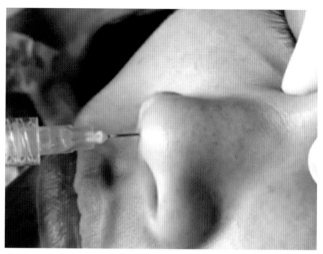

图 4-64　作者不大喜欢的鼻尖进针注射法，但并不能说这种方法是错误的，有很多医生习惯用钝针进行如此打法，不乏效果甚佳者

　　鼻头处血运特殊（详见后文"鼻唇沟栓塞"的相关内容），及时减压治疗，预后大多非常好，可若误诊或延迟治疗，出现了鼻翼坏死，后果就极其严重（图 4-65a、b）。

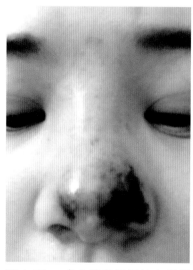

图 4-65a　鼻头栓塞引起的左侧鼻翼坏死（正面）

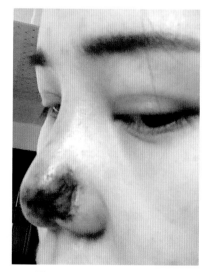

图 4-65b　同一患者侧面观

鼻根风险区

　　鼻背动脉、内眦动脉、滑车上动脉位于鼻根两侧，约在内眦角连线同一水平高度处交汇（图 4-54、图 4-66），正中进针注射可避开交汇处，初学者应尽量避免向左右歪斜穿刺（图 4-67、图 4-68）。

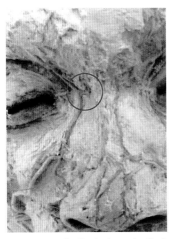

图 4-66 鼻背动脉、内眦动脉、滑车上动脉的交汇处

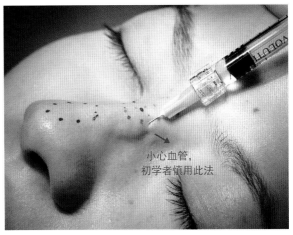

小心血管，初学者慎用此法

图 4-67 建议初学者贴骨膜，于正中线进针注射，勿左右歪斜，经验丰富者注射层次掌握准确，方可偏左或偏右注射来调整形态

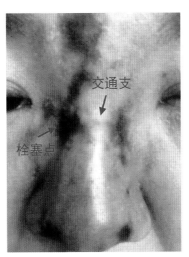

交通支

栓塞点

图 4-68 鼻背动脉、内眦动脉、滑车上动脉交汇处的栓塞，栓子逆流使鼻背动脉交通支清晰可见

鼻背动脉栓塞

鼻背动脉源自眼动脉，属颈内动脉系统，提供鼻背和鼻头的部分血供，正常情况下鼻背动脉走行于鼻背两侧（图 4-69），若于鼻中线注射，不易伤及，实际上有部分患者存在着变异，可能会有其中的 1 条鼻背动脉较靠近鼻中线（图 4-70），还有一种情况是两侧的鼻背动脉存在着交通支桥接（图 4-68、图 4-71），均增加了栓塞的风险。

因此即使是正中注射，若层次掌握不准确，也有栓塞的可能（图 4-72）。

鼻背动脉栓塞除了出现典型的栓塞症状外，其主要特点是眼动脉压的升高，可出现流泪（图 4-73）、上睑下垂（图 4-74）、结膜充血等特殊症状，严重的还可能导致失明。

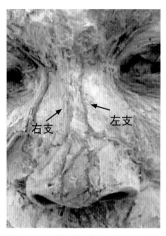

图 4-69　标准地分布于两侧的鼻背动脉

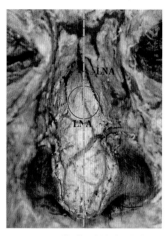

图 4-70　非典型的穿越中线的鼻背动脉

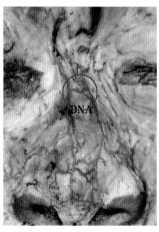

图 4-71　左右鼻背动脉之间存在交通支桥接的解剖标本

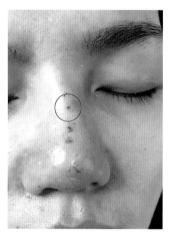

图 4-72　在正中线，而且是在"危险区"的上方注射，出现了栓塞症状，推测与左右鼻背动脉间的交通支有关

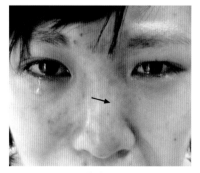

图 4-73　左侧鼻背动脉栓塞，出现眼周肿胀、流泪现象

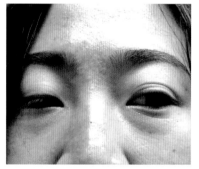

图 4-74　右侧鼻背动脉栓塞，出现的上睑下垂现象，有时周围水肿并不明显，应及时到眼科就诊，用检眼镜排查有无视网膜栓塞症状。

顺流与逆流的栓塞

鼻唇沟栓塞后的栓子顺流与滑车上动脉栓塞后的栓子逆流都可造成鼻部的栓塞，引起严重并发症（详见后文）。

　　鼻部的血管人人各异，鼻部注射几乎"处处可栓、无处不栓、针针心寒、步步惊心"，绝非信奉"钝针不栓"理论可解决的，提升自己的操作技术、加强手法、熟练掌握好注射层次才是最关键的（图4-75），注射手法的内容将在本书"第五章　重剑无锋　大巧不工"中详细讲述。

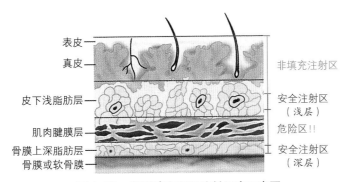

图 4-75　鼻部填充塑形注射层次示意图

鼻唇沟栓塞

　　鼻唇沟栓塞的发生案例仅次于鼻部栓塞，其症状常与鼻部的栓塞一同出现，且相互影响。鼻唇沟处的栓子可顺流而上造成鼻部栓塞，同样的，鼻部的栓子逆流而下，即可造成鼻唇沟的栓塞。

◎解剖学基础

　　面动脉一路向上，比较固定的解剖结构是在鼻翼区周围自下而上分出**上唇动脉**、**侧鼻动脉**（又称鼻外侧动脉）、**内眦动脉**。双侧的上唇动脉在上唇区有交汇，同时分出两小支**鼻小柱动脉**上行，经鼻头至鼻背鼻骨与侧鼻软骨交汇处略下方，与**鼻背动脉**、**侧鼻动脉**相交汇。源自眼动脉的**鼻背动脉**也在此血管网中，为鼻头提供约 20% 的血供。以上的动脉分支共同构成了鼻翼与鼻头的动脉血运系统（图 4-76）。

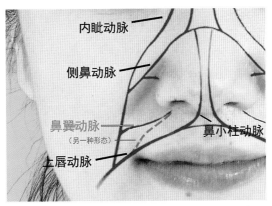

图 4-76　鼻唇沟及鼻头部的血供（蓝色线条为鼻翼动脉的另一种可能形态）

存在的变异

　　●若所有人的血管都非常标准地按解剖图走行，那就没这么多麻烦了，事实上该部位的血管，各人的变异情况极其多样，甚至每一个人左右两侧的血管走向均是不同的，有学者认为人体鼻唇沟左侧的血管变异概率更大，所以更易出现栓塞（作者认为除此原因外，右手优势导致在左侧操作时的不便，应该占了另一部分的因素）；

● 62%的情况下（韩国医生的研究成果，与中国人的比较接近，西方的一些数据参考意义不大，下文给出的数据若无特殊说明，均源自韩国同行的研究），可从面动脉再分出一支**鼻翼动脉**（图 4-76），分布于鼻翼和鼻底（另有超过 30% 的情况，鼻翼动脉出自上唇动脉，故又称为**鼻翼支**，同一人双侧的血管走行也可能存在差异）；

● 常见的鼻头血供有 4 种模式（图 4-77a ~ d）：Ⅰ型，同侧的侧鼻动脉（62.7%）；Ⅱ型，同侧的鼻背动脉（15.7%）；Ⅲ型，对侧的侧鼻动脉（15.7%）；Ⅳ型，对侧鼻背动脉（5.9%）。因此不同人出现相同部位的栓塞，可能带来的结局也不同，对某个人可能造成整个鼻头坏死的严重栓塞，对另一个人可能仅仅只有轻度的红肿。

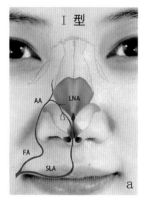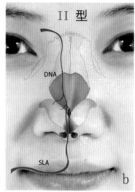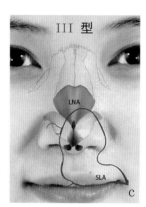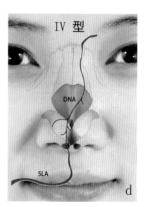

图 4-77　常见的 4 种不同的鼻头血供模式

● 即便是作为主干的**面动脉**（亦有韩国的解剖书中称为"口角动脉"）的走行也存在变异（图 4-78），有走行于鼻唇沟上方，也有走行于鼻唇沟下方，或交叉走行于鼻唇沟之间，因此很难单纯地从鼻唇沟褶皱上方或下方进针来对此进行规避。

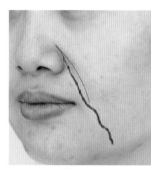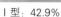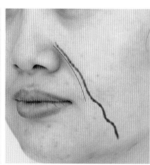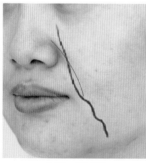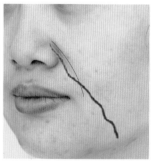

Ⅰ型：42.9%　　Ⅱ型：23.2%　　Ⅲ型：19.6%　　Ⅳ型：14.3%

图 4-78　面动脉主干的变异（蓝色线条示意鼻唇沟）

◎容易栓塞的点位及典型症状

由于鼻唇沟处的血管有如此多的变异，因此很难划分出准确的安全区域来，同样原因，危险区域也非固定，只能大致划出危险区和风险区来（图 4-79）。

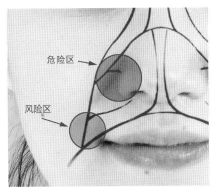

图 4-79　鼻唇沟注射的危险区与风险区

鼻翼缘血管交汇处

鼻翼缘处为侧鼻动脉从面动脉分出进入鼻部的必经之路，并发出多个分支分别进入鼻背、鼻尖和鼻翼，还可与鼻翼动脉相交汇（图 4-80a），栓塞后除鼻唇沟出现栓塞症状外，常可涉及同侧的鼻翼及上唇（图 4-80b、图 4-83），严重的甚至可涉及对侧鼻翼、鼻背甚至滑车上动脉，理论上讲鼻唇沟栓塞后亦有导致失明的可能。

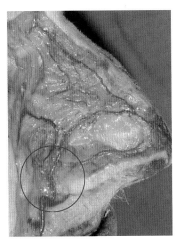 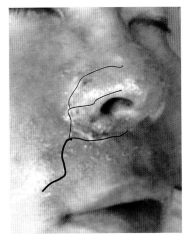

图 4-80a　解剖标本上的鼻唇沟危险区　图 4-80b　鼻唇沟危险区栓塞的典型症状

由于鼻翼区血供的特别情况，有些患者容易出现坏死，且坏死出现的速度可较其他部位更快（图 4-81a ～ c）。

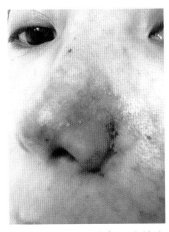 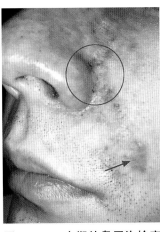 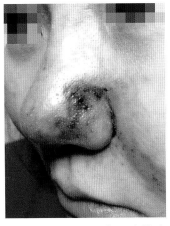

图 4-81a　早期的鼻唇沟栓塞患者，出现地图样变化　图 4-81b　中期的鼻唇沟栓塞患者，处于临界点，再不治疗即进入晚期坏死阶段　图 4-81c　晚期的鼻唇沟栓塞患者，同侧鼻翼开始出现坏死，损伤已不可逆

口角上血管交汇处

上唇动脉从面动脉分流处的血管较为粗大，有时体表可触及其搏动，但这一部位已接近鼻唇沟的末梢，临床上填充的情况较少，因此直接在此点注射产生的栓塞并不多见，而因"危险区"的栓子逆流而导致此部位出现栓塞的情况更为多见（图4-81、图4-82）。

虽然直接栓塞的情况不多，但该部位却有"早期预警"的功能，有些隐匿型的栓塞，在明显症状出现前，往往会在上唇动脉的动脉分流处先出现瘀青，然后再出现大面积的栓塞症状（图4-83a～c）。

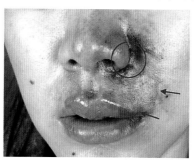

图4-82　鼻唇沟栓子逆流，上唇动脉从面动脉的分支点清晰可见，同侧上唇出现瘀青

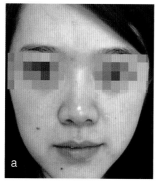
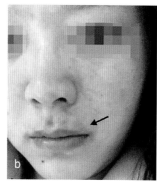
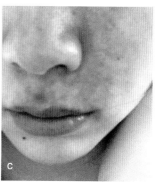

图4-83　a.术前；b.注射后第1日，口角上方出现轻度瘀青；c.注射后第2日，出现大面积明显的栓塞症状

动脉主干

由于交汇处为"交通要道"，血管密度较大，因此更容易在注射时损伤并形成栓塞，倘若运气不佳，直接损伤了动脉主干（面动脉、鼻翼动脉、侧鼻动脉均有可能），一样可能造成严重的栓塞（图4-83a～c），由于血管都是隐藏在皮下，表面并不可见，真想要准确扎到血管需要一定的中奖概率。不过，即使扎到了，有时也仅仅出现血肿，只是要在忙乱中准确鉴别，还是需要一定的功力的（图4-84、图4-85）。

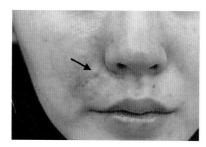
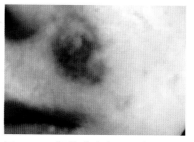

图4-84　损伤动脉主干后形成的栓塞

图4-85　损伤动脉主干，术后立即出现形似栓塞的血肿，该患者冰敷后次日症状减轻，未出现栓塞的典型症状，因此判断为血肿

逆流性栓塞

逆流性栓塞多继发于鼻部栓塞之后，尤其是伴有鼻头的栓塞，导致栓子逆流到"危险点"处，可能因鼻部的压力过大，直接压迫血管导致血液循环不通畅引起，多数仅有危险点的栓塞及鼻翼的坏死（图 4-86），一直逆流向下漫延的相对较少（图 4-87）。

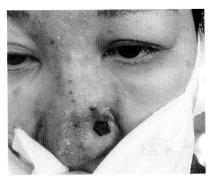 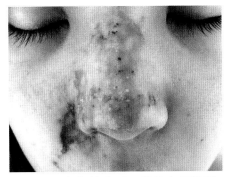

图 4-86　注射隆鼻后，鼻头栓塞，并导致鼻唇沟危险点栓塞，出现鼻翼坏死　　图 4-87　鼻部栓塞后，逆流向下蔓延，导致鼻唇沟栓塞

滑车上动脉栓塞

从出现的概率来看，滑车上动脉栓塞发生的案例可位列前三甲之末，仅次于鼻部和鼻唇沟的栓塞，除额头中央、眉间直接注射导致的栓塞外，常由鼻部的栓子顺流而导致。

◎解剖学基础

滑车上动脉是由属颈内动脉分支的眼动脉在眶内发出，经眶上缘、内侧缘穿眶隔出眶，沿正中线两侧上行，分布于额顶部中线附近和上睑内侧部（图 4-88），同行伴行的有滑车上静脉。

滑车上动脉的位置较浅，在眉间纹行肉毒素注射时，常有伤及（图 4-89），当然肉毒素不会造成栓塞，30G 的细针不慎刺破了动脉，出现出点血并非了不得的大事，用棉签按压数分钟即可，倘若直接注入血管的是玻尿酸，那便酿成惨案了。

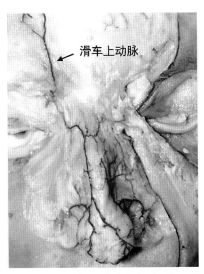 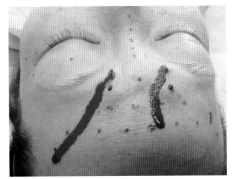

滑车上动脉

图 4-88　滑车上动脉的解剖图，可清晰看到其与鼻部血管的关系　　图 4-89　肉毒素眉间纹注射时，刺到双侧滑车上动脉，出现搏动性出血

◎直接栓塞

原因

直接栓塞主要发生在对额头印堂部（图 4-90）以及眉间纹进行注射时，操作层次掌握不当，用锐针直接刺破（或钝针拉扯破）滑车上动脉引起较大的出血，形成血肿，局部压力过大形成栓塞，锐针直接注射入血管的可能性亦不排除。鼻背部注射时位置过于偏上，并左右穿刺进针，也有可能直接损伤滑车上动脉。

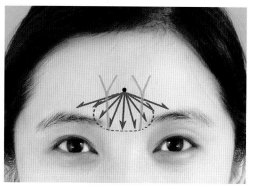

图 4-90 传统的扇形注射法，与滑车上动脉有交叉，若注射层次不准确，存在着一定的风险

典型症状

● 额部栓子顺流向上，出现滑车上动脉走向的地图样变化（图 4-91），严重者可扩大成片（图 4-92），早期以红肿为主，中期出现脓点（图 4-92），晚期可出现破溃皮损，然后结痂愈合（图 4-93）；

● 栓子可逆流至鼻部（图 4-94），出现单侧鼻背及外侧下眶区的栓塞症状，严重者可逆流至鼻头甚至唇沟区，逆流可与顺流同时出现（图 4-95）；

● 症状较轻者，仅出现间断性的地图样变化，表面出现脓点，破溃后可自愈，治疗时仅需表面换药（图 4-96，图 4-97）；

● 可通过交通支累及对侧（图 4-98）；

● 滑车上动脉源自眼动脉，因此会有眼内压升高的症状，最常见的是结膜充血（图 4-91、图 4-94），严重的可有上睑肿胀、眼睛疼痛、睁眼困难（图 4-98），甚至失明。

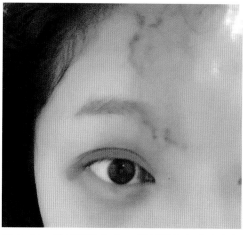

图 4-91 栓子顺流向上，出现滑车上动脉走向的地图样变化，结膜充血

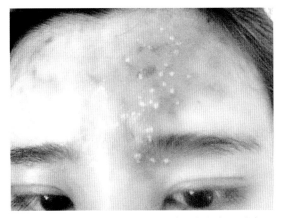

图 4-92　额部单侧大面积红肿，中期出现脓点

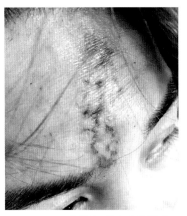

图 4-93　晚期出现破溃并结痂

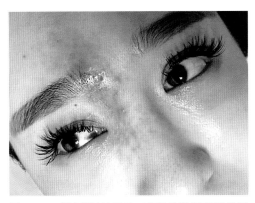

图 4-94　栓子逆流而下，出现单侧鼻背及外侧下眶区的地图样变化，结膜充血

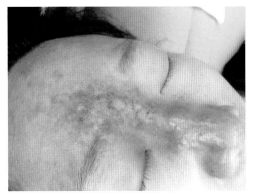

图 4-95　顺流与逆流同时出现的滑车上动脉栓塞

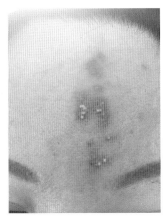

图 4-96　症状轻者，仅出现间断性的地图样变化，表面出现脓点

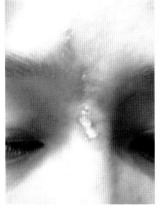

图 4-97　栓塞表浅，症状较轻，出现小面积破溃图

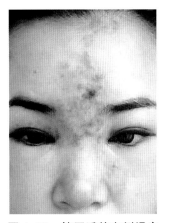

图 4-98　较严重的左侧滑车上动脉栓塞，累及对侧，双侧结膜充血，上睑肿胀；顺流至发际线，逆流至鼻唇沟上方及鼻头，此为顺流与逆流同时出现的滑车上动脉栓塞

◎间接栓塞

原因

鼻部栓塞后，由于栓子顺流而引起的滑车上动脉栓塞非常多见。

典型症状

先出现鼻部栓塞症状,然后出现顺流而上的滑车上动脉地图样变化(图 4-99),严重者可有眼部的异常症状及额头皮肤坏死破溃等。

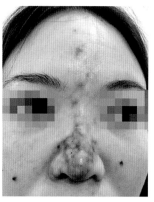

图 4-99 鼻部栓塞后引起的滑车上动脉栓塞非常多见,典型的鼻动脉栓塞,栓子常顺流而上,症状波及滑车上动脉

作者曾远程救治的 1 个案例,各个过程的症状均非常典型(图 4-100 ~ 图 4-102)。

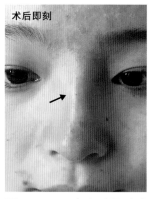

图 4-100a 患者玻尿酸注射隆鼻,术后除鼻背部针孔处有一小瘀点外,未有其他异常,外形尚可

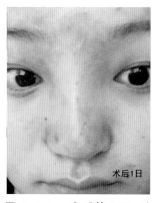

图 4-100b 术后第 1 日,患者自诉左眼疼痛复诊,鼻部隐约有花斑样变化,但患者原本脸上痤疮多发,红点较多,照片上所见的症状不典型,只凭这点无法确诊为栓塞

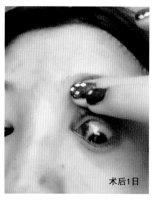

图 4-100c 患者左侧结膜充血,已为诊断栓塞提供有利证据,但术者经验有限,未予以及时治疗,只嘱观察随诊

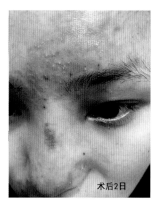

图 4-101a 术后第 2 日,患者栓塞症状加重,花斑样变化明显,并出现白色脓点,患者自诉有饮酒史

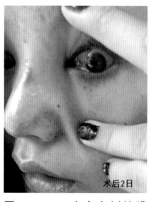

图 4-101b 患者左侧结膜充血症状进一步加重

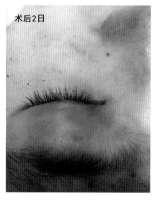

图 4-101c 患者左上睑肿胀症状进一步加重,并出现瘀青

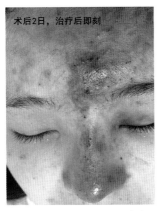

图 4-101d 立即给予清创、刺血减压，溶解治疗

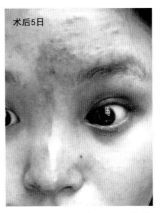

图 4-102 术后 5 日，患者复诊，栓塞基本缓解，皮损恢复中，左眼结膜水肿大大减轻，但仍有红肿，告之已无大碍，后患者失联

眶上动脉栓塞

◎解剖学基础

眶上动脉亦为眼动脉在眶内的分支，经眶上切迹（或孔）出眶，分支分布于上睑和额顶部（图 4-103）。

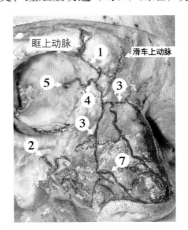

图 4-103 眶上动脉

◎直接栓塞

原因

眶上动脉栓塞的案例并不多见，主要发生于大面积的额头（图 4-104）、颞部及眉弓填充术后。

相对于鼻部注射，上述部位填充治疗的案例要少得多，且更适宜使用钝针注射，注射层次较深，多位于骨膜层上（眉弓注射多填充皮下），因此损伤眶上动脉的概率较低。

栓塞主要发生于暴力操作引起的血管撕裂伤，产生局部血肿，并将玻尿酸挤压入血管。

典型症状

若直接注射入血管，即刻可见有皮肤发白现象（图 4-105），然后出现局部的花斑样栓塞改变，症状与滑车上动脉栓塞类似，只是位置处于眉上正中，常伴有上睑肿胀，睁眼费力的现象（图 4-106），大多仅局限于单侧，双侧同时栓塞的情况极其罕见，注射者极野蛮地操作方可导致（图 4-107）。

理论上讲，眶上栓塞有导致失明的风险。

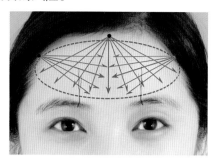

图 4-104　钝针额头大面积填充，偶有损伤眶上动脉的风险

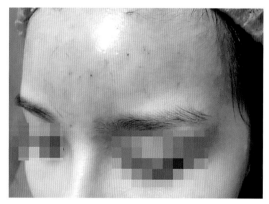

图 4-105　直接注射入眶上动脉，注射即刻左侧出现大片白色缺血的栓塞症状

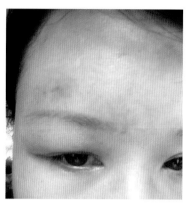

图 4-106　眉上正中区出现典型的栓塞花斑样症状，伴上睑肿胀、睁眼费力

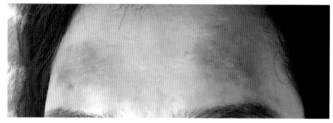

图 4-107　较罕见的双侧眶上栓塞症状早期

◎间接栓塞

原因

由于血管互相交汇，眶上栓塞常间接伴发于颞部栓塞或滑车上动脉栓塞（图 4-108）。

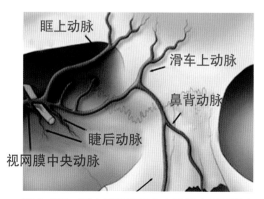

图 4-108　眶上动脉与滑车上动脉本是同根生

典型症状

栓塞常与原发区的栓塞症状连成一片或遥相呼应（图 4-109 ~ 图 4-111）。

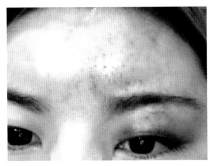

图 4-109　滑车上动脉栓塞，诱发的眶上动脉栓塞

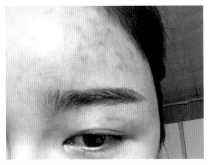

图 4-110　颞部压力性栓塞诱发的眶上动脉栓塞

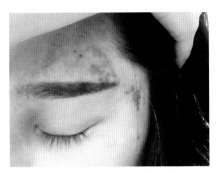

图 4-111　"遥相呼应"的典型案例，眶上栓塞后导致颞部出现一个表面的小栓塞点

罕见案例

作者还遇到过一个极其罕见的案例，在鼻部注射后诱发的眶上动脉栓塞（图 4-112）。推测与鼻部注射后极少量的玻尿酸颗粒经鼻背动脉逆流至眼动脉主干，然后再顺流至眶上动脉，出现栓塞症状有关。

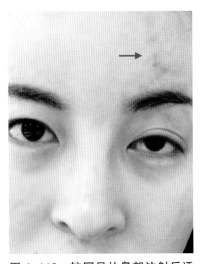

图 4-112　较罕见的鼻部注射后诱发的眶上栓塞，症状：鼻背肿胀，但并不严重，上睑水肿，睁眼费力，呈上睑下垂外观，眉上区出现一条细细的眶上动脉走行的地图样变化

◢颞部栓塞

◎解剖学基础

颞浅动脉为颈外动脉在下颌颈后方分出的两大终末支之一，在耳颞神经前方上行，穿腮腺筋膜上缘经颧弓后端上达颞部，在颞中筋膜中上行，多在颧弓以上4cm范围内分为额支和顶支，额支粗约1.8mm，自耳屏上方由颞浅动脉发出，向前走行经颞部到达额部；在额部额支向前下发出额眶支，其终末支与滑车上动脉吻合，此外，额支还发出分支穿过额肌，与眶上动脉深支吻合。顶支稍细，约为1.7mm，与垂线约成30°的后倾角走行向后上至顶结节附近的浅筋膜内，继分出许多小分支分布于颞顶部（图4-113）。

颞浅动脉位置恒定、表浅，颞顶区出血时可于颧弓后端行压迫止血。

颞浅静脉的属支均与同名动脉伴行（图4-114a、b，图4-115），行经腮腺内时与上颌静脉汇合成下颌后静脉。

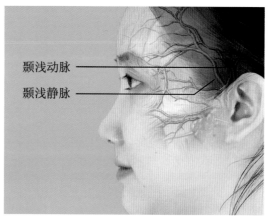

图 4-113　颞部的血管

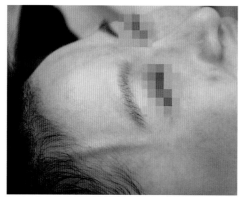

图 4-114a　体表可见的粗大表浅的颞浅静脉

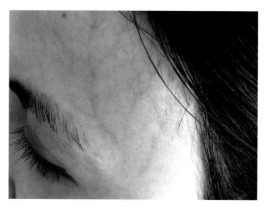

图 4-114b　体表可见的似地图样明显的颞浅静脉

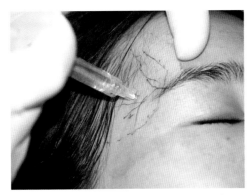

图 4-115　颞浅静脉主干与颞浅动脉伴行，因此只要标记出体表可见的颞浅静脉，注射时即可避开颞浅动脉了

◎栓塞原因

颞部栓塞其实并不太多见，因为这个部位民间俗称"太阳穴"，传统上都认为是命门要害，尤其是非正规学医者对此部位大多有着敬畏之心，不敢乱动，注射得少了，自然出现的栓塞案例也就少了。

反而是经验丰富的医生做自体脂肪时，因操作过快，注射量过多，不慎损伤血管，导致局部压力过大，脂滴压入血管，经交通支栓塞眼动脉及其分支，导致的栓塞失明的案例反倒屡见不鲜。

玻尿酸注射导致栓塞的原理相同，主要是注射过量，局部压力过高，损伤暴力，尤其是钝针流的操作者，常反复用力穿刺而损伤血管壁。

总而言之，颞部是个危险区域，武侠小说中常常会说，"最危险的地方又是最安全的地方"，事实上只要操作得当，这部位注射极其简单，"明枪易躲，暗箭难防"，如此粗大的血管在眼前，绝无直接去扎的必要，只要避开了粗大的颞浅静脉，也就基本是避开了颞浅动脉，而大血管的周围决计不会有看不到的小血管，因此实际操作是非常安全的，作者的"重剑手法"便是源自于颞部的注射。

◎典型症状

颞部栓塞大多伴有注射过多形成的肿胀。

由于栓塞的血管较表浅，表面易形成脓点或破溃，将液化物排出后结痂愈合，及时处理预后通常较好（图 4-116a ~ d）。

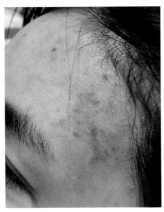 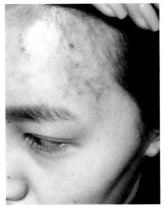

图 4-116a　玻尿酸注射后 1 日，出现栓塞症状，立即注射溶解酶　　图 4-116b　溶解酶注射后 1 日，无栓塞加重症状，基本稳定

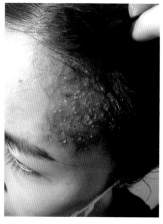 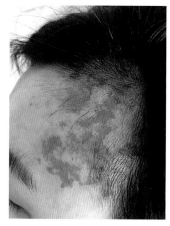

图 4-116c 溶解酶注射后 3 日，晨起出现红肿、脓点等组织液化现象，患者自诉于前 1 日有热敷史

图 4-116d 经清创换药抗感染治疗后 4 日，皮损处结痂，稳定恢复中

🖊️颧部（苹果肌）栓塞

◎ 解剖学基础

颧部是人体面部的一个重要部位，位于眼睛的外下方，因在颧骨的表面而得名，由于在微笑时这一部位隆起，加之这一部位的皮肤颜色红润，像极了熟苹果，所以亦被称为**苹果肌**（图 4-117）。

◎ 栓塞原因

正常情况下，颧部几乎是不会栓塞的部位，在注射填充"苹果肌"时，注射中心点位与眶下孔还是有点距离的，何况从眶下孔穿出的已经是眶下动脉的末支，无可顺流移动转移的通道，而且血管极细，逆流亦是不大容易（图 4-118）。

但凡事皆有例外，有少部分人的面动脉存在着变异（图 4-119a、b），于是，本不该有栓塞的部位也有可能出现栓塞了。

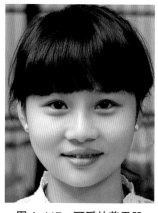 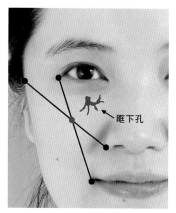

图 4-117 可爱的苹果肌

图 4-118 "苹果肌"注射点位与眶下孔正好错开

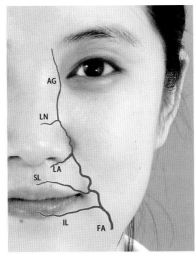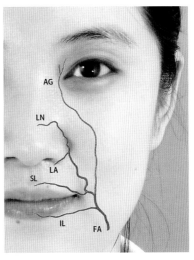

图 4-119a　多数人的面动脉，仅 1 条主干　　　　图 4-119b　少数人面动脉多 1 条外行分支

◎典型症状

地图样变化的轨迹从口角右斜向上至眶下，再左倾汇入内眦（图 4-120a、b），与图 4-119b 的线路基本吻合。

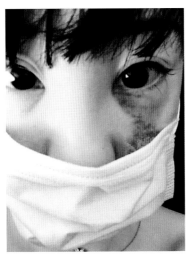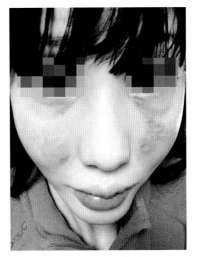

图 4-120a　"苹果肌"栓塞的患者　　　　图 4-120b　该患者恢复期

✒颊部栓塞

◎解剖学基础

颊部的填充区并无重要的大血管经过（图 4-121），且走行较深，穿行于 SMAS 层、肌肉或腮腺中，而该处的注射填充层次仅有皮下一层，与血管并不在一个平面，想要注射于其他层次亦是不能，因此栓塞较为罕见。

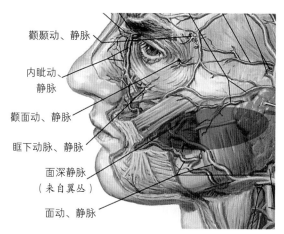

颧颞动、静脉

内眦动、
静脉

颧面动、静脉

眶下动脉、静脉

面深静脉
（来自翼丛）

面动、静脉

图 4-121　颊部填充处并无重要的动脉血管

◎栓塞原因

- 与可能存在的血管变异有关；
- 注射进针过深或操作过于暴力损伤血管导致出血，使局部压力增大，出现压迫性栓塞的症状。

◎典型症状

作者仅见过 1 个疑似压迫性静脉栓塞的案例，权当参考（图 4-122a、b）。

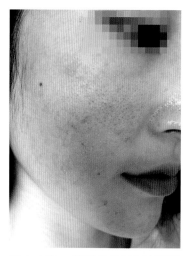 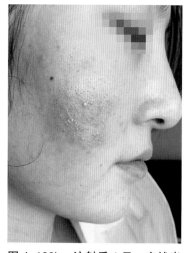

图 4-122a　锐针进针过深直接损伤血管，中间一个出血点，注射后约 30min 即形成瘀青外观　　图 4-122b　注射后 4 日，突然出现液化脓点，患者自觉有烧灼疼痛感，推测已伴有感染

🖊唇部栓塞

◎解剖学基础

上唇动脉：在口角水平，下唇动脉起点的稍上方（有时与唇动脉以若干形式发出），沿着上唇缘于口轮匝肌和黏膜之间走行，中线与对侧同名动脉相吻合。在它的行走路线中，除发出分支供应上唇诸结构外，还发出分支到鼻翼、鼻前孔基底和鼻中隔。到鼻中隔的分支在中线附近发出，有深、浅两支。浅支走行于口轮匝肌的浅层内，而深支则走行于口轮匝肌和黏膜层之间（图 4-123）。

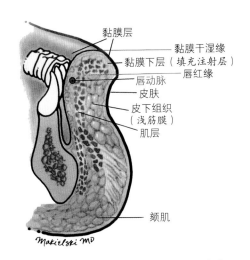

图 4-123　唇动脉的位置较深，丰唇注射层为黏膜下层，与唇动脉间还有一层口轮匝肌相隔

下唇动脉： 在面动脉接近口角处发出，发出后斜向上前方，经三角肌的深面穿入口轮匝肌，行程迂回曲折，沿着下唇缘在肌肉和黏膜层之间走向对侧，并与对侧同名动脉以及颏动脉相吻合。有时在下唇动脉的下方存在有副下唇动脉，其出现率据报道为 14.0% ~ 32.5%。

◎栓塞原因

唇动脉较为粗大，最常见的是锐针不慎直接刺入动脉，使玻尿酸直接注射入血管。

◎典型症状

唇部栓塞的主要症状是"**以白为主，黑白相间**"，怕白不怕黑，出血点呈黑色瘀青，而出血点对侧或周围却因缺血而形成白色（图 4-124），且伴有剧痛，较容易与普通的出血、瘀肿相鉴别（图 4-125）。

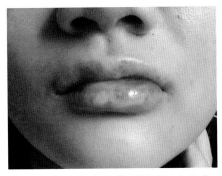

图 4-124　唇部栓塞典型的"以白为主，黑白相间"

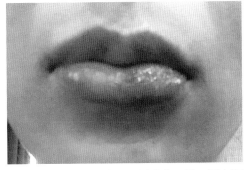

图 4-125　唇部血肿，一侧肿胀，另一侧血运正常，仍呈红色

由于上唇为血管末梢，因此栓子不会向其他地方转移，皮损在口腔内（图 4-126、图 4-127），对外观几乎无影响，且对侧血供可支援部分，加上黏膜的修复速度极快，即使不做任何处理，溃烂后也可自愈，因此唇部的栓塞无须过度地担忧。下唇动脉与颏动脉相通，出现栓塞偶有向下转移者（图 4-128）。

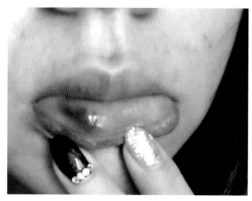

图 4-126　出血点在口腔内侧

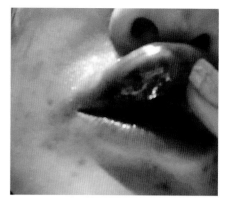

图 4-127　翻开唇才可看到损伤

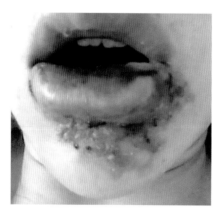

图 4-128　下唇动脉栓塞，累及同侧颏
动脉

因此当有些较严重的鼻部栓塞，逆流导致上唇动脉栓塞，甚至影响到下唇动脉时，应优先对原发病灶进行处理（图 4-129、图 4-130）。

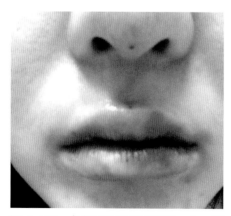

图 4-129　鼻部注射后栓塞即刻，上、下
唇同时发白，鼻尖处可见钝针进针点

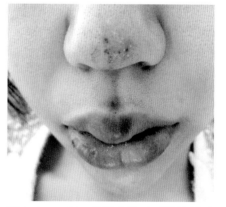

图 4-130　另一例鼻部栓塞后逆流导致
唇部出现栓塞症状

下颏栓塞

◎解剖学基础

颏部的血运由**颏动脉**和**颏下动脉**供应（图 4-131）。

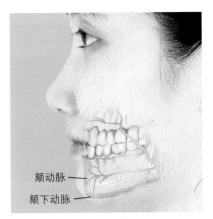

图 4-131 下颏的血供

下牙槽动脉终末支出颏孔称为**颏动脉**，供应颏部和下唇的血运，**颏下动脉**为面动脉的恒定分支，走行于下颌下腺与下颌骨下缘之间，恒定分支供应二腹肌前腹和下颌骨骨膜的血运，并与对侧有广泛的吻合支。

◎栓塞原因

由于颏部的填充注射一般仅注射颏尖位置，多注射于骨膜上，周边无大血管经过，血管末梢却颇为丰富，若暴力操作，尤其是使用粗针暴力损伤，常会有严重的血肿、瘀青（图 4-132、图 4-133），但几乎不会出现栓塞。由于该部位相对安全，对于初学者来讲，是个练习进针、掌握层次感的好地方，待到拿针稳定，进针层次初步有感觉时，再进行其他部位的注射，更为安全。

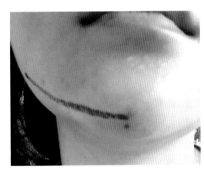

图 4-132 末梢血管丰富，暴力损伤时易出血

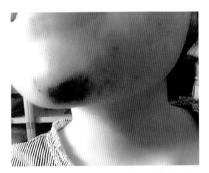

图 4-133 出血后导致严重的瘀青

◎典型症状

下颏部即使出现了轻度静脉栓塞，也不大容易与普通的瘀青相鉴别（图 4-134a），且大多局限可自愈，只是所需的时间较长，瘀点可维持半月甚至 1 个月，真正明确诊断栓塞的案例较罕见（图 4-134b），因此该部位的栓塞并不太受到关注。

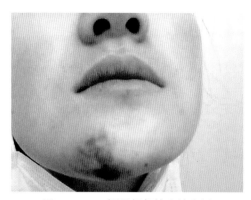
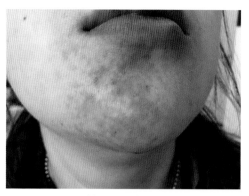

图 4-134a　疑似颏部栓塞的案例　　　　图 4-134b　较罕见颏部栓塞花斑样变化

而作者所见有类似栓塞症状的 2 例患者，均是注射了同一品牌的韩国某杂牌玻尿酸，推测与药物不纯，注射后引起强烈的免疫反应，然后出现感染、水肿、液化、局部压力增大，继而出现压迫性静脉栓塞的症状（图 4-135a）有关，经及时处理后，愈后较好（图 4-135b）。

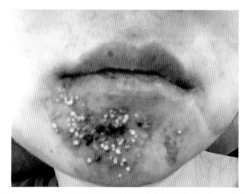
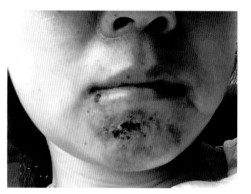

图 4-135a　打了韩国某不良品牌玻尿酸，肿胀　　图 4-135b　及时处理后已无大碍
后出现压迫性栓塞，出现感染、下颏脓点等症状

还有 1 例间接栓塞的案例，患者打了不良品牌的玻尿酸丰唇后，出现栓塞，并累及下颏。

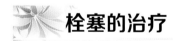 栓塞的治疗

栓塞的治疗原则

◎一些传统的观点

有一些传统的观点认为玻尿酸溶解酶即是解药了，只要将性质上接近固体的玻尿酸液化，即可解除栓塞，因此第一时间应该打溶解酶。

另有一观点认为，栓塞既然是血管的堵塞，自然要以疏通血管为首要目的，建议即刻使用热敷、抗凝药物、扩血管药物使血管尽可能扩张，以求尽快恢复通畅。

这些观点在理论上似乎可行，然实际上却并非如想象般简单。

通过对大量的玻尿酸栓塞案例的观察，作者认为玻尿酸栓塞最大的损伤不是栓塞，而是扩散转移，一旦栓子流动至细小动脉分支，尤其是视网膜动脉等与眼球相关的血管以及颅内血管的风险为最大。

因此，尽可能阻止其扩散，才是早期治疗的首要目的，远端压迫、刺血减压、冰敷收缩血管才是最为关键的步骤。

而当栓塞局限于某一部位，不再扩大病损范围，只要不是失明等惨案，在局部组织坏死前，有着足够的时间对栓塞进行治疗，可待溶解酶发挥作用使玻尿酸颗粒液化后，再人为穿刺减压放出液化后的玻尿酸混合物，以降低水肿压力，减轻吸收溶解后液化物的负担，最后才进行扩血管等治疗，来解除局部的梗阻症状，恢复营养血运，修复受损的组织。

这样操作，安全性可大大提高。

栓塞即刻的应急处理

即刻栓塞的治疗，即医生在操作过程中突然发现有栓塞症状的急救过程（由于有部分医师的应急经验不足，算上邀请上级医师救治或转院的过程，因此将这一时期限定为 0 ～ 3h，相较前文所述的临床分期的"栓塞即刻"的时间 0 ～ 1h 稍作宽限，在治疗上，栓塞早期的时间定义也相应向后延迟）。

◎治疗方法

1. 立即停止，远端压迫

远端压迫，保护最危险的部位，尤其要压迫鼻根部两侧以及上眼眶下缘等，以防栓子向眼动脉移动。

虽有观点认为，倘若出现玻尿酸栓塞，栓子的流动在十几秒内就可从周边进入到眼动脉或其分支，当看到出现栓塞症状后再进行按压已无意义。但作者认为，此时的按压终究是有胜于无的，更建议在注射时就对眼周相关的血管交汇部位进行按压保护，比如在注射鼻背时，可捏紧两内眦处，既方便注射，也可尽量避免玻尿酸进入内眦动脉。

2. 刺孔、放血、减压

玻尿酸栓塞的因素中与压力有关的占了 3 项，因此减压是重中之重。

沿血流方向一路穿刺，既可减压，又可建立血液的外流通道，避免因压力造成的血流受阻，放血的同时可使顺流而下的玻尿酸颗粒尽可能排出体外（图 4-136a ～ c），不但减少了顺流的范围，还以避免上游血流受阻，对减轻逆流也可起关键作用。

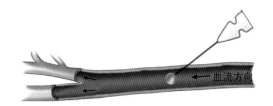

图 4-136a　不慎刺破血管，玻尿酸注射入血管内

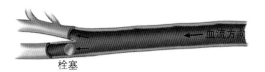

图 4-136b　小颗粒的玻尿酸流至较细的血管
分支后，形成栓塞

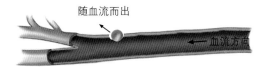

图 4-136c　刺破血管后，玻尿酸颗粒顺血流
排出体外，大大减少了顺流栓塞的概率

3. 冰敷

传统理论上认为，血栓后应增加血液流动性以及增加血管扩张力，但是对于玻尿酸的栓塞，最大的风险并不是局部的栓塞，而是玻尿酸颗粒的流动。一旦玻尿酸颗粒流动至细小动脉分支，尤其是视网膜动脉，其结果相当可悲，因此尽量将其局限于某处方才为上策，所以一旦出现栓塞症状，在刺血后的第二步，就是冰敷，收缩局部血管，尽量让栓子局限，减少血栓范围。

4. 溶解

在进行以上 3 步操作的同时，最好能有助手同时配制溶解酶，配制成 3 ~ 5 倍的标准浓度，立即在栓塞部位注射，从血流方向的下游开始，逐渐向上游注射至栓塞部位，再注射至栓塞部位上游，越是接近栓塞部位，注射量越大。以使玻尿酸迅速溶解，只要玻尿酸颗粒液化为液态，即不必再担心会栓塞远端的小血管了。

溶解通常需要 2 ~ 3h 玻尿酸才开始出现明显的液化，因此在溶解酶见效的时间内，仍然可以进行冰敷。

5. 使用激素类药

静脉推注地塞米松，减少组织排异及渗出，降低血液凝集反应，还可预防溶解酶过敏形成的并发症。

6. 再次穿刺排血

在溶解酶注射后约 30min 和 1h，均可在注射部位适当穿刺，也可在原针眼穿刺，以协助排出溶解酶与玻尿酸的混合物，能减少经组织吸收的液化混合物，同时减轻组织水肿，并试探血运的恢复状况。

7. 其他

必要时使用抗生素治疗，3h 后可根据情况再次放血，48h 以后，可进行热敷，以协助肿胀消退，急救及时一般不会出现表面坏死，若仍有营养性表面坏死症状，可使用抗菌多肽、湿润烧伤膏等表面药物，注意预防凝血酶过敏。

◎典型案例

栓塞即刻治疗的典型案例（图 4-137a ~ d）。

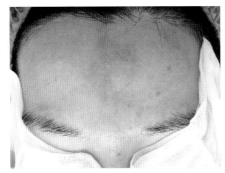

图 4-137a 玻尿酸注射隆鼻，突然注射针尖前方发白，然后沿滑车上动脉迅速出现地图样变化

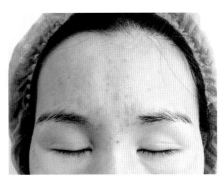

图 4-137b 立即电话联系作者，遵远程医嘱刺孔、放血、减压、冰敷，同时配制 3 倍浓度溶解酶后注射

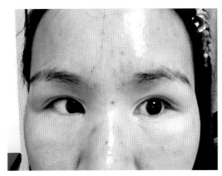

图 4-137c 治疗后约 6h，患者自行在家拍摄照片回诊，可见症状明显减轻

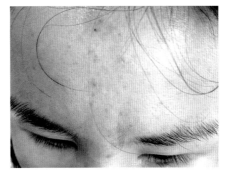

图 4-137d 治疗后约 16h，患者复诊，栓塞症状基本缓解，未见连续的地图样变化，仅有少量点状瘀青

早、中期栓塞的治疗

早、中期栓塞指栓塞出现 3 ~ 72h 间，此时玻尿酸的游走已基本定型，栓塞的面积基本固定。

这一时期，治疗的重点并不是尽可能限制栓子的流动，而是要应对逐渐开始出现的因缺血引起的并发症，因此放血减压仍然是首要的治疗方法，注射溶解酶亦必不可少。症状严重，技术条件允许的情况下，尽量取出注射物。

在中期的某些特殊情况下，可先注射溶解酶临时加压，利用压力使溶解酶更多地渗透入周围组织，从而更好地与组织间隙内的玻尿酸融合，发挥更大的效果，片刻后再取出玻尿酸与溶解酶的混合物，进行减压治疗。

下面通过 3 个典型的案例，对这两种情况分别进行论述。

◎案例 1

此为作者远程协助救治的 1 个案例（图 4-138a ~ f）。

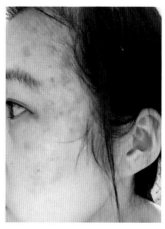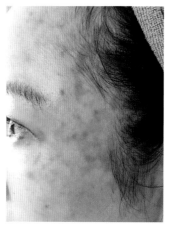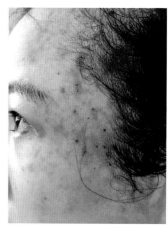

图 4-138a　玻尿酸注射丰颞后第 1 日，出现花斑样变化，已可诊断为栓塞，但主治医师未在，助理未予处理　　图 4-138b　注射后第 2 日下午，栓塞症状花斑样变化更加明显，主治医师归来，放血减压并溶解　　图 4-138c　放血治疗后即刻

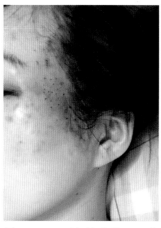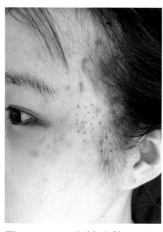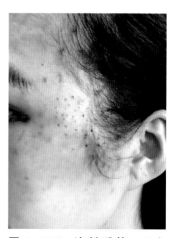

图 4-138d　注射后第 3 日上午，放血治疗后约 14h，患者复诊，仍有局部瘀青，再次放血治疗，见局部血运正常　　图 4-138e　注射后第 3 日下午，二次放血治疗后约 8h，栓塞症状进一步缓解　　图 4-138f　注射后第 4 日上午，患者复诊，栓塞症状基本缓解，仅有较大面积瘀青

◎案例 2

此为作者在深圳接诊并及时治疗的 1 个典型案例。

病史

● 患者通过网络自购某韩国品牌的玻尿酸，寻找一"黑针会"医生注射；

● 注射后即刻即出现明显肿胀，有无花斑样变化不详；

● 注射后第 1 日肿胀症状加重，伴局部明显疼痛；

● 注射后第 2 日肿胀进一步加重，出现明显缺血症状，于当地医院就诊，诊断为感染，静脉点滴左氧氟沙星等抗生素；

● 注射后第 3 日后，红肿、疼痛症状略有改善，鼻头开始出现脓点；

● 注射后第 4 日，就诊，诊断为玻尿酸栓塞，伴鼻头感染（图 4-139a、b）。

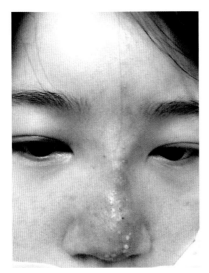

图 4-139a　术前，玻尿酸注射后 4 日

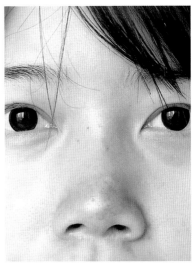

图 4-139b　术后 1 个月，痊愈

治疗方法

后续治疗（图 4-140a ～ m，图 4-141a、b）。

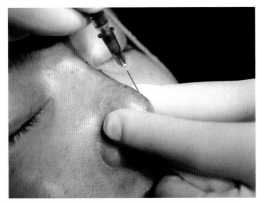

图 4-140a　消毒后表面清创，先用细针轻轻挑破表面脓点

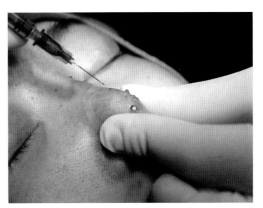

图 4-140b　再轻轻挤出脓液

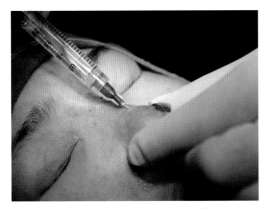

图 4-140c　注射溶解酶混合液轻轻按压 5min，让溶液充分与玻尿酸融合，并借压力稍渗透入周围组织中及血管中。
（溶液配制：1500U 溶解酶加入 1mL 生理盐水混匀，取其中 0.5mL，再加入利多卡因 0.5mL、生理盐水 1mL、庆大霉素 0.5mL、地塞米松 0.5mL 配成混合液）

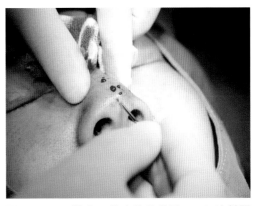

图 4-140d　鼻尖正常皮肤处使用 20mL 注射器的粗针打孔至玻尿酸腔隙。也有专家建议从鼻孔内侧路打孔，但操作稍有不便，初学者操作不易掌握，但若是在鼻头溃烂的情况下，从鼻孔内打孔更有利于术后恢复。

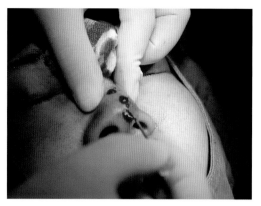
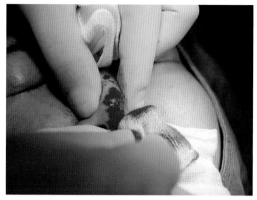

图 4-140e、f　捏紧内眦动脉处，从上往下挤出玻尿酸溶解酶混合物

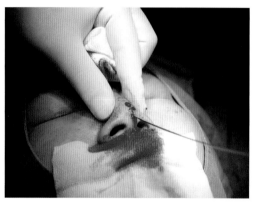

图 4-140g　使用一钝针从针孔进入后轻刮（此时作者尚未习得"埃伦静吸法"，操作略显暴力，更先进的抽吸方法详见本书"第六章 其他填充材料的并发症"）

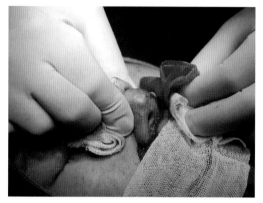

图 4-140h　再次挤出更多的混合液

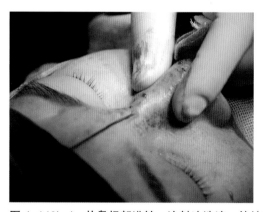
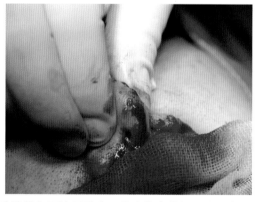

图 4-140i、j　从鼻根部进针，注射冲洗液，持续冲洗并向下挤压排出，此为作者曾经灵感而发的"双通道"冲洗法，必要时可再在鼻背上用中等粗细的针头再多扎 2 ~ 3 个点，以进一步方便液化产物的排出，如此反复冲洗 3 ~ 5 遍，尽可能排出更多的残留玻尿酸
冲洗液配制：50mL 生理盐水 +5mL 庆大霉素（2.5 支 8 万 U/2mL 的产品）

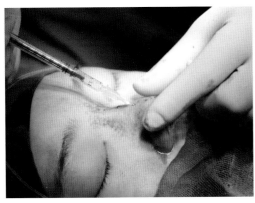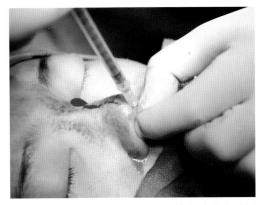

图 4-140k、l 将剩余的 0.5mL 溶解酶混合液加生理盐水稀释到 2mL，均匀注射于填充腔隙中以及周围软组织中

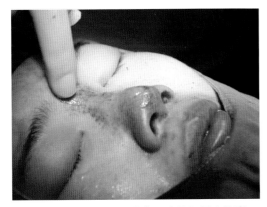

图 4-140m 表面再消毒，涂抹红霉素软膏

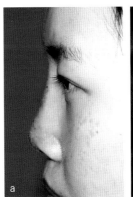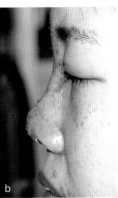

图 4-141 a. 术前侧面；b. 术后即刻侧面

术后治疗

● 静脉点滴头孢类广谱抗生素，对头孢类药物过敏者，可使用左氧氟沙星等其他抗生素；

● 静脉点滴替硝唑；

● 局部湿敷碘伏纱布；

● 密切观察血运变化。

术后随诊

术后渐渐恢复的过程（图 4-142 ～ 图 4-145）。

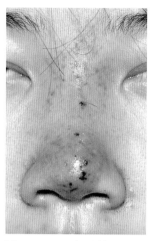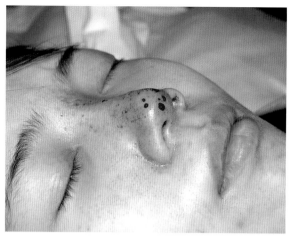

图 4-142a 术后第 2 日局部红肿

图 4-142b 用细针刺探，见有鲜红血液流出，血运良好，局部无感染症状，这是较为理想的情况；若有扎孔后血流不畅，局部仍呈白色者，可更换较粗的针再多扎几个孔后，尽量多做挤压，至微出血为止，若仍难挤压出血，必要时可再尝试少量点状注射溶解酶

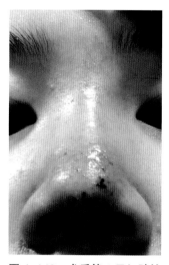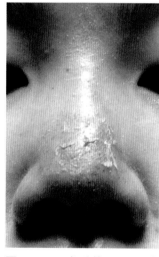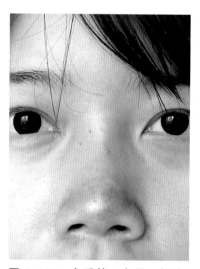

图 4-143 术后第 4 日红肿始消

图 4-144 术后第 10 日，表皮脱落，皮肤基本修复

图 4-145 术后第 1 个月，复诊，已基本痊愈，多数患者可留有不同程度的色素沉着，少部分敏感皮肤的患者，皮肤还可有表面发红的充血现象，都可随时间而慢慢自愈

◎案例 3

此为作者在大连接诊并及时治疗的 1 个典型案例（图 4-146a ~ d），患者为某正规医师行走江湖时注射隆鼻造成的栓塞，鼻尖部注射量约 0.5mL。

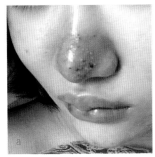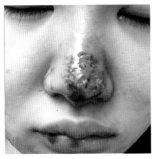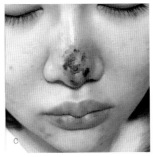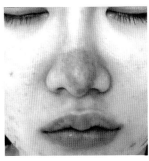

图 4-146　a. 注射后 3 日出现脓点，颜色黯淡，静脉压迫性栓塞症状明显；b. 同案例两方法处理后 1 日，鼻头处脓点增加，并伴有波动感，为机体努力排出被溶解后的玻尿酸液化产物的反应，鼻头部色泽已由昏暗变得鲜艳，再用粗孔扎数个小孔，尽量挤尽；c. 清创溶解后 5 日，除表面小片散在结痂外，皮损基本修复；d. 清创溶解后 10 日，皮损修复，表面仍有发红，数日后转为黑色色素沉着

晚期栓塞的治疗

在注射后 3 ~ 4 日为一个关键的时间段，栓塞严重的患者此时已经出现皮肤坏死的症状，这其实也是身体自我修复的一个机制。

这情形与《天龙八部》中无崖子的"珍珑"棋局如出一辙，若无"置之死地"的那一子，绝无"死而后生"的这一片（图 4-147）。

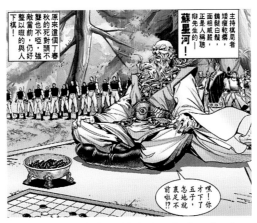

图 4-147　珍珑棋局（摘自黄玉郎漫画《天龙八部》，原著金庸）

皮肤坏死后，皮下的脓肿液化迅速排出，局部压力缓解，肿胀消退，受损的组织方得到机会休养生息，卷土重来，以鼻尖处皮肤的牺牲为代价，换来了整个鼻部的重生（图 4-148a ~ d）。

◎治疗原则

（1）尽快清创：去除坏死组织，保护周围健康组织，尽可能减少坏死；

（2）抗感染治疗：表面湿敷碘伏或庆大霉素溶液、涂抹抗菌多肽；全身静脉点滴广谱抗生素；

（3）扩血管治疗：使用类固醇激素、低分子肝素和阿司匹林类药物以及丹参、罂粟碱活血等；

（4）表面修复治疗；使用人重组表皮生长因子、抗菌多肽、湿润烧伤膏等；

（5）溶解：必要时，在关键点位再次注射溶解酶；

（6）对症综合治疗：用 50% 的硫酸镁溶液湿敷，减轻局部水肿，使用高压氧等。

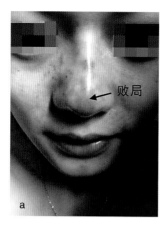
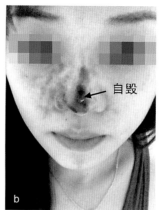

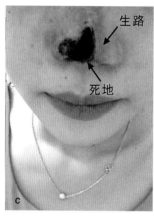
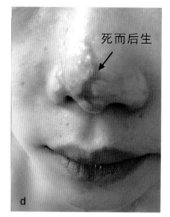

图4-148a ~ d　中间"置之死地"，旁边"死而后生"，肿胀压力已自消

◎典型案例

1个栓塞晚期经治疗并愈合的典型案例（图 4-149 a ~ e）。

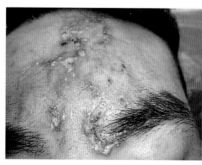
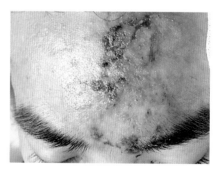

图4-149a　额部玻尿酸注射后第3日，已于术后第2日注射溶解酶，表面破溃坏死，待清创处理

图4-149b　注射后第5日，溶解后第3日，清创处理后第1日，出现皮损

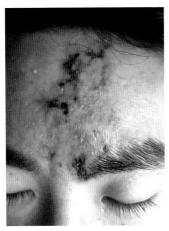 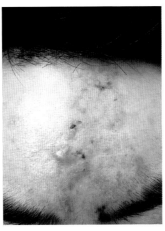 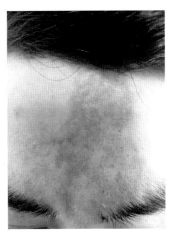

图 4-149c　清创后 3 日，感染　图 4-149d　清创后 8 日，皮损　图 4-149e　清创后 12 日，皮
控制，皮损开始结痂　　　　　　开始修复　　　　　　　　　　损基本愈合，局部有瘢痕，留
下明显色素沉着

辅助治疗

◎高压氧

高压氧治疗是在超过 1 个大气压的环境中，即高压氧舱中（图 4-150a、b），呼吸纯氧气治疗的方法，以加压介质分，可分为纯氧舱和空气加压舱。

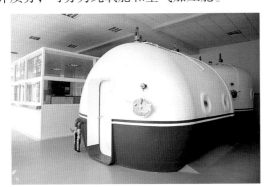 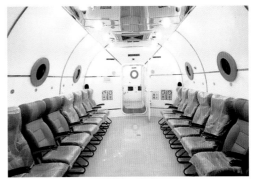

图 4-150a　高压氧舱（外部）　　　图 4-150b　高压氧舱（内部），宛若太空舱，如此高大上的设备，自然不可能是美容整形医院的标准配置

原理

● **压力作用**：对于空气栓塞的患者，可使体内的气泡在压力升高时，将其体积缩小，缩小梗死的范围，利于气泡溶解在血液中；

● **血管收缩作用**：高压氧有 α - 肾上腺素样的作用，可使血管收缩，减少局部的血容量，利于脑水肿、烧伤或挤压伤后减轻水肿。需注意的是，虽然局部的供血减少，但通过血液带入组织的氧量却是增加的，可解除自主神经失调而导致的血管舒缩功能障碍所致的缺血、缺氧状态，解除血管壁的痉挛或水肿；

● **抗菌作用**：氧本身就是一种广谱抗生素，对气性坏疽、破伤风及其他厌氧菌感染，病毒性脑炎等有极好的治疗作用；

● **营养作用**：血氧、组织氧含量增加，促进组织代谢，增加能量生产，促进高级神经活动的改善，有利于各项功能的正常修复。

适应证

● 一般来说，凡是缺氧、缺血性疾病或由于缺氧、缺血引起的一系列疾病，高压氧治疗均可取得良好的疗效；

● 血氧、组织氧含量增加，对皮肤移植、断肢（指）再植术后、术后伤口不愈、动脉栓塞、脑血栓形成、脑栓塞、周围神经损伤、多发性神经炎等疾病均有较好的辅助治疗效果；

● 高压氧还可通过抑制循环血管扩张以及血小板释放致痛物来减轻局部的疼痛症状。

副作用

气压伤、氧中毒、减压病等。

 高压氧单独治疗疾病的情况是少见的！

高压氧对玻尿酸注射后形成的栓塞确实能起到一定的辅助治疗效果，但并非是必需的，绝不能以此为主而忽略了其他治疗方式。

高压氧的辅助作用便如同"老干妈"（图 4-151a），原本的菜肴中加入少量，即可立即增添独特的风味（图 4-151b），而倘若没有其他的饭、菜，天天抱着老干妈度日，绝对亦是个悲剧。

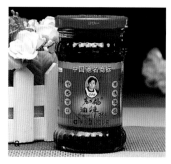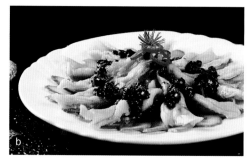

图 4-151　a. 可谓国粹的"老干妈"，却不能代替主食当饭吃；b. 普通菜肴中加入少量"老干妈"，立即增添独特的风味

作者不止一次见过有些耳鼻喉科的医师，面对于非属本专业领域的鼻部玻尿酸栓塞的患者无所适从，不知如何做局部处理，仅使用抗生素姑息治疗，并将高压氧舱作为主要治疗手段，容易耽误病情（图 4-152a ～ c）。

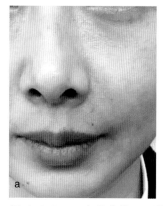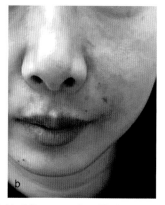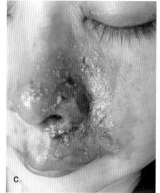

图 4-152　a. 患者术前；b. 注射后第 1 日，出现栓塞症状；c. 未做放血减压治疗，经溶解、抗生素、高压治疗后 1 日，症状表现加重，这是经溶解后液化的玻尿酸排出体外的过程，实际上血运已有所恢复，此时若不及时清创处理，极易造成感染、局部破溃。

◎热敷

在栓塞治疗后 3 日，无明显感染和液化，方可进行热敷。

栓塞的后遗症

色素沉着

色素沉着是栓塞最为常见的后遗症，这与皮肤深层的操作有关，可随时间逐渐变淡，症状较轻者几可不见，严重者可能留有终生印记（图 4-149e、图 4-153）。

瘢痕

若出现了皮肤全层的损伤，多少会留下轻重不一的瘢痕（图 4-154），瘢痕一旦形成，只可能萎缩、变淡或变得不明显，而不能消失。

⚠ 任何治疗方法都不可能让瘢痕消失！

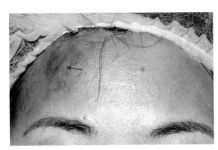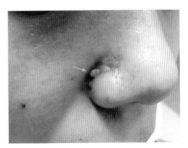

图 4-153　眶上动脉栓塞痊愈后引起的色素沉着

图 4-154　鼻唇沟栓塞痊愈后形成瘢痕

静脉曲张

静脉曲张多见于颞部、眶上动脉及滑车动脉的栓塞后，与玻尿酸栓子逆流或压迫堵住静脉有关，经热敷理疗后，症状可逐渐缓解（图 4-155）。

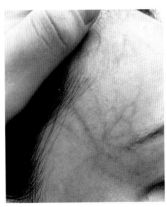

图 4-155　颞部栓塞后形成的静脉曲张（溶解后半个月）

✎ 脱发

颞部栓塞以及眶上动脉栓塞都可能造成局部毛囊营养不良、坏死，从而形成秃发（图 4-156a、b），与动脉血供不足或局部较长时间压迫导致毛囊坏死有关，可观察 3 ~ 6 个月，若仍无毛发生长，即可诊断为毛囊坏死，只能通过毛发移植来治疗（图 4-157）。

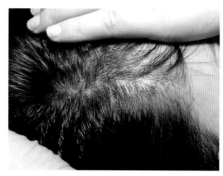

图 4-156a　栓塞的地图样变化蔓延至发迹线

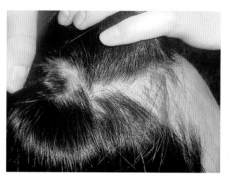

图 4-156b　栓塞后约 2 个月，沿栓塞路径出现头发脱落

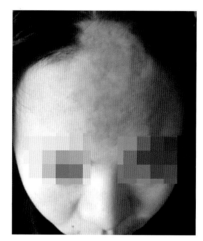

图 4-157　另一例更加严重的栓塞后脱发

✎ 器官残缺

常见于鼻部栓塞后鼻翼的坏死、残缺（图 4-158）。栓塞后导致失明，也可视为器官残缺（图 4-159）。

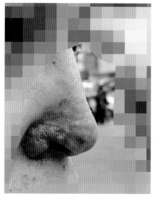

图 4-158　栓塞后鼻翼残缺

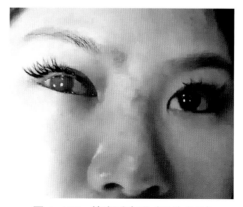

图 4-159　栓塞后失明（视觉残缺）

栓塞后失明（图 4-159）

✎ 解剖学机制

◎ 颈内动脉与颈外动脉

颈总动脉由主动脉弓处发出，在平甲状软骨处分为颈内动脉和颈外动脉（图 4-160）。颈外动脉供应口腔颌面部及硬脑膜，颈内动脉供应脑和眼球。

颈外动脉的主要分支有：面动脉，颞浅动脉（顶支、额支、面横动脉），上颌动脉（眶下动脉、颏动脉），甲状腺上动脉，舌动脉，枕动脉，耳后动脉以及咽升动脉。

颈内动脉的主要分支有：眼动脉（眶上动脉、滑车上动脉），大脑前动脉，大脑中动脉，脉络丛前动脉和后交通动脉。

颈内动脉系统与颈外动脉系统存在着一些交通支互相连接（图 4-161），因此颈外动脉的栓塞可经顺流和（或）逆流进入颈内动脉中，并引起栓塞失明或脑梗。

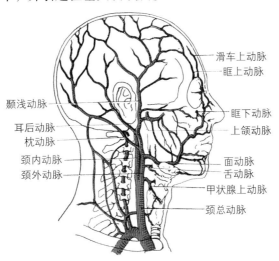

图 4-160 颈内动脉与颈外动脉

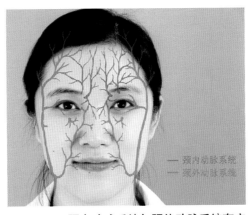

图 4-161 颈内动脉系统与颈外动脉系统有交通支相连接

◎眼球的动脉系统

眼球的血液来自眼动脉分出的视网膜中央血管系统和睫状血管系统（图 4-162）。

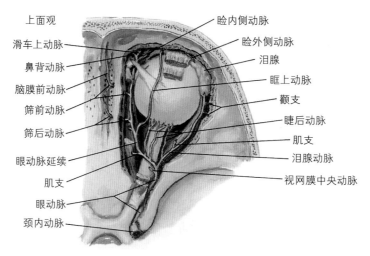

图 4-162　眼内的动脉

视网膜中央动脉

视网膜中央动脉为眼动脉眶内段的分支，在眼球后 10 ～ 12mm 处穿入视神经中央，前行至视盘穿出，分为鼻上动脉、鼻下动脉、颞上动脉、颞下动脉，然后又分成若干小支，分布于视网膜直达锯齿缘，以营养视网膜内的 5 层组织，黄斑部中心凹陷无血管分布，而由脉络膜毛细血管网供应营养。

⚠️ 视网膜中央动脉属终末动脉，没有侧支吻合，临床上视网膜动脉阻塞的患者，即造成相应区域的视网膜缺血，以致视功能丧失。

视网膜静脉与动脉分布一致，动脉颜色较红，管径较细；静脉颜色较暗，管径较祖，两者之比约为 2 : 3。

视网膜血管是人体唯一可用检眼镜直视观察到的血管，有助于临床诊断和判断病情。

睫状动脉

睫状动脉营养除视网膜内 5 层与部分视神经以外的整个眼球，睫状动脉包括：

睫后短动脉： 自视神经周围穿入巩膜，在脉络膜内逐级分支，以营养脉络膜与视网膜的外 5 层组织。

睫后长动脉： 于视神经的鼻侧与颞侧穿入巩膜，在巩膜上与脉络膜之间到达睫状体部，与睫状前动脉吻合，形成虹膜大环，营养虹膜与睫状体，并有返支向后，与后短动脉吻合，营养脉络膜的前部。

睫前动脉： 由眼直肌的动脉在肌腱止端处分支，较小的巩膜上支前行至角膜缘，组成角膜缘血管网，并发出小支至前部球结膜，称为结膜前动脉；小的巩膜内支，穿过巩膜，终止在输淋氏管周围；大的穿通支距角膜缘 3 ～ 5mm，垂直穿过巩膜的脉络膜上腔，到达睫状体，参与组成虹膜大环。

◎眼球的静脉系统

视网膜中央静脉

与视网膜动脉伴行，收集视网膜内层的静脉血液回流至眼上静脉，经眶上裂入海绵窦。少数可不经眼上静脉直接进入海绵窦。

涡静脉

涡静脉有 4 ~ 6 条，收集部分虹膜、睫状体和全部脉络膜血液，于眼球赤道部后方穿出巩膜，经眼上、下静脉进入海绵窦。

睫状前静脉

收集虹膜、睫状体和巩膜的血液，经眼上、下静脉进入海绵窦。

◎交通支

眼周有丰富的交通支，包括来自颈内动脉分支的滑车上动脉、眶上动脉，来自颈外动脉分支的内眦动脉、面动脉颧支和颞支以及与鼻背动脉相互吻合形成的血管网（图 4-163）。

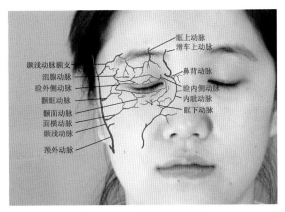

图 4-163　眼周的动脉网

滑车上动脉是眼动脉的终末支，从骨性眶的内上角与滑车上神经一同穿出眶隔，分布于额部浅层组织内，营养皮肤、肌肉和骨膜，并与眶上动脉和对侧滑车上动脉有较多的交通支。

颞浅动脉额支是颞浅动脉分支之一，自耳屏上方由颞浅动脉发出，向前走行经颞部到达额部；在额部额支向前下发出额眶支，其终末支与滑车上动脉吻合。此外，额支还发出分支穿过额肌，与眶上动脉深支吻合。

理论上讲，凡是玻尿酸动脉栓塞，均有顺流转移的现象出现，最为严重的是经眼动脉转移至眼内的**视网膜中央血管**系统或**睫状血管**系统，均可引起失明（图 4-164）。

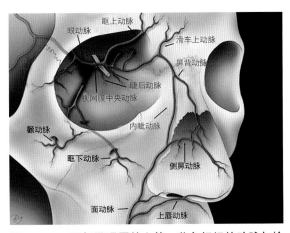

图 4-164　眼部及眼周的血管，蓝色标记的动脉与栓塞失明有关，红色标记的血管一旦栓塞可经交通支进入眼内，堵塞蓝色标记的血管，并引起失明

✎视网膜中央动脉栓塞

◎病理改变

玻尿酸颗粒误入外周的相关血管，顺流和（或）逆流至眼动脉，最终进入视网膜中央动脉，并堵塞视网膜中央动脉，这是视网膜内层营养的唯一来源。由于该动脉属于终末动脉，分支间无吻合，一旦发生阻塞，视网膜内层血供中断，引起急性缺血，引发视功能急剧障碍。

视网膜中央动脉在进入视神经及眼球之前，由于视神经硬鞘膜及巩膜筛板处管径窄，为栓塞的好发部位。而分子较小的玻尿酸栓子，可发生于该动脉的任何一个分支。

视网膜中央动脉一旦阻塞，血流中断，视网膜内层立即缺氧、坏死、变性。其严重程度与阻塞时间、阻塞程度相一致。据报道，完全阻塞后3h的组织学检查已可见到视网膜内层细胞胞膜破裂，核染色质堆积，细胞自溶及液体脱失，此后，毛细血管管壁的内皮细胞及壁间细胞变性，留下大片无细胞、无功能的毛细血管区。视网膜内层细胞坏死被吸收后为神经胶质所代谢。

◎临床表现

眼部栓塞的临床表现因阻塞位置（主干或分支阻塞）及阻塞程度（完全性或不完全性阻塞）的不同而有所不同。

玻尿酸栓子引起的栓塞大部分为主干完全性阻塞，大多数病例视功能立刻或数分钟内完全丧失，瞳孔散大，直接对光反射消失。但有一些病例在视野颞侧周边尚保留一狭窄的光感区。

眼底检查可见，视网膜动脉高度狭窄，血柱颜色发暗，管壁中央反射光变得非常狭窄，甚至消失，其末梢小分支则已不易见到（图 4-165、图 4-166）。

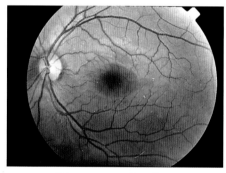

图 4-165　正常眼底图

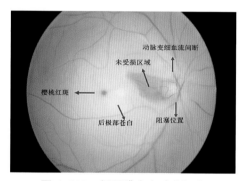

图 4-166　视网膜中央动脉阻塞

静脉管径亦明显变窄，有时血柱断裂成节段状并缓慢移动，整个视网膜，特别是后极部视网膜成乳白色混浊，黄斑中心凹陷因无视网膜内层，不受视网膜中央动脉血供的影响，其正常的红色，在周围乳白色混浊的衬托下，呈对比显著的圆形或类圆形暗红色斑或棕红色斑，称为"樱桃红斑（cherry red spot）"。

如果眼底有较为广泛而浓密的片状或火焰状视网膜出血，则为合并静脉阻塞。应及时到眼科就诊，具体确诊阻塞部位需眼科行视网膜荧光造影（图 4-167a ~ c），必要时行脉络膜造影。

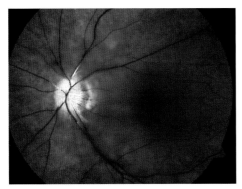
图 4-167a　动脉前期（荧光造影）

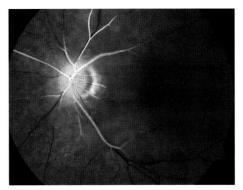
图 4-167b　动脉期（荧光造影）

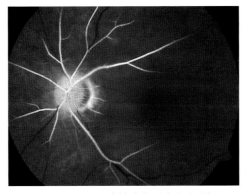
图 4-167c　动静脉期（荧光造影）

 本病对视功能的损害极为严重!

是否能挽救部分视功能，决定于就诊及抢救是否及时，也决定于阻塞的程度、部位、原因，发病后能否在数小时内得到抢救等，幸运者视力可能有部分恢复。

 玻尿酸栓塞引起的栓塞往往为完全的主干阻塞，严重程度远远大于普通视网膜动脉栓塞。

◎治疗原则

视网膜中央动脉主干阻塞在很短的时间内即可导致视网膜的坏死，造成视功能丧失，该病是眼科急重病之一，应争分夺秒地进行抢救，恢复视网膜的血液循环及其功能，尽可能挽救部分视力。

 迄今还未有被证明特别有效的治疗措施!

所有的治疗策略都是围绕下述几个目的而进行的：

- 尽可能地去除栓子；
- 增加视网膜血流；
- 增加视网膜的氧浓度；
- 防止视网膜缺氧性损伤；
- 营养视神经。

◎急症处理

- 一经确诊，立即吸入亚硝酸异戊酯（每次 0.2mL），每隔 1 ~ 2h1 次，连续 2 ~ 3 次；
- 舌下含服三硝基甘油酯片（每次 0.3 ~ 0.6mg），每日 2 ~ 3 次；
- 球后注射玻尿酸溶解酶或妥拉唑啉 12.5 ~ 25mg，以扩张视网膜动脉及解除痉挛；用复方樟柳碱注射液在颞浅动脉旁注射营养视神经；
- 眼球按摩或前房穿刺，使眼压降低，加强视网膜动脉的扩张程度；
- 有条件的可行玻璃体切割、视网膜动脉按摩手术，这样，玻尿酸栓子随血流移向较小分支，解除中央段动脉阻塞；
- 在上述治疗的同时，亦可给予吸入 95% 的氧气，每次 10 ~ 15min，连续数次。有条件者行高压氧舱治疗。

◎球后注射

注射方法

（1）患者取仰卧位，以碘伏消毒下睑缘至眶下缘周围皮肤和操作者的左手拇指和食指（图 4-168a）；

（2）操作者站在患者头顶侧，嘱患者眼向鼻上方注视。用已消毒的手指或消毒棉签固定于眶下缘外 1/3 与内 2/3 交界处（或由下穹隆部进针）皮肤进针（图 4-168b、c），注射前，结膜囊须消毒冲洗，并做浸润麻醉（图 4-168d）；

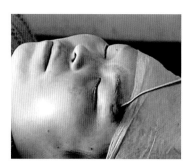

图 4-168a 消毒

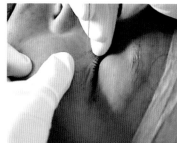

图 4-168b 定位

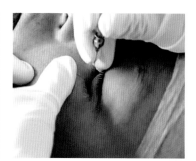

图 4-168c 进针

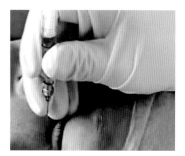

图 4-168d 局部麻醉

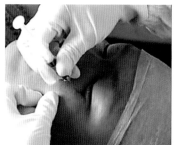

图 4-168e 同一部位二次进针，针尖斜向内、上、后方，朝眶尖方向缓慢推进

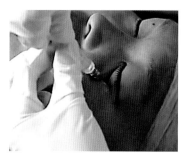

图 4-168f 回抽

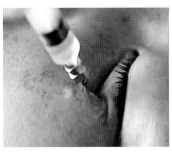 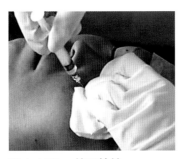 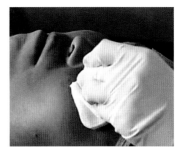

图 4-168g 缓慢注射　　　　　图 4-168h 按压抽针　　　　　图 4-168i 按压片刻

（3）再由同一位置进针，针尖沿眶壁垂直由皮肤刺入 1cm 深，然后针尖斜向内、上、后方，朝眶尖方向缓慢推进（图 4-168e）。当针尖穿过直肌间筋膜时有阻力感，稍用力即刺过直肌间筋膜进入球后部，刺入深度 3 ~ 3.5cm，回抽针管活塞（图 4-168f），如无回血，即缓缓注入药液（图 4-168g）；

（4）拔针时应用消毒棉球或纱布压紧针旁皮肤（图 4-168h），拔针后用手掌压迫眼球 3 ~ 5min（图 4-168i），防止出血；

（5）整理用物，洗手，签字，告知患者注意事项。

注意事项

（1）注射前要消除患者的恐惧心理，固定好头部位置；

（2）严格执行无菌操作；

（3）进针过程如有明显的阻力，不得强行进针，以防刺伤眼球或针头穿通眼球。进针总深度不得超过 3.5cm，以防刺入颅内，也不要过于偏向鼻侧，以防刺伤较大的血管和神经。针尖不宜太锐利；

（4）注射要缓慢，注射时密切观察眼球局部及全身情况，如出现眶后急剧胀痛，眼睑皮肤紧绷、眼球突出、球结膜下出血等异常时，应立即停止注射，并拔出针头，用绷带加压包扎眼部 1 ~ 2 日，并需严密随访（刺伤原因：通常为针头刺入过深、过快，针头太锋利或针体过细、太软不能控制方向）。操作时，操作者应熟悉针头长度，观察和控制入针方向，如方向不对时，应拔针后再次进针，以免刺伤眼眶内组织；

（5）注射后，如患者突感眼球胀痛，眼球突出。可能针尖刺破眼球，药物注入玻璃体。应立即通知眼科医生配合处理；

（6）注射后应压迫眼球 3 ~ 5min，防止出血和有利于药液扩散。

◎后期治疗

经急诊处理，视功能有所恢复时，连续内服血管扩张剂如：烟酸（0.1g，3 次 /d），丹参片（每次 3 ~ 5 片，3 次 /d）等。亦可用丹参注射液 20 ~ 30mL 加入低分子右旋糖酐或 5% 葡萄糖 500mL 内，静脉滴注，1 次 /d，15 次为 1 个疗程。

恢复期可根据病情，中医辨证施治，可用下列方剂，葛根 60 ~ 150g、黄芪 50g、丹参 50g、川芎 4.5g、柴胡 10g、桃仁 10g、地龙 10g，水煎服，1 剂 /d，每日分 2 次冲服。

此外，各种辅助药物如：维生素 B_1、维生素 B_6、维生素 B_{12}、维生素 E、ATP、辅酶 A 均可应用。

睫状动脉栓塞

睫状动脉栓塞的原因与症状与视网膜中央动脉栓塞类似，亦会造成失明，而检眼镜通常无异常，须借助荧光造影来诊断（图 4-169）。

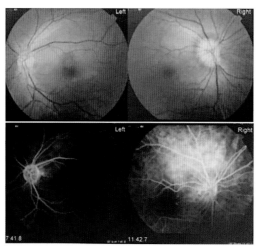

图 4-169　注射隆鼻后，鼻部栓塞，小分子玻尿酸顺内眦动脉进入眼内，患者右眼视力仅存 0.1，荧光造影显示睫状动脉的栓塞，右眼脉络膜广泛灌注不足

视网膜中央静脉阻塞

◎病理改变

玻尿酸误入血管引起的视网膜中央静脉阻塞，视功能损害虽不如视网膜中央动脉阻塞急剧，但亦相当严重。如果早期栓塞在静脉远端，患者视力下降并不明显，病情隐匿，医生往往忽略静脉栓塞的危害。部分病例可因继发新生血管性青光眼而完全失明。

因玻尿酸栓子引起的静脉阻塞，外因明确，发病机制为静脉管壁损害及血流动力学改变等多种因素相互影响而成，其中静脉管壁损害可能是主要的因素。

◎分类

- 按阻塞部位可分为主干、分支及半侧阻塞 3 种；
- 按阻塞程度可分成完全和不完全 2 种；
- 按有无动脉供血不足可分为非缺血性（瘀滞性）与缺血性（出血性）2 种。

◎临床表现

视功能损害

视功能损害以玻尿酸栓子阻塞的程度是否累及黄斑部而异，黄斑一旦受到波及，中心视力突然或于数日内显著下降，并出现小视和变视，严重者仅存眼前数指距离或手动距离的视力。当玻尿酸栓子栓塞静脉远端，患者仍保持一定视力时，患者只是周边视野影响往往是最容易忽略病情的。中央视野则常因黄斑部及其附近损害，而有中心或旁边暗点。

眼底表现

总干阻塞时，眼底改变因病程早晚、阻塞程度不同而有所不同，可有视盘水肿、混浊、边界消失，整个视网膜水肿、混浊，布满大小不等的线状、火焰状、狐尾状的神经纤维层出血等症状（图 4-170）。

分支阻塞以颞上支最常见，其次为颞下支，再次为鼻侧支。在分支阻塞时，上述各种眼底改变（出血、水肿、渗出、管径扩张、走行迂曲等），限于该分支支流区（图 4-171），但颞上支或颞下支阻塞，亦可波及黄斑部。

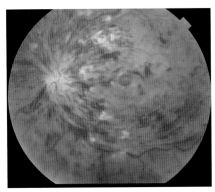 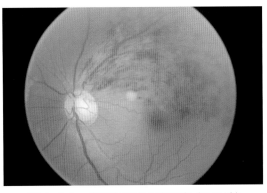

图 4-170　视网膜静脉总干阻塞（检眼镜）　　　图 4-171　视网膜静脉分支阻塞（检眼镜）

并发症和后遗症

视网膜静脉阻塞的并发症和后遗症较多，总的来说可概括为两大类：

（1）为黄斑部的并发症和后遗症：包括黄斑囊样水肿、黄斑前膜形成黄斑瘢痕形成等（图 4-172）；

（2）为新生血管及其并发症：包括新生血管性青光眼、玻璃体积血、增殖、机化膜形成、牵拉视网膜形成破孔和视网膜脱离（图 4-173）。

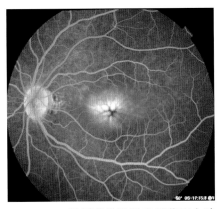 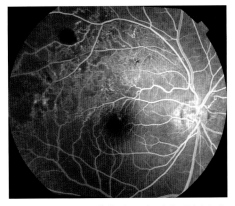

图 4-172　视网膜静脉阻塞后黄斑水肿（荧光造影）　　　图 4-173　视网膜静脉阻塞后出现新生血管（荧光造影）

在以上并发症中以黄斑囊样水肿和新生血管最为常见。

◎治疗方法

本病治疗比较困难，对某些疗法也存在争论。

从理论上讲，玻尿酸栓子引起的静脉阻塞应用抗凝剂治疗，效果并不理想，迄今尚无特殊有效的治疗，一般仅是对症治疗，如降低血压和眼压，降低血液黏度，减轻栓子引起的组织水肿，并促进出血吸收等，同时积极防止并发症。

激光治疗

- 减少毛细血管渗漏，形成屏障，从而阻止液体渗入黄斑区；
- 封闭无灌注区，预防新生血管形成；
- 封闭新生血管，减少和防止玻璃体积血。

抗 VEGF 药物应用

向玻璃体腔注射雷珠单抗，抑制新生血管生成，防止新生血管性青光眼。

皮质类固醇制剂

对有黄斑囊样水肿者用皮质激素治疗可减轻水肿，改善循环。有人不赞成应用皮质激素，认为静脉阻塞是栓子血流受阻，静脉压增高，使血管渗透性增加，用皮质激素无效。

◎ **预后**

视网膜静脉阻塞的预后与阻塞的类型、阻塞的部位、阻塞的程度和发生的并发症等有关。一般说来，总干阻塞比分支阻塞的预后差，缺血型比非缺血型者的预后差。而玻尿酸分子引起的静脉阻塞往往为总干阻塞，还属于缺血型。

影响视力预后的主要原因为黄斑囊样水肿和新生血管及其并发症——玻璃体积血和新生血管性青光眼。

建议，一旦发生玻尿酸注射栓塞，无论是否有眼部症状，都应常规检查眼底，排除眼部血管栓塞的可能性。静脉栓塞视功能损害虽不如动脉栓塞急剧，但亦相当严重。特别远期的并发症远远大于动脉栓塞，应引起整形医生的注意。

脑血管意外

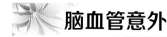

原因

注射材料经颈总动脉和颈内动脉进入颅内，堵塞重要血管，即可出现偏瘫，甚至死亡。对于这类继发于非心血管手术后的脑血管意外，还缺乏系统性的研究报道，其可能机制包括：

- 栓子直接堵塞脑血管；
- 来自心脏和大动脉的栓子碎片进入脑血管；
- 术后高凝状态；
- 相应供血区域灌注减少。

作者目前尚未找到临床上玻尿酸等填充物栓塞引起的脑血管意外报道的官方文献，但绝不意味着这种情况不会出现。

所见文献中，抽脂或自体脂肪移植，形成的脂肪颗粒或液滴栓塞的报道是最多的，胶原蛋白、羟基磷灰钙等其他注射填充材料引起的脑血管意外亦有报道。

案例分析

◎案例 1

由韩国的 Kwon DY 等人发表的《Multiple arterial embolism after illicit intranasal injection of collagenous material》，Dermatol Surg. 2010 Jul；36（7）：1196-1199，记录了 1 例鼻部注射胶原蛋白，并导致栓塞后至失明以及脑梗死的严重案例，现分享如下（图 4-174a ~ c、图 4-175a ~ e）：

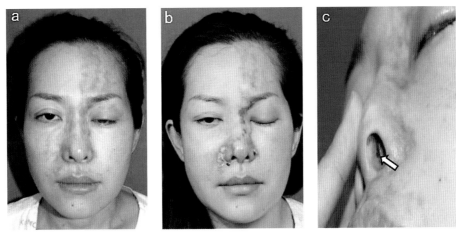

图 4-174a ~ c 术后出现持续加重的栓塞症状

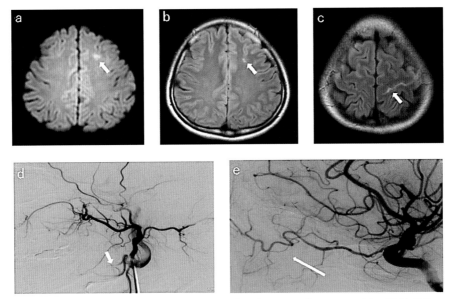

图 4-175 a ~ e 经左鼻，注射胶原蛋白填充鼻中隔后失明，MRI 显示脑梗死灶 + 蛛网膜下腔出血（c 图），面动脉远端堵塞；脑血管造影显示：缺乏左侧视网膜中动脉血流。

再引用 Feinendegen 报道的 2 例接受自体脂肪填充后出现脑血管意外的患者，以供参考：

◎案例 2

患者于双侧面颈部除皱术后，行鼻唇沟、颊部、下唇及颏部自体脂肪注射填充术。在数小时后出现完全性失语和轻度运动偏瘫，3 日后在检眼镜下可见右侧视网膜动脉和脉络膜小动脉内有多个脂肪栓子，经脑血管造影显示左侧大脑中动脉分支阻塞。

◎案例3

自体脂肪注射填充鱼尾纹术后,即刻出现左眼疼痛和剧烈头痛,随后昏迷;神经系统检查结果为右侧偏瘫,完全性失语,左眼只有微弱的直接对光反射;眼底检查见视盘水肿,视网膜动脉栓塞。数周后,患者的偏瘫及完全性失语有所改善,但左眼视力未能恢复。

从以上案例可以看出,脂肪及其他注射填充物栓塞的征象,既可以出现在术后即刻,也可以迟发于术后数小时,甚至是数天。

目前面部脂肪填充术后发生脑血管意外的具体概率究竟为多少,还无从知晓。玻尿酸等填充物栓塞引起的脑血管意外肯定是存在的,只是暂时未见官方文献报道而已。

例如2015年5月10日的厦门事件(该事件是作者决心编写本书的直接诱因),在行业内引起极大的反响,虽然尚未在官方杂志上有病历个案报道,但收集的病史相对可靠,现摘要如下:

◎案例4

患者于2015年4月10日17点左右,患者注射玻尿酸隆鼻(在非正规场所由非正规医生操作),即刻出现栓塞现象,鼻背青紫,单侧眼睛无光感(可能失明),意识模糊,单侧肢体麻木(图4-176)。就近就诊于当地医院,做影像检查,请神经外科、眼科专家会诊。

经连夜抢救后,于次日收到消息,患者已可以视物,视力未受影响,意识清晰,但伴有脑出血。因当时的急救治疗主要是进行溶栓治疗,所以现在仍有出血。

埃伦宝因教授在研究该病历资料及影像诊断后分析,该患者应是在注射隆鼻时,出血后导致鼻部及周围血管栓塞,导致脑血管压力性出血(并非栓塞),出现单侧眼睛无光感,同时伴肢体症状。

……

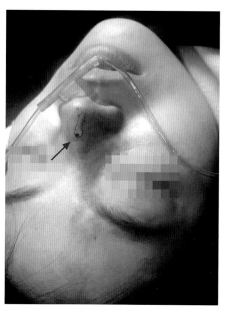

图4-176　2015年5月10日,厦门事件受害者

埃伦宝因教授告诫:"若有整形危急患者求助,不要乱给指导意见,而要就近去医院就诊,尽快做出全面的检查、准确的诊断，以免延误治疗，失去最佳治疗时机。"

治疗

● 脑血管意外已非整形外科可治疗的领域了，应立即找神经外科和神经内科医生会诊；

● 急救时对症施治，一定要分清顺序和主次，生命第一、功能第二、外观第三、患者满意度第四，哪个影响生命先处理哪个，在生命安全的前提下，哪个影响功能严重先处理哪个。

更多的关于栓塞治疗的内容，请见
《微整形注射并发症（下册）——容嬷嬷针法》

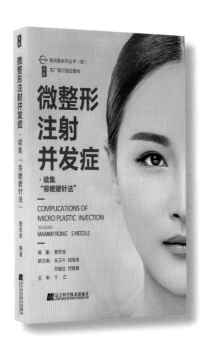

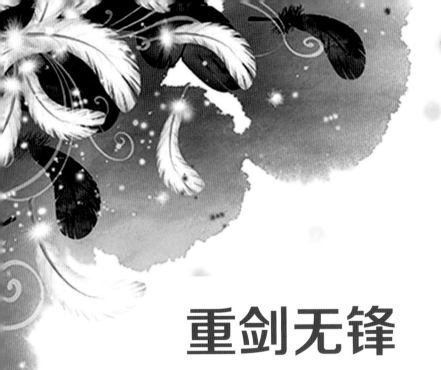

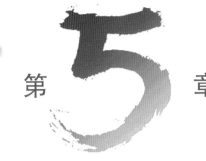

第**5**章

重剑无锋　大巧不工

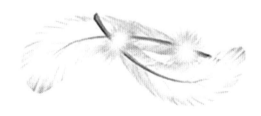

独孤九剑的启示

建议同行参考金庸先生的原著（图 5-1），或可有更多灵感。

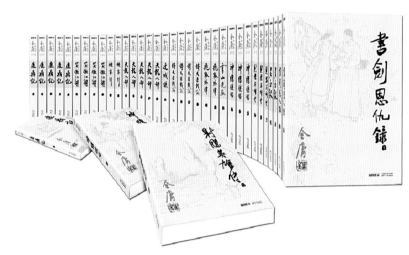

图 5-1　旷世巨作《金庸全集》，与金庸老先生为中学校友的作者，好多灵感招式均源于此

突来的灵光一现

金庸小说（图 5-1）虽然是虚构的，却包含了中华传统文化之哲学底蕴，万法归宗，一切事物到一定高度均有其相通之处。

作者在《微整形注射美容》一书出版后于临床中不断摸索，各招各式应用得颇为纯熟，或又另创新招，似乎取得了一些新进展，然到某一时段，便遭遇了瓶颈期，感觉无所进展，兴趣索然，茫然而无从。

闲暇无事，重翻《笑傲江湖》，正研究着令狐冲和岳不群不得不说的故事，忽灵光一现，发觉书中所述的独孤九剑似乎与手术刀法及注射的针法均相呼应（图 5-2）。

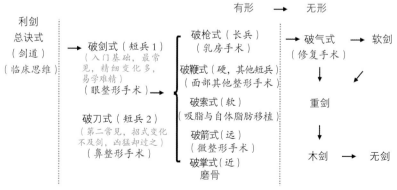

图 5-2　孤独九剑的演化

再研究《神雕侠侣》，见杨过的升级成长过程，是从古墓剑法、全真剑法到玉箫剑法、打狗棒法，

最后繁杂地归于重剑而大成（图 5-3），作者顿时豁然开朗，于是也将形形色色的各类针法摒弃，由此
"重剑手法" 开始成型。

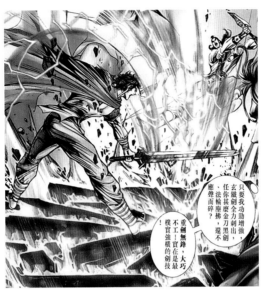

图 5-3 重剑无锋，大巧不工 1（原图出自黄玉郎
漫画版《神雕侠侣》）

🖊独孤九剑的归纳总结

在作者主译的《玻尿酸注射手册》一书中，原著作者韩国专家申汶锡医生，将注射手法归纳总结得
甚是到位，招式极其细腻多变，尤其是"珍珠样"微滴注射法、交叉影线注射法、蕨叶形注射法都有其
独到之处（表 5-1）。

表 5-1 基本的注射填充技术	
连续穿刺注射法 （Serial Puncture technique）	主要用于表浅层次的注射，适用于中等黏稠的胶原蛋白等材料，现常用于鼻唇沟等动态部位的深层注射
线性逆向注射法 （Linear Retrograde Threading technique）	典型地适用于所有的填充材料
线性正向注射法 （Linear Anterograde Threading technique）	骨膜层上使用，特别是接近危险的神经或孔洞时
扇形注射法（Fan technique）	从一个进针孔注射多个方向，呈扇形
网状交叉注射法（Reticular technique）	大面积填充时使用，多组线性逆向注射交叉呈网状
微滴注射法（Microdrop technique）	很多情况下都会使用，每点注射 0.05-0.1mL 的微量注射法
"珍珠样"微滴注射法 （Micro Pearl technique）	常用于脂肪移植注射的技术，使用较细的注射针，每点 0.1 ~ 0.3mL 的分散注射，连成一串的线性逆向注射法
交叉影线注射法 （Cross Hatching technique）	注射左旋聚乳酸的特殊操作技巧
"蕨叶形"注射法 （Fern Patten technique）	适用于面部表情纹、褶皱的注射，并非顺着皱纹方向，而是垂直于皱纹注射

要完全记住并掌握这些招式却非易事，若从根本上来分析，却可见所有的招式均有其相同的根源，

其实就是几个基本招式的不同演化及发展而来的分支。

其本质无非是点状注射与线状注射，层次无非是真皮、皮下、肌肉、骨膜上而已，这些基本元素进行不同的排列组合，即可衍生出各种招式，熟练掌握后即可发展出层出不穷的招式（图5-4）。

从"**孤独九剑**"看注射境界的发展

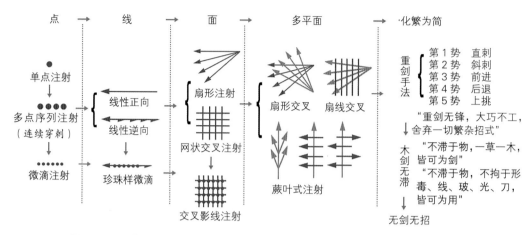

图5-4　以独孤九剑的演化，将表5-1中各招式归纳总结，可见其演化过程

重剑手法

杨过摒弃各种招式后，学习的玄铁重剑仅有直刺、下砸（劈）、上挑、横扫等简单招式而已（图5-5）。

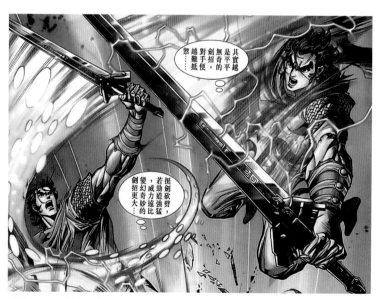

图5-5　重剑无锋，大巧不工2（原图出自黄玉郎漫画版《神雕侠侣》）

注射时，在掌握了局部的肌肉以及血管分布的情况下，寻到突破口，避开可见血管，垂直一针，路径最短，直接有效，不拖泥带水，这便是重剑第一式的来源。

第一势直刺，第二势斜刺，第三式前进，第四式后退，第五式上挑，来来去去就这几下，表面看似简单粗糙的一招，其内却又包含着微妙的细节与变化，与"重剑无锋，大巧不工"之意完全吻合，故谓之"重剑手法"。

第一式　直刺

直刺为所有注射手法基础中的基础，为最为简单、最为直接的一招，看似平平无奇地垂直进入，其中却是蕴藏着诸多的细节和要领，既是其他手法的高度归纳与总结，也是其他手法的过渡与衔接。

不单纯是杨过的重剑，金庸小说中有好多功夫均含此意境，品味起来颇有意思。

如，与杨过重剑同出一源的令狐冲的"独孤九剑"的要领，便在于一眼见到对方招式中的破绽，便即乘虚而入，用最快、最直接的方法，后发先至，一招制胜，其中以对战武当冲虚道长的太极剑，寻到剑圈之圆心为破绽，堪称这一招最为经典的用法。

还有一阳指反手点穴破蛤蟆功，不也是同一道理吗？

要注意的是，越是简单的招式，越是需要深厚的内功，一阳指虽为蛤蟆功的克星，却要有先天功力根基的王重阳或一灯大师使出方有效，渔、樵、耕、读的水准是破不了蛤蟆功的。

内功心法不足练偏差的案例，最有名的还得数梅超风。

《九阴真经》有云："五指发劲，无坚不破，摧敌首脑，如穿腐土"，此为九阴神爪之要领，"摧敌首脑"指的便是攻敌最为薄弱之处，原理亦是相同。

金庸原文："梅、陈二人学不到《九阴真经》上半部中养气归元、修习内功的心法，但凭己意，胡乱揣摸，不知'摧敌首脑'是攻敌要害之意，以为是以五指去插入敌人头盖，又以为练功时必须如此，硬是把上乘武功练到了邪路上……"（图 5-6、图 5-7）。

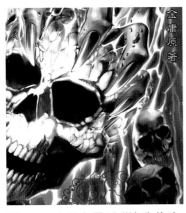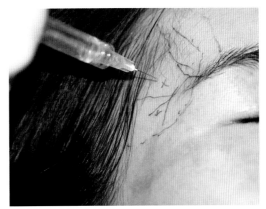

图 5-6　九阴白骨爪"摧敌首脑，如穿腐土"，误入邪道

图 5-7　重剑手法直刺，"摧敌首脑"，避开血管寻找最凹陷点

◎原理

以颞部填充为例，将颞部的凹陷视为一个碗（图 5-8），传统是以扇形方法铺平，斜行多个隧道，免不了会与血管有交叉，刺伤血管的概率增加，且越多的穿刺损伤就越大（图 5-9、图 5-10）。

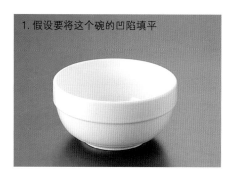

1.假设要将这个碗的凹陷填平

图 5-8　将颞部凹陷视为一个碗

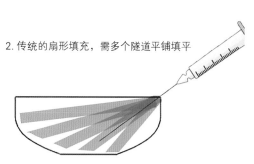

2.传统的扇形填充,需多个隧道平铺填平

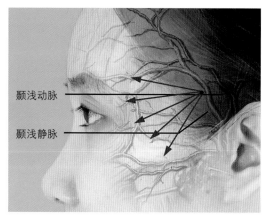

颞浅动脉

颞浅静脉

图 5-9　传统的扇形填充法,水平及垂直方向多隧道注射

图 5-10　扇形填充,多个隧道线性穿刺,免不了与血管交叉,增加风险

实际上,无须强行将扇形铺平,而是可以利用玻尿酸的半流动性质,通过按压塑形,使"水往低处流",顺其自然地填充凹陷,在最凹陷点进针,注射至表面微凸起（图 5-11a）,再压平即可扩散均匀（图 5-11b）,操作简单、方便、直接,从血管间隙进入,即可避开血管,损伤小、风险低。

边缘区域若有填充不足,再找最凹陷点垂直进针,同法少量补充注射（图 5-11c、d）。

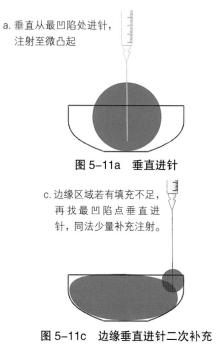

a.垂直从最凹陷处进针,注射至微凸起

图 5-11a　垂直进针

b.按压塑形,利用玻尿酸半流体性质,自行顺疏松腔隙扩散基本填平凹陷。

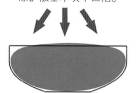

图 5-11b　按压塑形

c.边缘区域若有填充不足,再找最凹陷点垂直进针,同法少量补充注射。

图 5-11c　边缘垂直进针二次补充

d.同法按压塑形,进一步填平

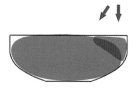

图 5-11d　同法按压塑形

◎临床操作步骤

重剑手法最早是为了避开颞浅静脉而开发的新技术，后普及至其他所有部位，因此先以颞部填充为例讲解重剑手法具体的操作步骤与细节概念。

1. 寻找最凹陷点，垂直进针，尽可能避开血管（图 5-12a、b）。

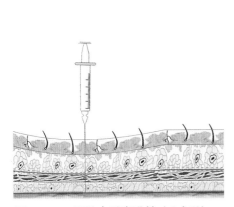

图 5-12a　凹陷点垂直进针（示意图）

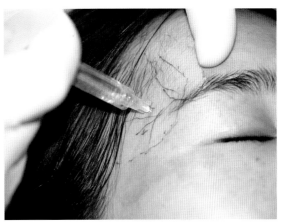

图 5-12b　凹陷点垂直进针（实操图，注意颞部发际线上的无菌操作）

2. 针微后退（图 5-13a ~ c），最好养成再略回抽的习惯（图 5-14，详见下文）。

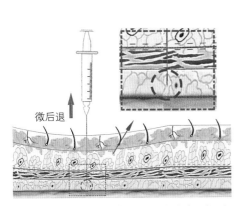

微后退

图 5-13a　稍后退，产生微小腔隙（示意图）

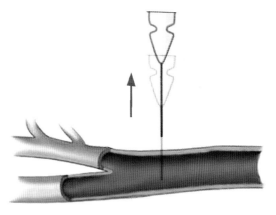

图 5-13b　万一刺破血管，稍回退可将针尖拔出，可避免直接注射入血管（示意图）

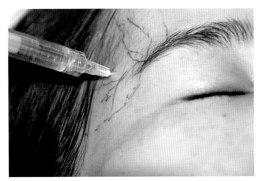

图 5-13c　稍后退，产生微小腔隙（实操图）

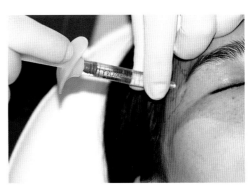

图 5-14　略回抽（实操图）

后退这一步非常关键：

◆可避免针孔被组织堵住而无法推动；

◆产生一个微小的缓冲腔隙，使玻尿酸流出顺畅；

◆若针尖进入血管中，后退可将针从血管中抽出，避免将玻尿酸注射进入血管（图5-13b）。

3. 根据凹陷情况，缓慢注射玻尿酸至表面稍凸起，注射时针基本停留于原位，而无须后退运动（图5-15a、b），经验不足者可先注射少量，按压塑形后若有不足，再用相同的方法补充注射。

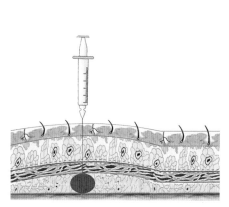

图5-15a 缓慢注射玻尿酸至表面稍凸起（示意图）

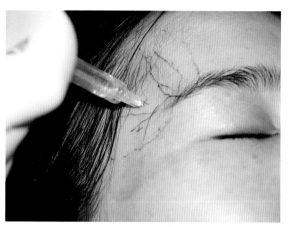

图5-15b 缓慢注射玻尿酸至表面稍凸起（实操图）

4. 出针后可见有局部凸起，稍按压塑形，可见凹陷基本填平（图5-16a～d，后文图5-21，印堂的注射凸起外观及按压效果变化更为明显）。

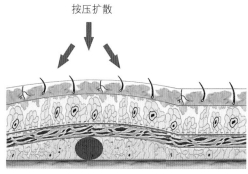

图5-16a 拔针后稍有凸起，按压塑形（示意图）

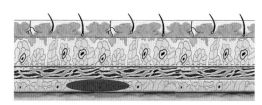

图5-16b 按压后基本平整（示意图）

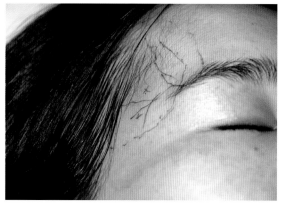

图5-16c 拔针后稍有凸起（实操图）

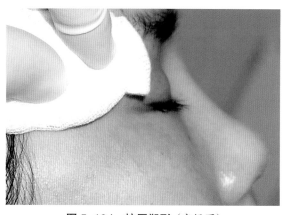

图5-16d 按压塑形（实操图）

5. 边缘区域若有填充不足，再找最凹陷点垂直进针，同法少量补充注射（图 5-17a ~ c）。

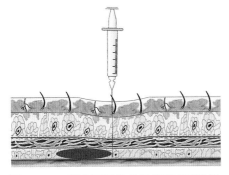

图 5-17a　填充不足处找最凹陷点再次进针（示意图）

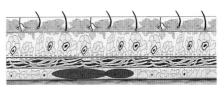

图 5-17b　填充后效果（示意图）

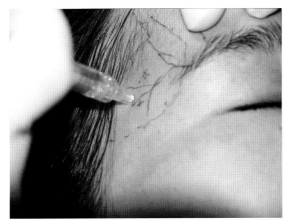

图 5-17c　填充不足处找最凹陷点再次进针（实操图）

6. 多点序列同法注射就可连成线（图 5-18a、b）。

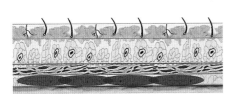

图 5-18a　多个进针点同法少量注射连成直线，即为多点序列法

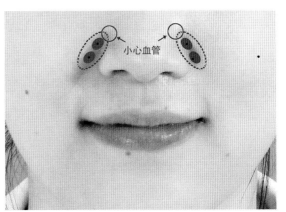

图 5-18b　鼻唇沟深层，使用多点序列法

7. 可用相同的方法，进行不同层次的注射（图 5-19a、b，图 5-20a、b）。

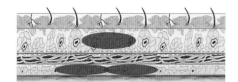

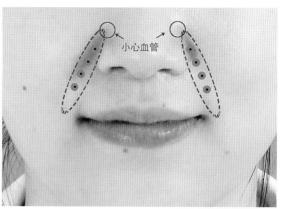

图 5-19a 熟练者多平面立体式注射亦无不可

图 5-19b 鼻唇沟浅层，使用多点序列法再次补充

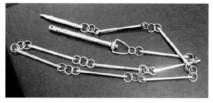

图 5-20a 鼻唇沟多点序列注射，似九节鞭，动态效果更好

图 5-20b 鼻唇沟线性注射，似棍棒，微笑时动态常会有线状凸起

8.再附1例注射额头印堂区域的临床操作，可更明白重剑手法第一式的要领（图 5-21a ~ e），由于额头部皮肤肌肉较薄，直接垂直稍进针即达骨膜，因此可将皮肤与肌肉提捏起来注射（其实这是重剑手法的第五式，详见下文），可有效避开两侧的滑车动脉，比扇形注射更为安全（图 5-22）。

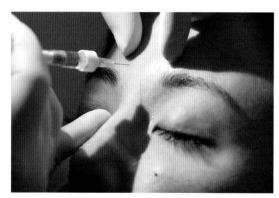

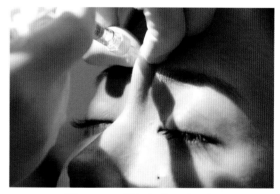

图 5-21a 寻找最凹陷点

图 5-21b 提捏起来垂直进针

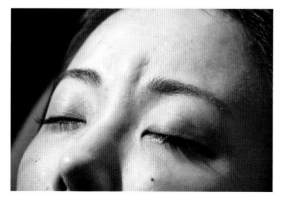

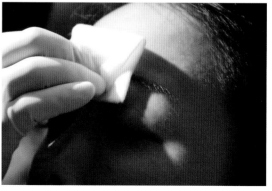

图 5-21c 注射至局部稍凸起

图 5-21d 按压塑形，使玻尿酸顺间隙扩散

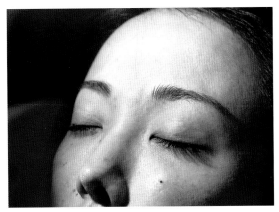

图 5-21e　塑形完毕，基本平整，不平处再少许同法补充

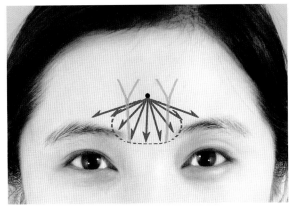

图 5-22　传统的扇形注射法，与滑车上动脉有交叉，若注射层次不准确，存在着一定的风险

◎总结

第一式直刺是一切注射方法的基础，务必要细细体会针感，这一势掌握好了，注射手法基本已掌握大半。当然，仅靠垂直注射是远远不够的，线形的注射必不可少，这就得用到后面的四式作为补充。

第二式　斜刺

◎原理

斜刺其实是直刺的变形，最简单来讲，直刺的点状注射化为线状注射，将原本垂直的进针改为斜向，就成为斜刺了。

要达到同样的深度，单纯斜刺的穿刺路径较长，因此损伤大于直刺（图 5-23），若进入路径有血管交叉，还易刺伤血管。为了避免这些不足，重剑手法中改良后的斜刺有几个不同于平常的小细节。

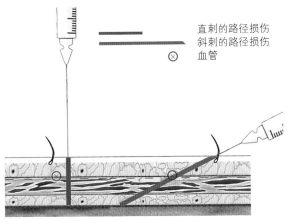

图 5-23　斜刺的路径长于直刺，损伤相对较大，刺中血管的风险亦加大

◎临床操作步骤

"重剑手法"的斜刺，是在直刺的基础上发展而来的，其关键是"**先垂直，再倾斜**"（图 5-24）。在临床操作中，两招常先后使出，常常是第一式"直刺"尚未完成，便调转针锋，转为斜刺，于直刺注射

入后，在玻尿酸腔隙中运针，行线性注射，两招一气呵成，环环相扣（图 5-25）。

示意图为了标记清楚，将皮肤层次画出，显得较厚，现实中的皮肤仅几毫米厚，这垂直进针的动作，只是进针时一个极微小的细节，却是不容忽视的。

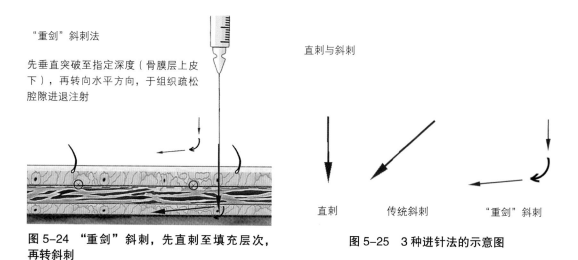

图 5-24 "重剑"斜刺，先直刺至填充层次，再转斜刺

图 5-25 3 种进针法的示意图

1. 先直刺，以最短的路径突破皮肤、皮下脂肪和肌肉，进入骨膜层上腔隙（图 5-26a、b），可有效减少路径中的损伤，并可降低刺中血管的概率。

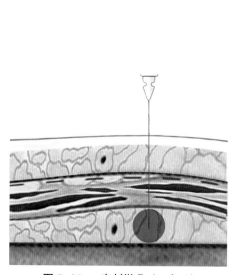

图 5-26a 直刺微凸（示意图）

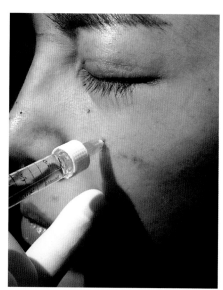

图 5-26b 直刺微凸（操作图）

2. 出针后按压塑形，同时使玻尿酸扩散，撑开填充腔隙（图 5-27）。

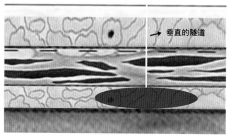

图 5-27 压平，玻尿酸撑开腔隙（示意图）

3. 于原针眼再垂直稍进针（图 5-28a、b），至骨膜层上时，倾斜针头，与鼻骨走向接近平行地穿刺，行线性注射（图 5-28c、d）。

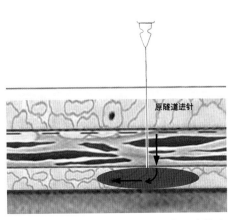

图 5-28a　于原针眼进针，至玻尿酸填充腔隙后，再倾斜针头

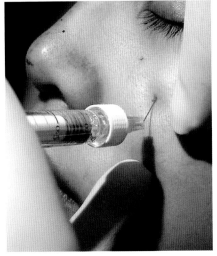

图 5-28b　于原针眼进针，垂直进针后倾斜（作者此处弄弯针头操作）

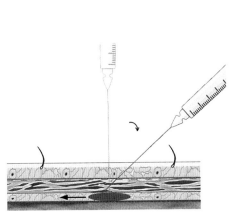

图 5-28c　再穿刺行线性注射

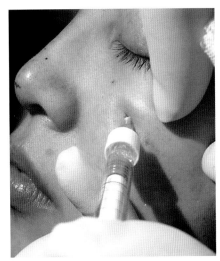

图 5-28d　再穿刺行线性注射

4. 可在第 1 个针眼前方 1 ~ 1.5cm（根据注射针长与玻尿酸扩散的范围来定间距）处再垂直稍进针，突破至骨膜层上时，感觉针尖接触上方点位注射的玻尿酸时，倾斜针头，同法注射，呈接力样前进（图 5-29）。苹果肌与泪沟相交处，通常接力一次即可完成注射。

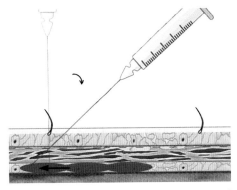

图 5-29　连续接力进针，可完成更长的线性填充

鼻部注射是使用斜刺最多的部位，与鼻骨走向接近平行地斜进针，行线性注射，接力 3 ~ 4 次，即可完成全鼻的注射（图 5-30a ~ c）。

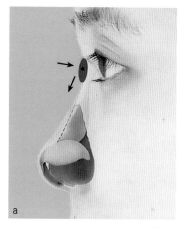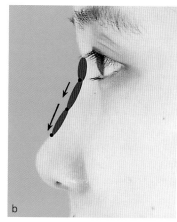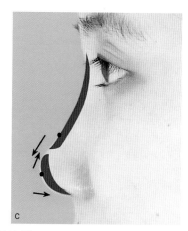

图 5-30 接力 3 ~ 4 次，即可完成全鼻的注射

◎要领

◆直刺按压后的玻尿酸可顺疏松组织间隙处流淌，同时可将腔隙撑开，再二次垂直从原针孔进针，达指定层次（皮下或骨膜上）后改斜向穿刺，整个斜刺过程，锐针针尖并未直接接触到新的组织，无新的刺伤，患者几无痛感，风险小（图 5-28a、c）；

◆穿刺层次一定要准确，锐针较细，穿刺入组织时压力变化极小，因此一定要仔细体会进针的轻微手感变化，当针尖前有玻尿酸时，穿刺手感是极其疏松的，行进几无阻力，能练得在同一层次中稳定穿行方为合格，进与退的要领便是第三式与第四式。

◎弯针斜刺技术

为了运针方便，常可将针头稍弯折（图 5-31a），可更方便进针，避免额头等部位的阻挡（图 5-31b ~ d），初始操作可能不习惯，一旦用顺手，即可发现其诸多优点，再配合上挑的技法（第五式），可妙用无穷。

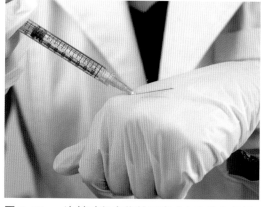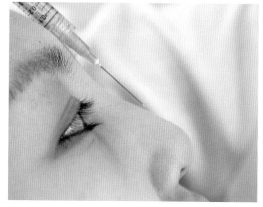

图 5-31a 注射过程中将针压弯（为了清晰拍摄，特意使用了较粗的针做示范）

图 5-31b 直针很难紧贴骨膜注射，注射过程中反复在各层次穿行，容易损伤血管，引起栓塞

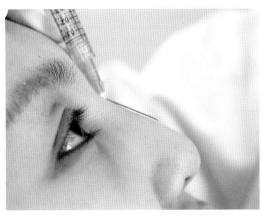
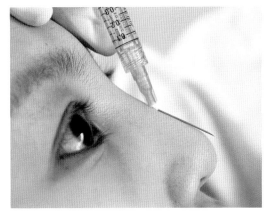

图 5-31c　弯针后紧贴骨膜注射，注射层次准确，安全性高

图 5-31d　通过数次接力，就可完成全鼻注射（为方便拍摄示范清晰，所用针较临床实际使用的针要粗长）

还有一种只弯针头的斜刺进针法，适用于肉毒浅表注射时应用，可方便接近水平角度的进针，能达到类似 4mm 小针头的注射效果（图 5-32a、b）。

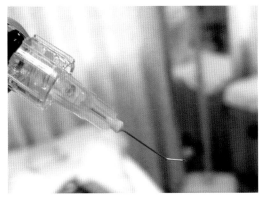
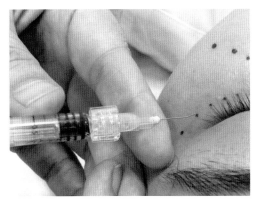

图 5-32a　针尖弯折处理

图 5-32b　表浅进针法（模拟示意图）

第三式　前进 & 第四式　后退

◎原理

这两式原本是分开的，作者现常将这两式合并，故放在一起阐述。

进针与给药的顺序一直有两派观点。

一派为"退"，即"**线性逆向注射法**"，在进针后，边退针边给药（图 5-33a、b）；另一派为"进"，即"**线性正向注射法**"，在进针的同时给药（图 5-34a、b）。

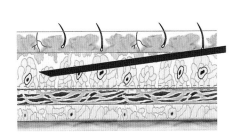
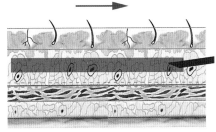

图 5-33a　线性逆向注射法 1：进针形成一隧道

图 5-33b　线性逆向注射法 2：边退针边填充隧道

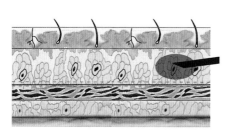 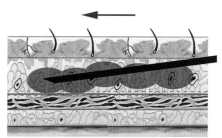

图 5-34a　线性正向注射法 1：边进针
　　　　　边推药

图 5-34b　线性正向注射法 2：进针的
　　　　　同时完成填充

这两种截然相反的注射手法，一直是学者们争论的问题（表 5-2），相对而言，线性逆向注射法更容易让人接受与掌握，使用似乎更多一些。

表 5-2　两种注射方法主要优点、缺点的对比

类别	方法	优点	缺点
"退"	线性逆向注射法	• 注射前，先有针的隧道腔隙，注射定位精确 • 各层次均适合 • 灵活多变，可变化成串珠注射，扇形交叉、网状交叉等	• 进针时易损伤血管
"进"	线性正向注射法	• 进针时，玻尿酸会撑开腔隙，针尖不易刺伤血管 • 适合深层注射	• 玻尿酸会优先往疏松组织间隙流淌，注射定位不精确 • 浅层注射易形成不规则的条状凸起

作者曾见过一篇文章，两派学者论战，一派主"进"，一派主"退"，各有理论和实践依据，互不相让，笔墨隐见刀光剑影，大有华山"剑宗"与"气宗"火拼之势，文章读完，甚是畅快，激斗虽酣，然最终并无定论，大有 16 年后"华山再论剑"的心态。

作者原本是主张"退针流"的，后见"进针流"的教授们所述的优点似乎也在理，面对这两种截然不同的注射方法，曾困惑许久。突然一日灵光乍现，居然将这似乎完全矛盾的两式成功地合二为一了（图 5-35a ~ c）。

◎临床操作步骤

1. 斜刺入注射层次后，保持一定的压力，使针尖头有一小滴液滴存在（图 5-35a）。

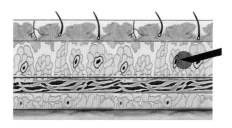

图 5-35a　重剑手法进针 1

2. 按"线性正向注射法"边进针边少量给药，注射药的主要目的是液性分离腔隙，并非填充，因此注射剂量要远小于传统的"线性正向注射法"（图 5-35b）；这一步骤只要完成 20% ~ 30% 的注射剂量即可。

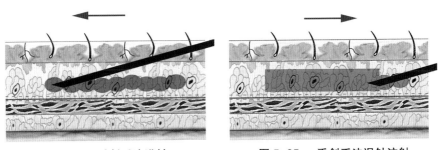

图 5-35b　重剑手法进针 2　　　　图 5-35c　重剑手法退针注射

3. 按"线性逆向注射法"边退针边给药，进行填充注射（图 5-35c），这一步骤完成 70% ~ 80% 的注射剂量。

◎要领

◆将"线性正向注射法"与"线性逆向注射法"合二为一，取长补短，存优补缺；

◆保留了原有前进与后退两种技术的特点，可轻松转换，重新变回传统的"线性正向注射法"和"线性逆向注射法"，前进与后退之间的注射量绝无固定比例（此奥妙宛若桃花岛的落英神剑掌，黄蓉的水平仅是"五虚一实，七虚一实"，虚招只求诱敌扰敌，而黄药师在临阵之际，这五虚、七虚又均可变为实招），如真皮层除皱时，全实的"线性逆向注射法"显然更为适宜；

◆针尖前头操持小液滴，可撑开腔隙，起到"液性分离"的作用，可将血管等风险因素推开，避免针尖直接刺伤（图 5-36a、b），使锐针达到比钝针更大的安全系数；

传统进针法　　　　　　　　　　　　　"重剑"进针法

⊗ 血管　　　　　　　　　　　　　　　⊗ 血管

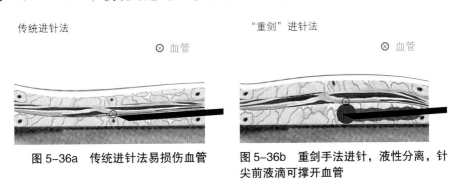

图 5-36a　传统进针法易损伤血管　　图 5-36b　重剑手法进针，液性分离，针尖前液滴可撑开血管

◆针尖不直接刺到组织，可有效减轻疼痛，尤其是使用含利多卡因的"麻版"玻尿酸，进针的过程可视为麻药的注射，对疼痛的控制效果更佳；

◆要多加练习，才能更好地掌握其中的细小要领。

第五式　上挑

这一式多融合于斜刺中应用，与前进、后退二式同时使用。

上挑是右手持针上挑和左手提捏皮肤同时进行的，主要的目的是在进针及给药的同时，通过双手的细小动作，进一步扩大注射腔隙，可有效避开血管、降低注射压力、增加安全性（图 5-37）。

另一个意义在于，在玻尿酸的支撑力起效之前，先有一个上提和上挑的力量，将腔隙打开，待到腔隙填满，玻尿酸支撑力发挥作用，再将这两个临时附加的力撤去，更有利于塑形。

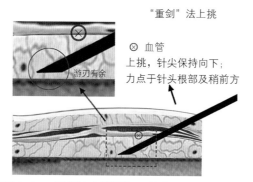

"重剑"法上挑

⊗血管
上挑，针尖保持向下；
力点于针头根部及稍前方

图 5-37　重剑法上挑要领，针尖要"游刃有余"

在隆鼻时配合弯针上挑的技术，不仅注射效果更佳，还可进一步提高安全性（图 5-38a ~ e）。

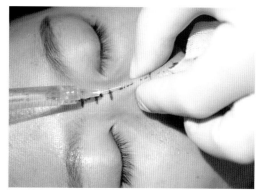

图 5-38a　进针前提捏，估计进针的深度

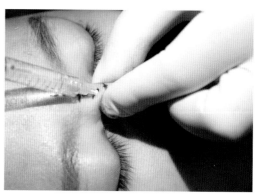

图 5-38b　配合提捏，斜刺进针，然后上挑

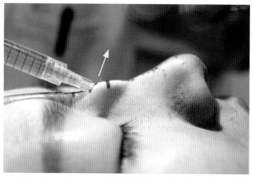

图 5-38c　上挑时的着力点在针头根部，以撑开腔隙，针尖游离于疏松组织间隙中，避免刺伤血管及其组织

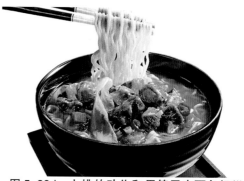

图 5-38d　上挑的动作和用筷子夹面条相似，筷尖稍向下，力点在稍后方平挑，而非筷尖

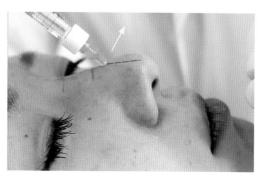

图 5-38e　鼻头部位，贴软骨注射时上挑，尤其要小心针尖上翘而损伤血管

在其他部位注射时，配合提捏上挑的动作都可灵活应用（图 5-39、图 5-40）。

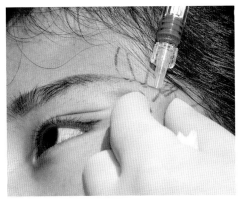
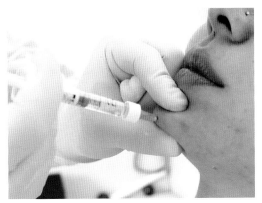

图 5-39　颞部注射时的提捏上挑　　　　图 5-40　下颏注射时，提捏配合直刺的使用

还有一种针尖的上挑，多用于肉毒素的皮内注射，方便形成皮丘（图 5-41），与此类似的上挑方法在打唇珠时偶可用到。

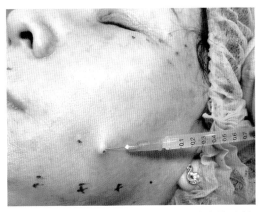

图 5-41　另一种上挑手法，用于肉毒素的注射

总结

这五式是玻尿酸的锐针注射手法，其实稍加变通，一样适用于钝针注射，肉毒素的注射可视为其简化版，左旋聚乳酸多使用钝针注射，其中主要要领均相符。

有关回抽的争议

要不要回抽？

作者在数年的临床实践中，注射玻尿酸尚未出现过回抽出血的现象，注射自体脂肪填充出现过 2 次回抽出血现象，本着"安全第一"的原则，作者一直保持着回抽的习惯。

有些同行医生认为回抽没有必要，其主要是依据"**实践是检验真理的唯一标准**"，他们在既往的临床操作中，从来没有回抽出血的现象，因此就认为回抽没有必要，并解释说明，是因为注射针细，玻尿酸残留于针体内，即使扎入了血管回抽也是无血的，得出结论回抽操作无任何实际意义。

但事实胜于雄辩（图 5-42a、b）！

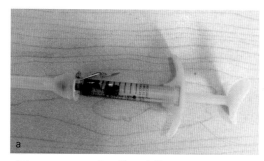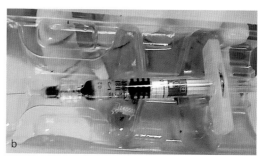

图 5-42a、b　由 2 位医院的正规医生提供的回抽出血图片，出血后停止注射，未酿成医疗事故

图 5-42 中 2 款不同的玻尿酸，均在使用一半时，再次进针注射前回抽，并出现了回抽出血现象，而且左图使用的是 30G 的细针，试想，这 2 位医师操作时，若没有回抽的习惯，患者该有多大的风险！

因此作者建议，在操作前，尤其在注射部位有较大血管穿行时，或者是初学者注射操作时，一定养成回抽的习惯。

回抽了没有血是不是一定不会栓塞?

经常有人问这个问题。

答案却是否定的！

因为上一章节已经说明了，栓塞是由多种因素造成的，并不代表没有扎破血管就不会栓塞，另外即使扎到了血管中，也不一定能百分百抽出血来。

因此，有很多人，在操作中回抽并不出血，却仍然出现了栓塞的症状。

回抽的意义

回抽如同买飞行保险，从没有人坐飞机买了保险希望这保险能用上，同样的，没人指望在注射时真能回抽出些血来，回抽更大的意义是让操作者更为安心。

回抽不出血，并不代表不会栓塞；而回抽出血，只是一种警示，提示有较大的血管被刺伤，如果仍然继续操作，栓塞的概率会大大增加。

标准的回抽动作

一些初学者，持针不稳，回抽时严重抖动，反而会增加损伤血管的风险。

标准的动作是进针后，左手捏住注射器前端，以保持稳定，右手食指轻抵注射器挡板，拇指与中指扣紧活塞柄向后回抽 0.1 ~ 0.2mL 的刻度距离，静止停留 5s，无须拉出太多，略感负压即可（图 5-43a、b）。

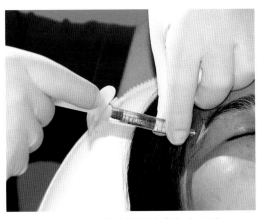
图 5-43a　标准的回抽动作（正面）

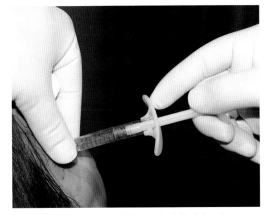
图 5-43b　标准的回抽动作（背面）

回抽无血，再进行下一步注射；若回抽有血，应迅速出针，按压止血，再根据出血程度，更换邻近点位注射或延期注射。

对于初学者，更建议延期注射，以保证安全！

 ## 锐针流与钝针流

锐针与钝针（图 5-44）的争论在微整形界一直是个永久的话题。通常会分为"锐针流"与"钝针流"两个阵营，往往在学术会议上都争论不休。

"锐针流"的历史更为久远些，注射医生入门通常是先进行肉毒素的注射，以此体验锐针的手感，一旦操作熟练并养成习惯后，就不觉得有何不便，于是便不大乐意再体验新款的钝针了，再加上各型号玻尿酸产品所原配的针头均为锐针，使用确实更为方便，且成本低廉，故不可能遭到摒弃。

"钝针"是在锐针的基础上发展改良而来。

因为锐针操作不当，容易刺破血管形成血肿，为了避免该风险，有些厂商就生产出了"钝针"，并从最初的前开口发展成为侧开口，粗细、长度等规格不同，形成了多种型号。

很多初学者总对锐针有莫名的恐惧，也有一些相当成熟的医生做惯了自体脂肪的注射，而注射脂肪所用的注射管其实就是一款较粗的钝针，因此在使用玻尿酸注射时，自然驾轻就熟地偏向于使用钝针了。

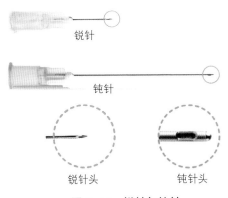
锐针

钝针

锐针头　　　钝针头

图 5-44　锐针与钝针

锐针的优点

◆ 原配针头即为锐针，无须换针头，操作方便，成本低；

◆ 注射手法更为灵活多变，各种注射技巧均可使用，并可灵活地在多个平面及多个注射点进行自由切换及微调；

◆ 锐针更细，若应用得当，层次准确，如庖丁解牛般游刃有余，所造成的组织损伤反而更小。

锐针的缺点

◆ 过于尖锐，有刺破血管的风险；

◆ 长度通常较短，在大面积注射时有时难以注射平铺均匀；

◆ 进针点较多，每一个进针点都有损伤小血管的风险，可能造成表面的瘀青；

◆ 生手持针手法不稳，颤抖中容易误伤周围血管或眼睛等敏感器官。

钝针的优点

◆ 操作时注射层次控制相对较简单；

◆ 无锋无刃，弹性强（图5-45），在皮下及骨膜上等疏松组织中穿行，层次较为准确，不易扎入肌肉，不会直接刺伤血管及神经，更不会直接刺入血管中，若应用得当，出血量及肿胀程度均可降低；

◆ 相比锐针更长（图5-46），常达5cm以上，甚至可超过10cm，用于额头等大面积的部位进行扇形、交叉填充，进针孔更少，更容易平铺均匀；

◆ 可于更隐蔽的位置进针，达到较远的注射位置。

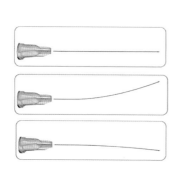

图5-45 钝针弹性好，弯曲自如，不易折断

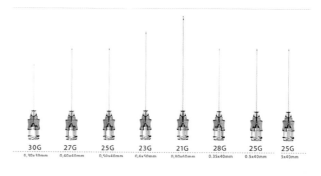

图5-46 钝针款式越来越多样化，选择越来越多

钝针的缺点

 钝针最大的风险，就是连针都不会拿的人以为钝针是安全的。

◆ 无法进行皮内注射；

◆ 钝针强行突破形成周围组织的撕拉伤，疼痛感较强，还有可能会拉断周围的血管，也可能造成神经末梢纤维的撕拉伤；

◆ 质量较差的钝针针孔周围较为粗糙，在穿刺中有可能会刮破血管（图5-47a、b）；

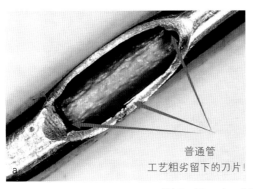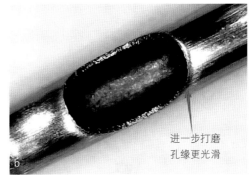

普通管
工艺粗劣留下的刀片！

进一步打磨
孔缘更光滑

图 5-47a、b 2 款钝针的不同工艺

◆很多人以为钝针安全，在操作过程中更为大意，反而忽略了更为重要的技术层面上的追求，层次掌握不正确，操作蛮力，反而进一步增加了操作风险；

◆内径较锐针要粗得多，推注更为流畅，在相同的操作压力下，单位时间注射量（即注射速度）是锐针的数倍，若操作不当，容易在某一局部注射过多，形成张力压迫，进一步诱发组织水肿，水肿又可进一步增加压迫，如此正反馈过程持续，若注射部位为鼻尖等血液循环较差的部位，容易造成压迫性的血管栓塞；

◆外径大多粗于锐针，进针点需要额外使用细锐针注射少量麻药，再用粗锐针开孔，否则患者疼痛难忍，操作步骤要比锐针复杂。

小结

使用钝针与锐针本无好坏之争，而在于使用者的功力。

便如使刀还是用剑，本无高低之分，如胡一刀与苗人凤一刀一剑（图 5-48），谁都难以胜谁，而二人交换刀剑比武时又可打个平手，功夫练到高处，本就是触类旁通，并不能因此二人来评说刀与剑的好坏，而同样使剑的田归农在胡一刀面前就根本不值一提。

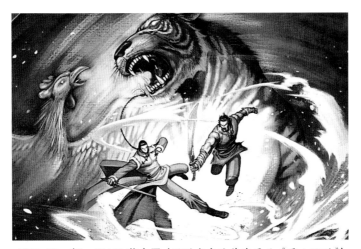

图 5-48 胡一刀 VS 苗人凤（原图出自马荣城漫画《雪山飞狐》）

钝针的操作要领

作者常使用钝针注射额部、面颊部，注射的材料有玻尿酸、左旋聚乳酸、自体脂肪，现以颊部的玻尿酸注射为例，讲述钝针的操作要领。

临床操作步骤

1. 进针注射少量利多卡因，形成一小丘即可（图 5-49a）。

2. 拿略粗于钝针的锐针刺破皮肤，开隧道至注射层次（皮下或骨膜上），以方便钝针进入（图 5-49b）。

3. 在锐针打开的隧道中，插入钝针，于注射平面中前进，使用上挑的技法，辅助提捏或绷平，可使进针更为安全、便利（图 5-49c、d）。

4. 打通完整的隧道后，退针行"线性逆向注射"（图 5-49e、f）。

5. 注射完一个隧道后，可不出针，直接转换方向，于同针眼进针多次反复操作，完成扇形注射（图 5-49g）。

6. 注射后按压塑形（图 5-49h），作者习惯于使用钝针注射额头、面颊等面积较大、要求注射较平整的部位，因此注射后的按压尤其关键，必要时还可一手伸入患者口内，对颊部进行按压（图 5-49i、j）。

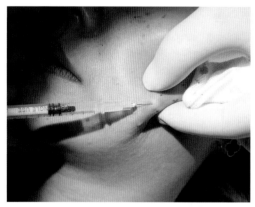

图 5-49a　进针点注射局部麻醉药

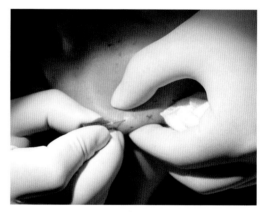

图 5-49b　锐针打开隧道

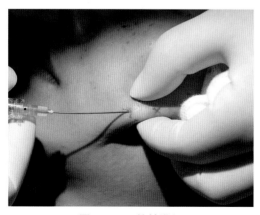

图 5-49c　钝针进入

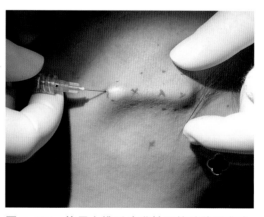

图 5-49d　使用上挑手法进针可使腔隙更准确，避免 SMAS 层中的神经血管的损伤

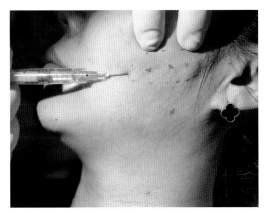

图 5-49e　线性逆向注射 1

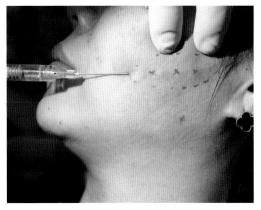

图 5-49f　线性逆向注射 2

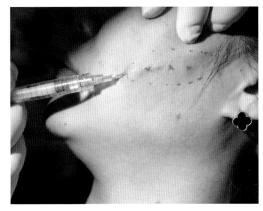

图 5-49g　改变方向，扇形注射

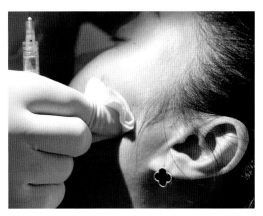

图 5-49h　注射后按压塑形平整

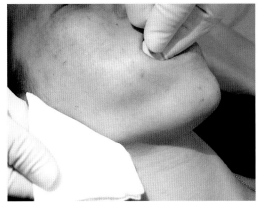

图 5-49i　口内按压法 1

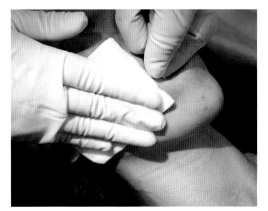

图 5-49j　口内按压法 2

注意事项

◆手法轻柔，顺其自然，于皮下或骨膜上使用钝针进针，全程阻力非常小，尤其是使用 27G 等细的钝针，几乎无阻力进针；

◆若出现难以进针的现象，切勿过度用力以免形成撕拉伤，应稍后退，针头稍向上或向下移动后再行试探；

◆患者若出现强烈的疼痛，很有可能已牵拉到血管，如果强行向前进针，术后会出现明显的瘀青、水肿；

◆术中突然出现出血或皮下持续加重的血肿，应立即停止注射，按压片刻后再决定是继续注射还是延期治疗；

◆尽可能减少注射点，根据患者的不同情况与要求来决定进针点，永远没有标准的最好的注射方法，要灵活多变（图 5-50）；

◆有些医生在使用钝针注射时，会先注射一些含肾上腺素及利多卡因的肿胀液，可撑开注射腔隙、减轻疼痛、收缩血管，此法也非不可行，只是注射玻尿酸采用这些步骤略显多余，而注射自体脂肪填充时，这些就是必备的步骤。

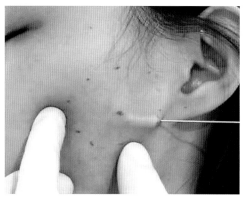

图 5-50　另一例面颊凹陷的注射，钝针从耳前进针，熟练掌握后根据患者不同的情况与要求，注射方法无固定套路

注射的层次与材料的选择

正确的注射层次

肉毒素除皱及提升注射在相应肌肉。

填充除皱主要在真皮层及皮下组织层；塑形填充通常在皮下组织层、骨膜上，严禁注射在表皮层（图 5-51）。

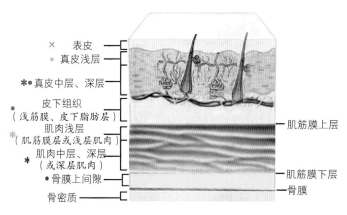

●填充剂注射点 ✱肉毒素注射点 ⊗选择性注射点 ×禁止注射点

●破皮进针点　→运针方向

┈┈注射区域范围　┈┈禁止注射区域范围

图 5-51　注射层次及颜色示意

真皮层的注射还可细分真皮浅层、中层和深层，常规除皱多注射于真皮深层，若过深至皮下组织，则见不到明显的矫正效果；注射过浅，则会出现皮肤发白的现象，应立即停止注射，并用力按压皮肤，使填充物尽量均匀扩散（图 5-52）。

在不能确定具体层次的情况下，软组织填充剂以"**宁深勿浅**"，肉毒素以"**宁浅勿深**"为原则。

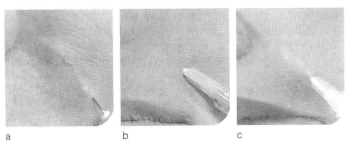

图 5-52 真皮深层注射示意。a.过浅；b.过深；c.正好

对于不同注射层次的手感掌握，要靠长期的临床经验总结，大致归纳如表 5-3，以供参考：

表 5-3 注射层次及判断

注射层次	常用材料	手感判断	视觉判断	患者感觉	备注
表皮	无	较硬	直视可见，刮伤后可见白色创面，伴渗血、渗液	疼痛明显	菲薄；非注射部位
真皮浅层	PRP，小分子填充剂	坚韧，注射阻力大	可见注射针颜色	疼痛明显	填充剂注射后，易见表皮鼓起并发白，易有小渗血
真皮中、深层	小、中分子填充剂，自体血清、肉毒素	坚韧且有弹性，注射阻力大	可见注射针外形	运针时疼痛感不明显，注射时注射物向表皮方向扩散时会有一定疼痛感	注射后可有皮丘样鼓起
皮下组织	大分子填充剂，自体脂肪	突破感后有疏松感	上挑后依稀可见注射针外形	疼痛不明显	皮肤轻度鼓起，按压易扩散
肌肉浅、中层	肉毒素	突破感后有较致密感，有一定阻力		胀痛、酸痛	
肌肉深层	肉毒素	深扎接触骨膜后，稍后退针		胀痛、酸痛	
骨膜上（肌筋膜下）	自体脂肪、大分子填充剂	疏松，易潜行分离，向下可触到骨质硬感		疼痛不明显，接触骨膜时会有酸痛感	

正确的注射层次应符合金字塔原则（图 5-53），并且在材料的选择以及注射层次及注射量的把握上都有其客观规律（表 5-4）。

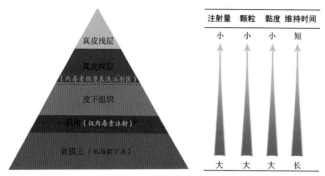

图 5-53　注射填充金字塔结构

表 5-4　各层次注射规律总结

层次位置	组织层次	作用	注射材料选择			注射量	外观影响
			维持时间	颗粒大小	黏度		
浅层	真皮层	除皱	短效	小颗粒	低黏度（液性高）	少	大
中层	皮下组织	除皱、软组织塑形	中效	中颗粒	中等	中	中
深层	骨膜上	骨性塑形、软组织塑形	长效	大颗粒	高黏度（固性高）	多	小

📝材料注射层次不当可能带来的后果

◎深层材料→浅

表面结节、颗粒感强、凸起、外形不自然、手感硬。

◎浅层材料→深

效果不明显、吸收快。

◎中层材料→深或浅

在材料型号不足的情况下可以替代，然填充性能较为中庸，能有一定的改善，也无太多不良反应，却也很难有非常理想的效果。

📝例外情况

大多情况都符合这一原则，少数特殊情况例外。例如，眉弓处因肌肉与骨连接紧密，压力大，塑形困难，且有眶上神经通过，若贴骨膜（深层）注射填充，患者疼痛度高，且有损伤神经的风险，故应在皮下（中层）进行注射（图 5-54）。

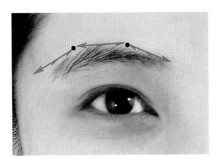

图 5-54　眉弓塑形注射于皮下

 ## 注射操作的进阶过程

　　提升技术，最关键的还是自己的刻苦修炼，毕竟得到一本《九阴真经》和练成经书里记载的绝招是两个完全不同的概念。

　　技术提升的最快方法就是在临床实战中打拼，但要记住，一切以"安全第一"为根本原则。

　　在每一次注射前，都应明确注射部位的解剖结构，详细询问病史，排除禁忌证，最大可能地降低风险；选择合适的注射材料，掌握正确的注射技术，做好充分的准备，尽可能避免绝大多数并发症的发生。

进阶过程

　　◆学习解剖学知识，熟悉皮肤的层次、肌肉位置、功能及相互关系，了解血管、神经的走向以及各部位危险因素；

　　◆熟悉所用的注射材料的作用原理及特性；

　　◆注射医生最好能从整形美容手术医生做起，因为微整形注射操作不像开放性的整形手术，难以看清操作的内在细节，因此注射操作一定要通过实践掌握。在临床实际中，可以通过手术前的局部麻醉药注射当成一个练习及学习的过程，以此来掌握正确的进针方法，并找到各层次进针的手感，为以后真正的微整形注射操作打下良好的基础；

　　◆微整形操作是个递进式的学习过程，不能急于求成，应从最简单的注射项目做起，先打肉毒素，掌握了基础针感后，再进行简单的玻尿酸注射，然后再逐渐过渡到稍复杂的项目，玻尿酸注射掌握了，基本功扎实了，埋线提升等操作就非难事了；

　　◆当熟悉掌握了各种微整形项目后，再掌握综合应用的技巧，达到"毒（肉毒）、线（埋线提升）、玻（玻尿酸）"三位一体，甚至是达到"毒、线、光（激光及射频）、玻、刀（手术刀）"五位一体的水平；

　　◆注射期间应注意加强与患者的沟通交流，随访患者的变化过程，通过不断的总结归纳来提高注射水平。

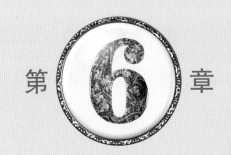

第 **6** 章

其他填充材料的并发症

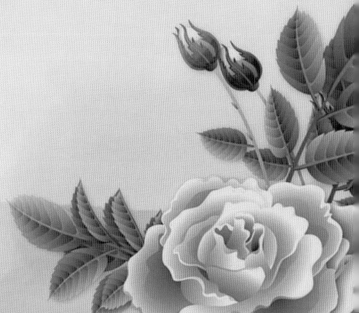

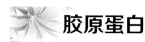

胶原蛋白

简介

胶原蛋白类产品是最早用于注射除皱的填充剂，在解决面部、眼周、唇周及口角的皱纹时，可得到较为理想的治疗效果。

胶原蛋白是一种细胞外蛋白质，是由 3 条肽链组合成的螺旋形的纤维状蛋白质。胶原蛋白是人体内含量最丰富的蛋白质，占全身蛋白质总量的 30% 以上，是细胞外基质中最重要的组成部分。一个成年人的身体内约有胶原蛋白 3kg，主要存在于皮肤、骨骼、眼睛、牙齿、肌腱、内脏（包括心、胃、肠道、血管）等部位，其主要功能是维持皮肤和组织器官的形态和结构，同时也是修复各损伤组织的重要原料物质。

健康的人体皮肤有 70% 是胶原蛋白，随着年龄的增长，胶原蛋白会逐渐流失，从而导致支撑皮肤的胶原肽键和弹力网断裂，其螺旋网状结构随即被破坏，皮肤组织被氧化、萎缩、塌陷，继而出现干燥、皱纹、松弛无弹性等衰老现象（图 6-1）。

补充胶原蛋白是延缓衰老的必要方式，食用富含胶原蛋白的食物是补充胶原蛋白最常用的方法（图 6-2），只是收效甚慢，而对于已经形成的皱纹，注射填充是补充胶原蛋白（图 6-3）最快、最直接的方法。

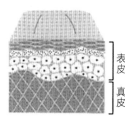
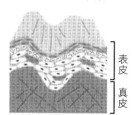

图 6-1 胶原蛋白与皮肤

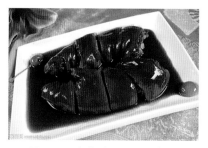

图 6-2 富含胶原蛋白的食物

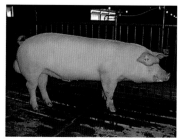

图 6-3 注射用的猪胶原蛋白来自 SPF 猪（即从出生到育成都不带病原的猪，尤其不能带有猪喘气病、猪萎缩性鼻炎、猪痢疾、猪伪狂犬病、猪传染性胃肠炎等 7 种病的病原）

◎主要优点

● 胶原蛋白（专指美容注射标准的，下同）能够自然地被皮肤组织完全吸收降解；

● 胶原蛋白的组织相容性强，可直接补充皮肤中的胶原蛋白成分，融合于细胞之间，填充效果自然柔和；

● 胶原蛋白的吸水性弱于玻尿酸，下眼睑区填充时不易形成黑眼圈，不会出现后期的吸水性膨胀和水肿；

● 胶原蛋白用于水光注射时，美白、嫩肤效果强于玻尿酸；

● 胶原蛋白有止血效果，不易远端扩散，不易栓塞（不代表不会栓塞）；

● 反复注射胶原蛋白可刺激真皮层成纤维细胞产生新的胶原蛋白，形成新的组织，产生修复和再生的作用。

◎主要缺点

● 胶原蛋白吸收速度较快，在组织中存留时间只有 3 ~ 6 个月，线性降解，持续性体积减小，要求过量注射，最佳形态满意时间区段较短；

● 胶原蛋白只能适用于皮肤老化所致的浅表皱纹，如眉间纹、鼻唇沟皱纹、鱼尾纹等或表浅的瘢痕及小而浅的萎缩等凹陷性皮肤缺陷，对于较深的皱纹，如高龄患者的额部皱纹，较陈旧、较深的瘢痕，如囊肿性痤疮后或外科手术后遗留的瘢痕的效果不佳；

● 胶原蛋白具有物种特异性与组织特异性，对某些特异性体质的人可能会产生过敏反应，因此在使用前最好进行皮试（即使厂家宣传无须皮试的一些产品，条件允许的情况下，最好也进行皮试，尤其是敏感体质的患者）；

● 胶原蛋白可能会存在动物源性病原体的隐患（如疯牛病等）；

● 胶原蛋白须冷藏储存，运输有所不便。

常见并发症

由于吸收速度较快，注射过量、不平整、硬结、效果不满意等常见的不良反应都不是太大的问题，因此胶原蛋白类产品严重的并发症并不多见。

◎超敏反应

由于胶原蛋白的吸收速度较快，胶原蛋白类产品严重的并发症并不多见，最常见的并发症是"**超敏反应**"，即俗称的"**过敏**"（图 6-4）。

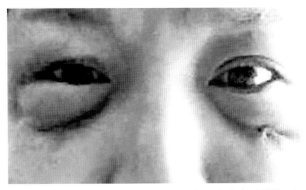

图 6-4　严重的胶原蛋白过敏多次手术治疗后的惨剧

一旦出现过敏，概率纯属"中奖"；不怕不"中奖"，最怕"中大奖"，倘若不幸中了"特等奖"，后果又何止是一个"惨"字可形容呢！[详见"第九章 超敏反应（过敏）"]。

一旦出现严重过敏，"**可直接补充皮肤中的胶原蛋白成分，使之融合于细胞之间**"这一胶原蛋白的最大优点，即成了悲惨之极的缺点，注射入体内的产品很难通过手术的方式取净，也不能像玻尿酸那样可以溶解，只有依靠抗过敏药物的持续治疗来控制症状。

✎ 并发症的预防

◎ 皮试

由于人自身的胶原蛋白与牛胶原蛋白在末端肽链的结构上有所区别，所以可能会出现超敏反应，因此在注射牛胶原蛋白之前，均要在使用前 4 ~ 6 周进行皮试。

以 Zyderm 为例，皮试时取 0.1mL 在身体上较隐蔽的部位进行皮内注射，48 ~ 72h 后观察，另还需要在 4 周后再次观察。一般建议要进行 2 次皮试，在初次皮试 2 周后再行第 2 次皮试，也同样应在 48 ~ 72h 以及 2 ~ 4 周后这两个阶段紧密观察。

约有 3% 的患者会对牛胶原蛋白过敏，其中有 70% ~ 80% 的患者会在 48 ~ 72h 内出现超敏反应。

经皮试 2 年后，若要再次注射牛胶原蛋白，仍要再次进行皮试。

因操作过程烦琐，牛胶原蛋白在国内的使用率极低，然而作为第一个获 FDA 认证的异种填充剂产品，在某一时期别无二选，曾在美国和欧洲被广泛使用。

国内常见的某款猪胶原蛋白产品，厂家宣传时认为其抗原性较低，无须皮试，然临床实践中，出现过敏虽是小概率事件，却并不算太罕见。因此作者建议，最好在使用前参考牛胶原蛋白 Zyderm 的皮试方法使用，尤其对一些敏感体质、有过其他过敏史的患者，切勿忽视可能存在的过敏风险。

◎ 其他注意事项

● 临床实践中，烦琐的皮试操作有时显得不切实际，在无皮试的基础上直接注射时切忌第一次注射的剂量切勿过多，即使出现了不良反应，相对风险也要低一些，有曾在临床上对初次使用的患者注射 8 支以上胶原蛋白酿成惨案的报道；

● 一旦出现过敏症状，立即进行抗过敏治疗，勿滥用抗生素延误时机，使病情进一步恶化；

● 切勿对有伊斯兰宗教信仰的患者注射猪来源的胶原蛋白；

● 勿盲目与其他填充类产品混合使用。

✎ 并发症的治疗

● 若出现注射后形态不佳的情况，可待其自行吸收，无须特别治疗；

● 因不似玻尿酸这般有溶解酶作特效药，加快胶原蛋白分解的方法主要是热敷理疗和激光射频治疗；其实，实质的治疗也是借此拖延时间，以心理治疗为主；

● 若出现过敏症状，应尽快进行抗过敏治疗，切勿单纯使用抗生素延误时机。

左旋聚乳酸（童颜针）

📝 简介

左旋聚乳酸，又名聚左乳酸，是一种可降解的合成聚合物，被用来制造可吸收性医疗用品已有数十年的时间，其中包括可吸收缝线、外科补片、螺钉以及可以诱导组织再生的薄膜等。

Sculptra（音译为塑然雅或舒颜萃，欧洲上市的称为 Newfill）是目前最主要的，也是唯一的经 FDA 认证的左旋聚乳酸软组织填充剂，是由直径 40 ~ 63μm 的 PLLA 晶体微球 150mg 和 5mL 的甲基纤维素组成的混合性溶液。

左旋聚乳酸从 1997 年开始被用于医疗美容领域，1999 年欧洲 CE 认证了左旋聚乳酸产品 Sculptra（塑然雅）可用于修复软组织缺损、皱纹、凹陷性瘢痕等，2004 年 2 月 CE 认证可适用于面部脂肪萎缩的矫正。2004 年 8 月份获美国 FDA 批准，用于 HIV 阳性患者的面部脂肪萎缩及双侧不对称的矫正治疗，并在 2010 年 7 月获得 FDA 认证，可用于健康人注射填充鼻唇沟以及其他的面部深度皱纹，其效果持续时间可达 2 年以上（表 6-1）。

2010 年经我国台湾省与香港特别行政区的卫生署批准可用于医疗美容领域，由于我国内地对中、长效填充剂的谨慎态度，左旋聚乳酸仍处于临床试验阶段，正规医院未曾正式应用，"黑针会"内却正在滥用。

表 6-1　左旋聚乳酸的应用

适应证（人群及部位）
HIV 阳性（含反转录病毒治疗期内）面部脂肪萎缩的患者
身体健康、面部脂肪萎缩的患者
颞部及面颊凹陷
下面部松弛及褶皱
下眶凹陷
颈纹（维纳斯链）
手部的老化
禁忌证（人群）
胶原蛋白过敏的患者
其他相关免疫系统的疾病
瘢痕增生体质
妊娠及哺乳期
有血液性疾病及凝血障碍

 作用机制

⚠️ **左旋聚乳酸和其他类型的填充剂有着本质的区别！**

左旋聚乳酸并不是一种稳定的真皮或软组织填充剂，而是一种具有良好生物相容性的、可降解的合成聚合物。在注射后，先通过纯物理性的空间占据及组织刺激引起的肿胀，而达到暂时性的填充效果，但通常只能维持 1 周甚至更短的时间（图 6-5）。

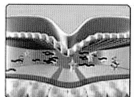
1. 治疗前皱纹凹陷

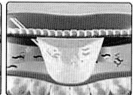
2. PLLA 与水分注射至皮肤深层，立即起到填充效果，填满皱纹与凹陷

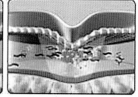
3. 数日后，水分被机体吸收，皱纹与凹陷恢复原状

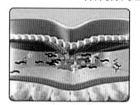
4. PLLA 逐渐分解，同时伴胶原的自我增生

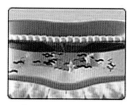
5. 约 6 周后，治疗效果开始明显

图 6-5　左旋聚乳酸的作用机制

经水解酶溶解后，左旋聚乳酸可被体内的巨噬细胞吞噬，然后再经一系列反应，其聚合状态和分子结构被破坏，然后缓慢降解为乳酸微粒和 CO_2。CO_2 可通过呼吸运动排出，乳酸微粒则遗留在体内，通过再次吸收分解作用，形成乳酸根进入三羧酸循环可被代谢为 CO_2 和水，同时刺激胶原生成和肉芽肿反应，产生包绕异物的纤维结缔组织，最终导致真皮内纤维素的增生（即真皮增厚），从而达到填充的美容效果（图 6-6a、b）。

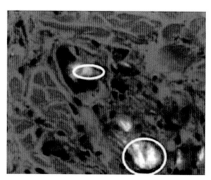
图 6-6a　左旋聚乳酸注射后 12 日

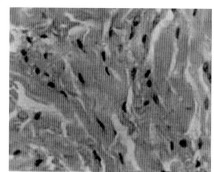
图 6-6b　左旋聚乳酸注射后 30 日

左旋聚乳酸被可用于皮肤下陷或松垂区域的填充塑形或疾病导致的脂肪萎缩的矫正（其适应证包括艾滋病等免疫性疾病引起的脂肪萎缩部位的填充），但不适用于表浅的皮肤皱纹的填充。

最近几年，国外临床使用其治疗痤疮和水痘瘢痕，取得了较好的治疗效果，且具有极佳的安全性；注射于骨膜表面，用于矫正颅骨支撑缺失的试验也在进行之中。

左旋聚乳酸的填充效果可以维持 18 ~ 24 个月，并可通过加强注射来使效果更为持久。美国学者有临床实验报道，在 275 名患者的随诊观察中，3 ~ 4 年后，仍可观察到增生的慢性肉芽肿（即起到填充效果的胶原蛋白）。

除维持时间较长外，左旋聚乳酸另一主要优点是其效果的改变不会太明显，因其效果是渐进性的，往往周围的人只会感到患者几个月内越来越年轻，而无法察觉到是做了什么手术，非常适合于某些要求低调变美的患者。

◎安全性

只要合理使用，左旋聚乳酸的安全性还是很高的。

早期临床实验的结果反映，高浓度的左旋聚乳酸对机体的刺激较大，肉芽肿的发病率高，后期进行的临床实验，因降低了注射浓度，在欧、美等国家使用多年一直保持着较好的安全记录，并发症仅少量出现，都与注射区域及注射手法的不正确有关。

A.Redaelli 等人在 2005 年，对 398 例患者进行调查的最终数据显示，在注射技术到位的情况下，只有小于 1.25％的病例出现了结节（肉芽肿），这也说明了这类产品并发症的发生率还是相对较低的。该实验同时还指出，这些并发症的出现与产品的稀释浓度、注射技术、注射后的按摩等因素都有直接关系。但该调查并没有感染发生率的报道，也不包括二次注射后的相关结果。

要注意，左旋聚乳酸注射后的填充效果是缓慢出现的，从最后一次填充时间算起，在 6 个月后会进入稳定期，其填充效果可稳定维持 12 个月以上。

需注意，是效果可"稳定"维持至少 12 个月，而非 12 个月后就没有治疗效果了，在临床实际中，其效果的维持时间可长达 2～3 年，甚至更久，因此一旦注射过量，处理起来是非常困难的（图 6-7a、b）。

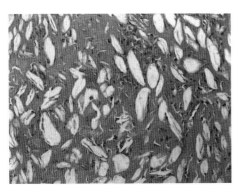 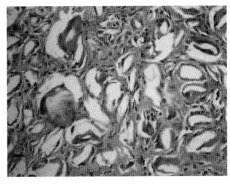

图 6-7a　Sculptra 注射后 8 个月的正常变化，聚乳酸微球已逐渐被分解　　图 6-7b　Sculptra 注射后出现硬化性肉芽肿，有多核巨细胞产生

◎配制方法

商品化的 Sculptra 可溶解于水中，注射后能被人体吸收，具有免疫源性，是分子量为 17 万 Dalton 的交联链状结构的大分子材料。

与其他填充材料不同的是，Sculptra 并非现成的注射材料，而是以固态粉末的形式封装于无菌小瓶中，现在欧洲市场上常见的是每瓶含量为 150mg，可常温保存（图 6-8）。

在注射前要提前配制药物，即加入 5mL 的专用的无菌注射用水充分溶解，然后在室温中（< 30℃，也可在冰箱内 2～8℃冷藏）放置至少 8h，形成悬浮于水中的大小 40～60μm 的微粒体。

其实这一过程并非真正的溶解，而是乳化的过程，即水分子均匀地包裹住左旋聚乳酸分子，因此要使用不含离子的无菌注射用水，而不是含有 Na^+ 和 Cl^- 的生理盐水。

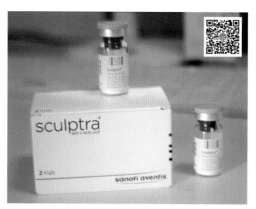

图 6-8 欧洲市场上的 Sculptra（本图由深圳
贝漾美容健康管理有限公司提供）

放置时间越久，乳化越是充分，分布越是均匀，注射效果越是好，因此临床上推荐放置 24h 以上再使用。有医师甚至推荐在配制后超过 72h 后再使用，但作者认为这一时间过长，有细菌污染的风险。

虽然在产品说明书上建议稀释至 5mL 后使用，但大多数使用过此产品的专家认为，将其稀释至 7 ~ 8mL 更为合适，其中，稀释液体中可含有 1mL 的利多卡因（注射前即刻加），以减轻注射时的疼痛。

效果与风险成正比，虽然越低浓度填充效果越差，但安全系数越高，首次应用的患者以及技术不熟练的医生应以安全第一、少量多次为原则。

对于初学者，作者建议先使用更低的浓度，可稀释至 10 ~ 20mL 后再注射。

◎注射方法

抽取配制好的溶液前要充分摇匀，但要注意勿将泡沫吸入注射器内，注射时要严格无菌操作。

注射时一般建议使用 25G 左右的钝针头（太细难以推动，太粗又会造成较大的创伤），用线性逆向法或交叉影线法注射，在推注困难的情况下不应强行用力，而应更换针头，也可以使用每点 0.05 ~ 0.1mL的微滴或珍珠样微滴注射法。

潜在风险

左旋聚乳酸的作用原理是刺激肉芽肿增生，因此其最常见的并发症自然便是肉芽肿的过度增生了，这与注射过量、过频、浓度过高、注射层次不正确，未选择好适应证等人为因素关系更大，而非产品本身的缺陷。

常见并发症

● 术后出现肿胀、发红、疼痛、瘙痒、变色、结痂、脱皮为常见现象，只要合理用量（图 6-9），数日后多可自行痊愈；

● 有些患者在治疗 10 日后会有痤疮暴发，这与异常的刺激导致新陈代谢旺盛有关；

● 左旋聚乳酸要注射到真皮深层或真皮下层以建立支撑结构，若注射层次过浅，就易出现皮肤结节和（或）皮肤发热现象；

● 注射剂量过多或浓度过大，配制时间不足，容易散在地出现小硬节或表面不平整（图 6-10）；

● 国外报道的不少结节是在注射后 1 年出现；

●以往国内多数医生均认为左旋聚乳酸的颗粒小，流动性强，不会引起栓塞，但是在 2012 年有国外文献报道，1 例青年男性患者在眶周注射左旋聚乳酸后发生失明和眼眶栓塞，这与左旋聚乳酸注射入颞中静脉有关，因此在注射时仍然要谨慎，切勿注射入血管。

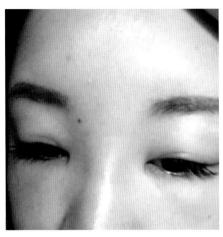
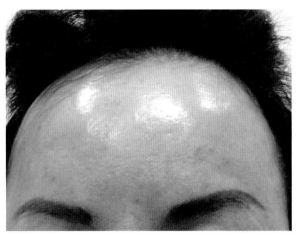

图 6-9　过量注射后约 10 日，上面部异常水肿　　图 6-10　过量注射后约 9 个月，额头不平整，有结节

并发症的预防

●并发症的出现均与不当的注射方法及过多的注射量有关；

●由于左旋聚乳酸的注射原理及作用方式与其他填充剂不同，其治疗理念并非"填充某条皱纹"，而是"恢复面部一个区域的组织容量"，临床上使用时要严格把握其适应证，严重的皱纹，如粗糙干瘪的手以及松松垮垮、布满皱纹的颈部（维纳斯链），都是非常适合用左旋聚乳酸来填充治疗的；

●第一次注射应尽量低浓度配制，试探性注射；以测试患者的敏感程度，再根据实际情况调整第二次的浓度与用量；

●术后 24h 内冰敷，可有效减轻疼痛红肿，10 日内避免阳光照射，2 个月内尽量避免激光射频类治疗，术后 1 日后即可化妆，但要保护注射针孔；

●避免在注射过其他充填剂的区域注射左旋聚乳酸，勿在有炎症的部位注射；

●注射后立即行较长时间的按摩（"3 个 5"原则：前 5 日应按绕圈循环的方式定向按摩，每日 5 次，每次 5min），以促进药物扩散均匀，避免结节产生，而其他的注射材料很少需要这样的按摩；

●精确注射是避免并发症的最重要因素，要求充分了解解剖学层次，务必注意，Sculptra 不能注射于真皮层内，只能注射于皮下，要按"多点少量"的原则，注射时要偏深，若将其用于丰唇，则很可能造成唇部肿胀及不对称，绝不能用于眼周及唇部等皮肤极薄的部位；

●少量均匀是最重要的注射原则，例如，在使用微滴注射时，单个点位的注射量，颧部应不得超过 0.1mL，手与颈部不得超过 0.05mL；

●因为真皮增厚是个缓慢渐进的过程，因此医生与患者都必须要有耐心，务必要遵守"少量多次"的原则，严禁一次"矫枉过正"，左旋聚乳酸平均要注射 2 ~ 4 次，两次之间常为 2 ~ 3 个月，至少应间隔 1 个月。

并发症的治疗

● 若注射后出现明显的结节或肿块，通常要等数月甚至更久才能自行缓解，按摩、热敷理疗、射频等治疗能稍缩短恢复时间；

● 必要时可以注射少量皮质类固醇类药物，但容易出现凹陷和脱色，得不偿失，因此能不用尽量不要使用；

● 若患者注射过多，增生难以控制，曲安奈德治疗无效，最后万不得已时，可使用少量的帕瑞肽或奥曲肽，按生长因子的治疗处理（详见后文）。

骨粉和微晶瓷

简介

骨粉和微晶瓷的主要成分均为羟基磷灰石，属同一类填充产品，套用某著名牛奶品牌的一句广告词，"不是所有的骨粉都叫微晶瓷"，即可说明两者之间的关系。

◎骨粉

骨粉，即**羟基磷灰石** [$Ca_{10}(PO_4)_6(OH)_2$, Hydroxylapatite, HA]，是一种磷酸钙材料，俗称"**人工骨**"，其化学成分、晶体结构、物化性能等与人体骨有 **99.96%** 的相似性。在临床，其微粒状态的材料制品已在骨科、口腔颌面外科的修复中得到广泛的应用（图 6-11）。

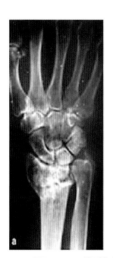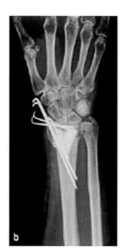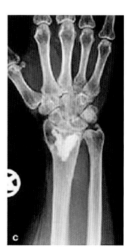

图 6-11　羟基磷灰石在骨科修复中早已得到广泛的临床应用

羟基磷灰石作为一种外源性植入物，经几十年的动物实验及临床应用都已证明其具有极好的生物相容性，不存在材料老化现象，还有周围细胞无死亡、溶解和变形，无局部和全身炎症及异物反应，不溶血、不致敏、不致癌等诸多优点。

在组织学方面，当羟基磷灰石植入机体后，不但其本身不被吸收，还可以防止周围的骨吸收，还可通过一种直接的化学粘接机制，为正常骨的沉积和维持提供了一个持久的基面，促进表面新骨直接沉积，因此是一种非常理想的人工骨材料。

◎微晶瓷

微晶瓷（**Radiesse** 或音译为**瑞得喜**）是一种由合成的超微粒羟基磷灰石钙（CaHA）微粒（约占 30%）与凝胶制剂（约占 70%，主要成分为水、甘油和可以被人体吸收的凝胶／胶原）构成的奶油色凝胶，已经获得 FDA 及 CE Marking 的认证。超微粒羟基磷灰石（Hydroxylapatite Ultramicron）是目前临床使用的新一代羟基磷灰石材料，为超微粒分子结构，属中长效填充材料，它继承了以往大分子产品的优点，又具有可吸收性，因此更为安全可靠。

超微粒羟基磷灰石具有良好的生物兼容性与生物可分解性，悬浮于凝胶中的 CaHA 呈平滑且细微的晶球状微粒，其大小介于 25 ~ 45μm 之间，可以逃避巨噬细胞的吞噬作用，在注射进入人体组织后，即可得到填充效果。经过一段时间后，其中的凝胶逐渐吸收而只存留 CaHA 颗粒，这些颗粒可成为注射部位新生组织形成的支架，可诱导胶原的形成，并最终成为具有高度组织相容性、稳定柔软且持久的、与邻近组织具有相似特点的移植物。

羟基磷灰石颗粒会因酶活性而被溶解，并通过正常的排泄过程被清除，在体内，CaHA 颗粒的持久性取决于注射技术、注射部位以及患者的年龄和新陈代谢等诸多因素的影响，用于面部年轻化治疗的维持时间通常为 10 ~ 18 个月（图 6-12a、b，图 6-13a ~ d）。

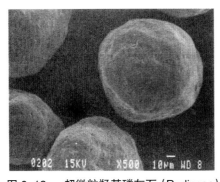 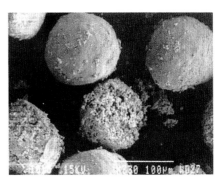

图 6-12a　超微粒羟基磷灰石（Radiesse）　图 6-12b　注射后 30 个月，缓慢溶解

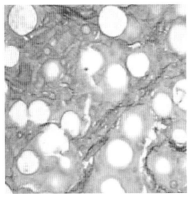 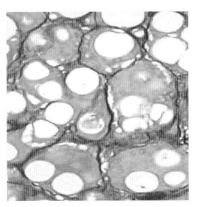

图 6-13a　Radiesse 注射后 1 个月　图 6-13b　Radiesse 注射后 4 个月

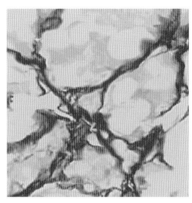 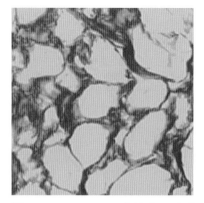

图 6-13c　Radiesse 注射后 8 个月　　图 6-13d　Radiesse 注射后 20 个月

潜在风险

骨粉早年常用于鞍鼻的注射，主要应用于鼻根及鼻背部凹陷的矫正，但不能用于鼻尖塑形，因为鼻尖部是软骨构成，使用羟基磷灰石填充，会导致鼻尖过硬，形状与手感皆不自然。

由于骨粉是不可吸收的永久性填充剂，在注射后很快就会与鼻骨融合，并会一定程度诱导不可调控的骨性增生现象，导致后期形态的改变（图 6-14a、b），一旦效果不满意，必须通过手术刮除，且很难彻底取净，手术过程本身可能比骨粉的存在有着更大的风险。

随着更为安全的胶原蛋白、透明质酸等材料的推广，"骨粉"近来已经很少应用了。

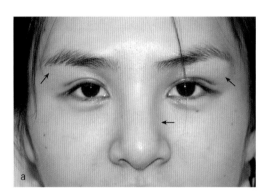 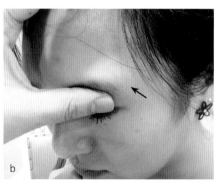

图 6-14　该患者为作者同事，年幼无知时被美容院"忽悠"，鼻、眉弓、下颏，注射所谓的"微晶瓷"，其实就是普通的"骨粉"。数年后，出现增生：a. 正面观，鼻背明显变宽，鼻部及下颏注射层次较深，触之如墙上敲下的碎石灰样的毛刺感，与骨膜紧密粘连，牢不可晃；b. 眉弓部注射于皮下，眉区下坠压迫，严重影响重睑形态，触之滑动

与胶原蛋白和透明质酸等短效填充剂相比，微晶瓷具有维持时间更长的优点，且有较强的生物兼容性，不会对人体产生毒性和过敏反应，注射前无须皮试，很少产生肉芽肿，由于其包含有钙质成分，比起其他材质来说，能提供较佳的支撑力和维持度，不易发生位移状况，似乎是一种较为完美的材料，因此曾在我国台湾省被大范围地推广注射，并随着台湾省医生的交流访问，逐渐被内地熟知。

但在大力推广 3～5 年时间后，潜在的风险开始逐渐暴露，最为明显的就是，微晶瓷并非如传说中那般可以在 1～2 年内被完全吸收，常可看到注射微晶瓷 3 年以上的患者，外形依然坚挺，甚至有如骨粉样的增生现象出现，只是症状较普通骨粉轻而已，这大概与亚洲人和欧美人的体质差异有关。

常见并发症

● 红、肿、热、痛、胀等现象较玻尿酸注射后严重（图 6-15a、b）；

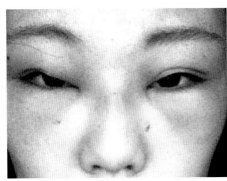
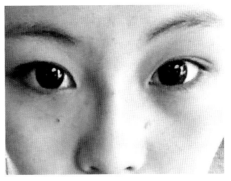

图 6-15a　微晶瓷注射后 3 日，肿胀严重　　图 6-15b　完全消肿后，形态恢复

● 可能会因注射量过多，早期压迫局部导致血运不佳，使毛细血管增生，呈红血丝外观，难以消退；

● 一旦出现感染，材料无法取净，治疗相对较为困难，易反复发作（图 6-16）；

● 同样潜在栓塞风险，一旦出现栓塞，无法溶解，症状难以控制（图 6-17），栓塞症状可于术后即刻就出现，数日后加重，也可于注射后数年在某些诱因（常有注射其他填充物或手术刺激而引起，具体原因未明）下才发生（图 6-18）。作者推测与微晶瓷颗粒部分被吸收，体积变得更小，更易进入因二次注射或手术而形成损伤的小血管而导致，若进入血管，重则溃烂坏死，轻则局部缺血呈现一片黯黑，而无特别理想的解救方法；

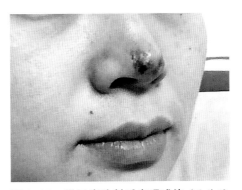

图 6-16　微晶瓷注射后出现感染（具体注射时间不详）

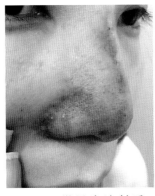
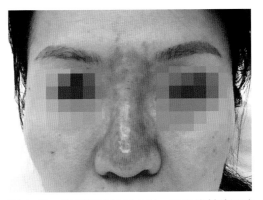

图 6-17　微晶瓷注射后 2 日，出现栓塞症状　　图 6-18　微晶瓷注射后 3 年，补充注射玻尿酸 6h 后出现栓塞症状

● 有骨粉注射隆鼻后出现严重栓塞，羟基磷灰石填充颗粒转移至眼球，导致失明的报道（图6-19a～d、图6-20，感谢胡金天医师从国外文献中收集提供本组图片）；

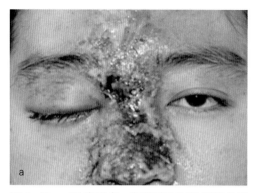

图6-19a 25岁患者，羟基磷灰石注射隆鼻后，即刻就出现上睑下垂及眼球疼痛，右眼视力进行性下降，数日后鼻部及眉间片状皮肤坏死

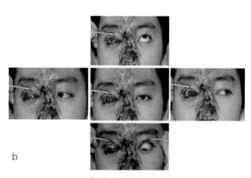

图5-19b 眼球转动试验，患侧眼球向上向内转动异常

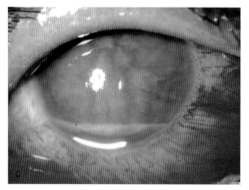

图6-19c 裂隙灯检查：角膜水肿，瞳孔扩大

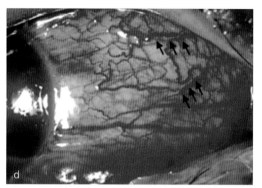

图6-19d 结膜血管内见大量白色栓子

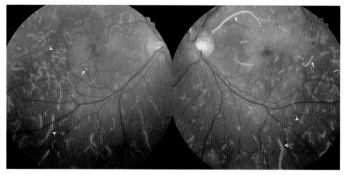

图6-20 30岁男性，行鼻部羟基磷灰石填充后，出现双侧失明＋无光感＋无对光反射，双侧瞳孔扩大，双侧上睑下垂，鼻背中部有皮肤坏死，局部皮肤颜色红色斑点状。检眼镜：可见大量栓子栓塞，大的白色箭头：脉络膜波及；小箭头：视网膜波及。

● 后期出现结节、鼓包、不平整，且难以自行软化，因为与骨膜粘连紧致，倘若出现问题，难以用常规手术方法取出。

正因为后期出现这一系列的并发症，让台湾省的同行们吃尽苦头，他们逐渐开始放弃使用这一材料，并提醒大陆同行们，万万不要被眼前的利益所吸引，尤其不要使用这款产品用于鼻部的注射。

并发症的预防

- 慎用，除台湾省同行们的教训外，微晶瓷在大陆一直未得到CFDA的正式批文许可；
- 非用不可时，勿注射浅层，鼻唇沟或颞部等深层骨膜上等部位可尝试一用；
- 韩国同行有建议使用这款产品用于唇部及手背的少量注射，认为可促进胶原的增生以起到填充效果，其注射手法和原理均类似于左旋聚乳酸，但作者不推荐如此大胆地使用。

并发症的治疗

- 若出现栓塞，因为无法溶解，因此远比玻尿酸栓塞更难治疗；
- 用粗针在栓塞部位多点穿刺放血，多少可使栓塞物随血液流出一部分，能对栓塞情况有一定的缓解作用，并可减轻压力，同时增加局部的血运，增加组织营养，防止坏死；
- 手术条件允许的情况下，尽可能取出注射物；
- 通过热敷、理疗、射频、高压氧舱等物理方法对症治疗，多少能畅通血管，促进代谢，缓解症状；
- 若有局部感染化脓，应及时清创，并静脉点滴抗生素治疗；
- 因外形不佳，变宽、变形等，患者要求取出，只得使用外科手术方法，明视下操作，创伤极大，常常要使用刮匙或骨锉，不仅不能保证取净，还有损伤其他正常组织的可能，导致皮肤变薄或组织坏死，后期二次修复时，可能还要再移植真皮或筋膜修复，极其复杂。

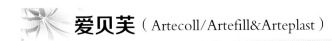

爱贝芙（Artecoll/Artefill&Arteplast）

简介

爱贝芙是一种历史极为悠久的长效软组织填充剂，由美国加利福尼亚大学整形外科教授Gottfried Lemperle于1985年发明，至今已有30年的历史，曾经在全球绝大多数国家进行广泛的临床应用，可用于永久性地祛除脸部皱纹、鼻唇沟纹、丰唇、修复瘢痕、乳头充盈和其他皮肤缺陷等。

爱贝芙于1996年取得欧盟的批准；在经过长达9年的临床考证后，于2006年取得美国FDA的批准；2002年取得中国SFDA（现更名为CFDA）批准，于2006年到期，2012年重新获批。

爱贝芙的主要成分是胶原蛋白，是由80%的牛胶原蛋白溶液（胶原蛋白产自澳大利亚），20%的PMMA微球，0.3%的利多卡因（起麻醉镇痛作用）构成。

PMMA，即聚甲基丙烯酸甲酯，俗称有机玻璃，是迄今为止合成的透明材料中质地较优异、价格又比较适宜的品种（图6-21）。

爱贝芙中的 PMMA 为外表润滑的圆形微球，直径 32～40μm，悬浮在 3.5% 的胶原蛋白溶液中，每毫升爱贝芙中含有 600 万个微球，当将 PMMA 微球注射到整形部位后，可迅速被纤细的纤维被膜完整包裹，不会产生移动和降解，但能刺激纤维细胞合成和分泌胶原蛋白。

1～3 个月后，注射入的牛胶原蛋白逐步降解并被人体本身的胶原蛋白所替代，PMMA 微球不会被人体的巨噬细胞所吞噬，也不会自行降解，而是留在填充部位，起到永久效果（图 6-22），并能保证部分组织的柔软，但有时会产生硬结和硬物感。

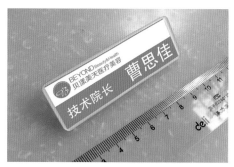

图 6-21　生活中的 PMMA 制品（有机玻璃）

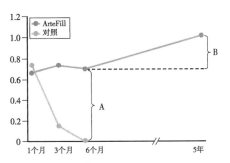

图 6-22　爱贝芙与胶原蛋白注射效果对比

爱贝芙在不同国家及不同时期，产品的颗粒大小及产品性质稍有差别，在欧洲与美国原称 Artecoll，升级后改名为 Artefill 与 Arteplast，在巴西称为 Metacril，在中国则名为"爱贝芙"（图 6-23a～e）。

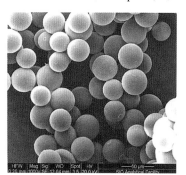

图 6-23a　加拿大生产的 PMMA（Artefill）

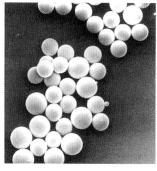

图 6-23b　欧洲生产的 PMMA（Artefill）

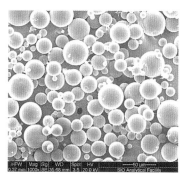

图 6-23c　巴西生产的 PMMA（Artefill）

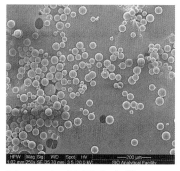

图 6-23d　巴西生产的 PMMA（New Plastic）

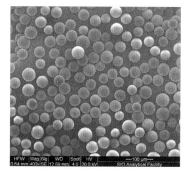

图 6-23e　美国生产的 PMMA

潜在风险

●最大的风险在于"植入容易，取出困难"，其不可降解的主要成分对人体存在着安全隐患，稳定不变的永久性填充材料在变化的人体中本身就是一个不安定的存在因素；

● 易出现迟发性肉芽肿（图 6–24a、b），FDA 在 2003 年 2 月 28 日出具的一份关于 Artecoll 的报告显示，其产品的不良反应率为 16.4%：128 个注射了 Artecoll 产品的受试者中有 21 个出现了不良反应。号称安全性有所改进的三代产品 Artefill 获批后的第 2 年，美国皮肤美容界的先驱 Dr.Klein 就掀起了一项要求禁止 Artefill 及其类似物的运动。Klein 表示，和其他美容产品不同，这些植入皮肤的产品是长期甚至永久性的，这些物质在皮肤里面待的时间越久，形成难看肿块的风险就越大；

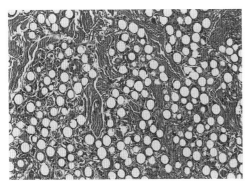 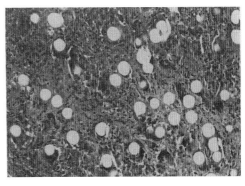

图 6–24a　Arteplast 注射后 10 年的正常组织学变化，有线状胶原带和巨噬细胞，巨细胞罕见　图 6–24b　典型的 Artecoll 肉芽肿，大量巨细胞，微球之间距离增大

● 爱贝芙中牛胶原蛋白占比 80% 左右，存在过敏风险，在美国注射这款材料，必须先做一个牛胶原蛋白过敏测试，测试 28 日后，未出现过敏反应，才能进行注射，在美国 FDA 网站中，有收集对牛胶原蛋白过敏导致严重不良反应的案例。而在国内，曾有某经济新闻的记者咨询爱贝芙的多家授权医院时，授权医院并未提及任何过敏测试，在记者主动问询后，大部分指定医院宣称只要是对鸡蛋不过敏就可以了；

● 存在感染动物源性病毒的风险（仅为理论上存在，目前尚未有疯牛病通过注射传染至人体的报道，因此不必过于恐慌）；

● 疗效并不明显，美国 FDA 网站上对于 Artecoll 的临床实验显示，和安慰剂相比，爱贝芙在鼻沟纹之外部位去除皱纹的效果并不明显。

常见并发症

● 正常的红肿 2 ~ 3 日即可消肿，可有异常的红、肿、热、痛、胀和轻度感染，并可形成硬节；

● 注射量过多，早期压迫局部，导致血运不佳，可能会出现感染；

● 虽未见报道，理论上不排除有潜在的栓塞风险；

● 后期肉芽肿增生极其明显，结节、鼓包、表面不平整、难以自行软化，难以治愈（图 6–25 ~ 图 6–28）。

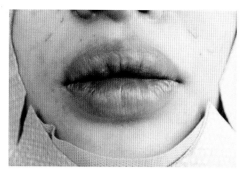

图 6-25　爱贝芙注射丰唇后的肉芽增生，嘴唇异常增厚，有结节颗粒

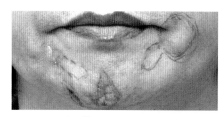

图 6-26　爱贝芙注射后，唇周的颗粒结节

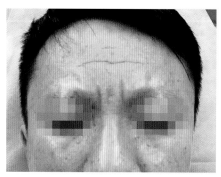
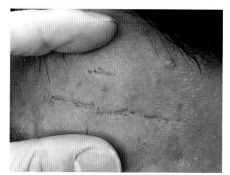

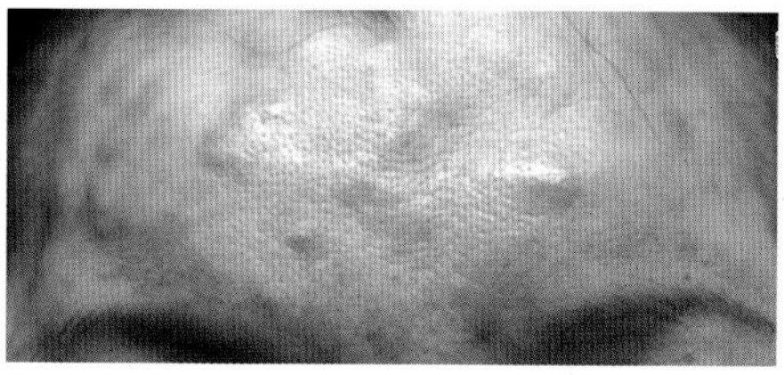

图 6-27　爱贝芙注射后，额部的颗粒结节

图 6-28a　爱贝芙额纹除皱填充注射后 5 年的患者，额纹依然存在，似乎未见有改善

图 6-28b　局部细看，已形成瘢痕样外观 (肉芽肿)，非正常质地皮肤

🔖并发症的预防

- 慎用；
- 皮下填充注射虽然填充效果更好，潜在风险也大，使用前务必斟酌利弊；
- 一定谨记少量多次的注射原则，避免一次注射过量；
- 严格无菌操作；
- 勿与其他填充材料混合；
- 作者个人意见，仅建议在鼻唇沟等凹陷深层贴骨膜上注射或注射于明显凹陷的痘坑瘢痕等基本无活力的组织中。

🔖并发症的治疗

- 对于早期的鼓包，局部射频治疗可加快局部血运，减轻症状，加速药物吸收；
- 早期出现感染时，尽可能行开放式手术能取出多少是多少，使用扩血管药物、理疗热敷、全身抗感染治疗，表面护理等对症治疗；

- 后期会出现严重的肉芽肿增生，形成硬节、鼓包或局部不平整，治疗效果差，可使用曲安奈德注射，但可能会带来局部不平整、凹陷、脱色等其他不良反应；
- 后期特别严重者，直接切除病灶（图 6-29a、b，图 6-30a、b）。

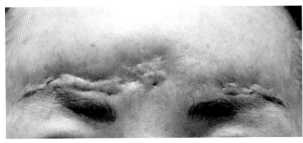

图 6-29a 爱贝芙注射治疗额纹后，额头出现严重的肉芽肿

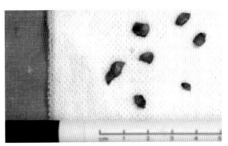

图 6-29b 该患者手术切除后的病灶

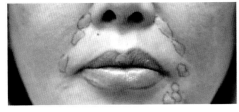

图 6-30a 爱贝芙注射治疗额纹后，鼻唇沟与下唇沟明显的肉芽肿

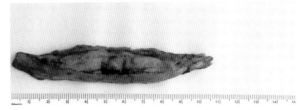

图 6-30b 该患者手术切除后的病灶

 # 欧特莱 & 伊维兰

简介

欧特莱 & 伊维兰（OUTLINE & EVOLUTION，下简称"伊维兰"）是一类带正电荷的有机酸铵盐，呈弱碱性，外观为透明的黏弹性胶体，是由不同浓度和分子链长度的交联介质有机酸铵盐共聚物和磷酸缓冲溶液、氯化钠、注射用水构成。

伊维兰系列产品共有 4 型，欧特莱（OUTLINE）不带有微球结构，包括 FINE、ORIGINAL、ULTRA 3 个产品，据说可在 2 ~ 10 年被完全吸收；伊维兰（EVOLUTION）是一种长效的、合成的皮肤填充物，在可降解成分中添加了不可降解的聚乙烯醇多孔微球，微球大小为 25 ~ 40μm，微球上微孔大小为 15nm 左右，可保持 10 年以上的填充效果（图 6-31）。

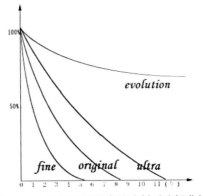

图 6-31 伊维兰系列产品注射后降解曲线

伊维兰于 2000 年获得欧盟 CE 认证，成为英国皇家医学美容协会推荐产品（作者吐槽：法国药物，为何英国皇家认证推荐？显然，英国皇家不是推荐药物的机构😺！）。

2005 年 4 月 11 日，伊维兰整个系列产品被我国药监总局（CFDA，当时被称为 SFDA）批准在国内使用，2009 年 4 月 11 日到期，2010 年 2 月 11 日，再次申报，未能通过，因此此系列产品在国内使用已属于非法。

早在 2007 年时，法国伊维兰的生产商 ProCytech 公司，就突然召回公司的所有产品，似乎也在宣告着什么，但此时这系列材料在中国正被大量推广之中，显然还舍不得下线。

万幸的是，这款材料的价格昂贵，仅在少数正规的医院由部分正规医师进行操作，尚未发展至个人工作室滥用的地步，因此出现并发症的总人数并不大，但并发症出现的概率却是决计不小的。

✒ 潜在风险

伊维兰最大的风险在于"植入容易，取出困难"，因不易（或不可）降解，其主要的成分对人体同样存在着安全隐患。

◎聚丙烯 N,N 二甲基二丙烯铵盐

欧特莱 & 伊维兰中所含的"**聚丙烯 N，N 二甲基二丙烯铵盐**"成分（图 6-32），与另一线状高分子聚合物"**聚丙烯酰胺**"（Polyacrylamide，即"奥美定"）似乎类似。

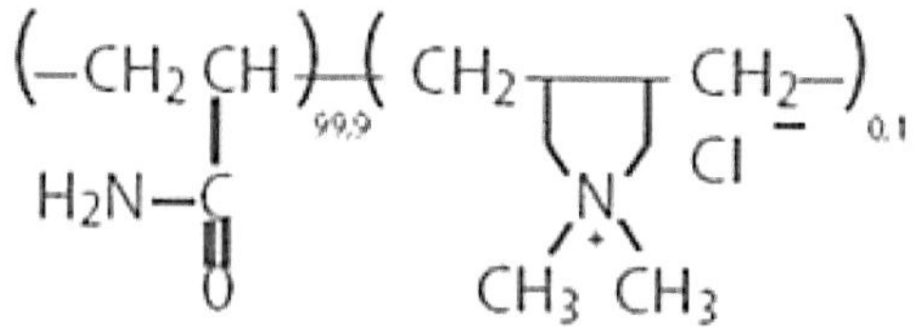

图 6-32　聚丙烯 N，N- 二甲基二丙烯铵盐

先不能说伊维兰等同于奥美定，但确实含有与奥美定里的丙烯酰胺近似的成分。所不同的是，奥美定的成分**聚丙烯酰胺水凝胶**，其分子式为 $(CH_2-CO-CHNH_2)_n$，而欧特莱 & 伊维兰主要成分的分子式为 $(CH_2-CO-CHNH_2)-(CH_2-NCH_2CH_2-CH_2)_n$，多了后面的 $(CH_2-NCH_2CH_2-CH_2)$ 阳离子成分。

虽然商家宣称这两种产品的理化性能大相径庭，但作者私以为，终究是相似的物质，潜在的风险切不可低估。

◎聚乙烯醇微球

与爱贝芙中的 PMMA 颗粒类似，伊维兰中含有一种不可吸收的小颗粒物质，被称为聚乙烯醇微球（图 6-33），其作用与 PMMA 颗粒相同，都是长期存在于人体内刺激胶原蛋白增生或说是刺激瘢痕增生的物质。

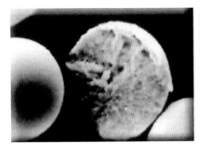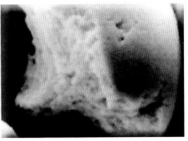

图 6-33 伊维兰中的聚乙烯醇微球及其微孔结构图

医药级聚乙烯醇不同于化工级别聚乙烯醇，它是一种极安全的高分子有机物，对人体无毒，无副作用，具有良好的生物相容性，尤其在医疗中，如其水性凝胶在眼科、伤口敷料和人工关节方面有广泛的应用，同时聚乙烯醇薄膜在药用膜、人工肾膜等方面也有应用。

其安全性可以从用于伤口皮肤修复和可用作眼部滴眼液产品可见一斑，其中一些型号也常被用在化妆品中的面膜、洁面膏、化妆水及乳液中，是一种常用的安全性成膜剂。

虽在医药领域有如此多的用途，但均是表面或临时使用，**尚未有明确证据表明，这种材料在人体内长期存留是安全的**。

常见并发症

- 异常的红、肿、热、痛、胀（图 6-34a）；
- 注射过多，早期压迫局部，导致血运不佳，可能会出现感染（图 6-34b）；
- 有栓塞的可能（图 6-35、图 6-36）；
- 注射部位早期易形成硬结，为肉芽组织增生；
- 肉芽组织增生后期形成瘢痕，难以自行软化，难以治愈（图 6-37、图 6-38）。

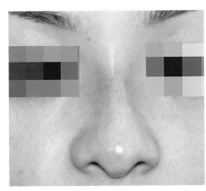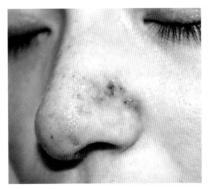

图 6-34a 伊维兰注射后即刻，出现红肿

图 6-34b 该患者 4 日后出现感染，伴轻度栓塞迹象

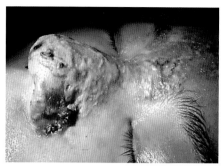 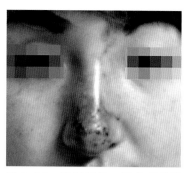

图 6-35　伊维兰填充后约 1 周，严重的　　图 6-36　注射后约 4 日出现的栓
表面感染　　　　　　　　　　　　　塞伴感染

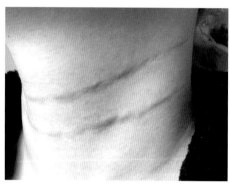 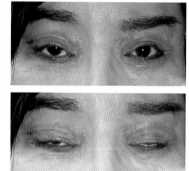

图 6-37　伊维兰颈部注射后数月，出现肉　　图 6-38　重睑术后上眼眶凹陷，
芽肿　　　　　　　　　　　　　　　伊维兰填充后出现肉芽肿

并发症的预防

禁用！

并发症的治疗

● 出现异常的肿胀，建议表面涂抹"喜疗妥"药膏；

● 局部射频治疗可加快局部血运，减轻症状，加速药物的吸收；

● 局部后期的肉芽肿（增生性瘢痕），可使用曲安奈德注射，但可能会带来局部不平整、凹陷、脱色等其他不良反应；

● 出现感染、栓塞等严重症状，尽可能行开放式手术能取出多少是多少，使用扩血管药物、理疗热敷、全身抗感染治疗，表面护理等对症治疗。

聚丙烯酰胺水凝胶（奥美定、英捷尔法勒）

简介

聚丙烯酰胺（PAM）是一种水溶性高分子聚合物，不溶于大多数有机溶剂，具有良好的絮凝性，可以降低液体之间的摩擦阻力，按离子特性分可分为非离子、阴离子、阳离子和两性型 4 种类型，主要在工业中用作助凝剂与增稠剂（图 6-39）。

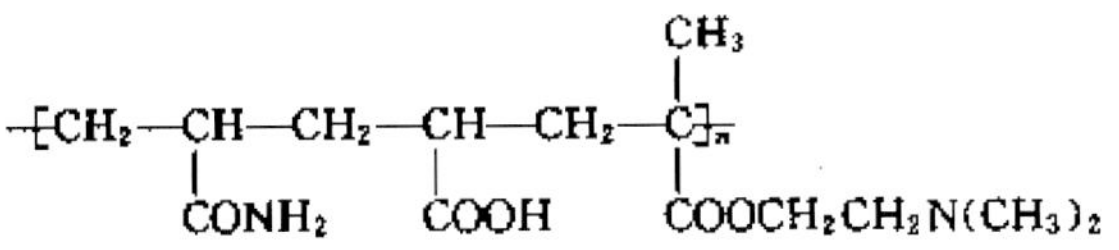

$$-\text{[CH}_2\text{—CH—CH}_2\text{—CH—CH}_2\text{—C}]_n^{\text{CH}_3}$$

CONH₂　　COOH　　COOCH₂CH₂N(CH₃)₂

图 6-39　聚丙烯酰胺分子式

奥美定，学名医用聚丙烯酰胺水凝胶（PAAG），俗称人造脂肪，是一种无色透明、类似果冻状的半液态物质，曾在我国医疗整形美容界，作为长期植入人体的软组织填充材料，用于注射隆乳、丰颞、丰颊、丰臀等注射美容术。

◎ 性状特点

聚丙烯酰胺凝胶为亲水性的胶状物质，由聚丙烯酰胺聚合体与水组成，其生物凝胶的化学结构稳定，纯度高，植入人体组织以后，终生不会被人体吸收而消失，无碎裂，可长期留存体内而不会被降解。

聚丙烯酰胺水凝胶是一种化学合成物，构成它的单体有剧毒，而化合物无毒性，但注入到人体内后，有可能会分解，产生剧毒。由于能在人体内分解成剧毒单体分子，毒害神经系统，损伤肾脏，对循环系统也可造成伤害，世界卫生组织已将这种物质列为可疑致癌物之一。

◎ 主要产品

经乌克兰英捷尔法勒公司授权生产的名为"**英捷尔法勒**"，国产的称为"**奥美定**"，现世界各国都已严令禁止使用这种材料。

需要强调的是，奥美定并不等同于英捷尔法勒，而是英捷尔法勒中国化后的山寨产品，其纯度和原版相差不少等级，因此出现并发症更多。

正因为有着奥美定的前车之鉴，现在我国 CFDA 对注射隆乳类产品以及含有不可吸收性成分的中、长效填充剂尤为谨慎。经国家明令取缔后的现在，仍然还有许多山寨产品打着"XX 胶原蛋白"、"XX 玻尿酸"、"XX 干细胞"等在不良诊所或美容院中大量使用，不得不令人深思（图 6-40）。

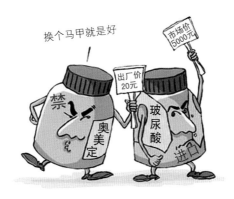

图 6-40　改头换面

另外还要注意的是，有一些经 CE 认证的产品中，例如丹麦的 Aqumid，法国的 Dermalive/Dermadeep 以及意大利的 Bio-Alcamid，仍然含有部分 PAAG 成分，切不可因为是进口的材料而盲目使用。

📝 潜在风险

聚丙烯酰胺本身是低毒或无毒的，但一旦在体内降解成单体的丙烯酰胺，就具有神经毒性、致癌性、生殖毒性、皮肤及呼吸道毒性了。

这种材料与组织无法相融合，若注射于同一个大腔隙，尚有可能形成一个包膜而被束缚，更多情况下是在顺着组织间隙游走，扩散至远方，危害极大。

📝 常见并发症

◎ 游走

注射入人体的奥美定呈凝胶状，可在体内随身体活动和肌肉收缩沿组织间隙渗透蔓延，游走至身体其他处，致注射部位严重变形，如注射隆乳后可发生游走，可导致乳房变形，严重者注射物可游走至腹部、腰背部，并在局部形成肿块或者呈结节样散布于乳房周边，形成多个孤岛，严重影响美观，又如颞部的注射物常可顺腔隙流到颊部甚至颈部等较远部位（图 6-41 ～ 图 6-45）。

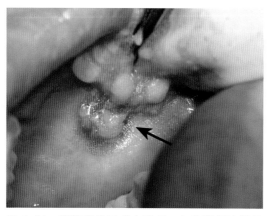

图 6-41　取颊脂垫手术中发现 2 年前颞部注射的奥美定游走至颊部

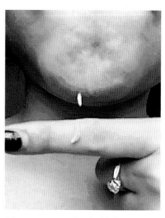

图 6-42　下颏注射奥美定后数月，患者自行"挤痘"，奥美定流出

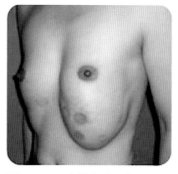

图 6-43a　注射隆乳后奥美定的游走

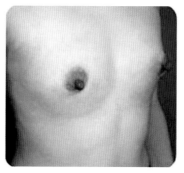

图 6-43b　奥美定取出术后

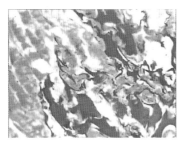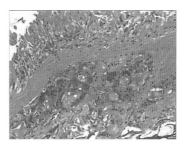

图 6-44　奥美定浸染胸大肌　　　图 6-45　奥美定引起肉芽肿反应

◎引发纤维增生

一般情况下单侧乳房注射奥美定 100 ~ 300mL，在体内呈团块状分布，周边与乳腺腺体和胸大肌接触，并与人体自身组织交织混杂，刺激人体纤维组织增生，具体表现是在注射物周边形成 2 ~ 15mm 厚且质脆的炎性包膜。这层包膜如果变厚，则乳房发硬，手感差（图 6-46、图 6-47）；如果注射物散在分布，则呈现出多个硬结，手感极差。

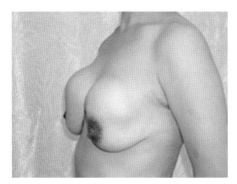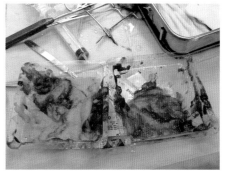

图 6-46　注射奥美定后包膜挛缩　　图 6-47　另一患者乳房中取出的奥美定
（注射后 4 年）

◎细菌感染

注射聚丙烯酰胺凝胶隆胸的最多且最为严重的危害便是感染，聚丙烯酰胺凝胶常在实验室被用作细菌的培养基，女性乳房中的乳腺导管与外界相通，将作为细菌培养基的水凝胶注射进去后，乳房即成为细菌的培养基，随时可能发生急性化脓性的乳腺炎（图 6-48a、b），严重时可出现溃烂或气胸等症状。

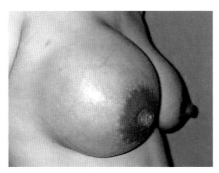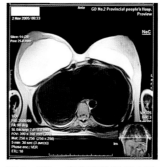

图 6-48a　奥美定注射后右乳乳腺炎　　图 6-48b　奥美定注射后右乳
乳腺炎（磁共振）

◎致癌

奥美定本身是低毒或无毒的，但一旦在体内降解成单体丙烯酰胺，后者就具有神经毒性、致癌性、生殖毒性、皮肤及呼吸道毒性，甚至可以引起多种恶性肿瘤。

◎其他不良反应

如局部红肿、不适、麻痹、感觉改变，但无明确感染；或精神差，自觉四肢乏力，恶心和食欲减退，全身痉挛及精神错乱等症状。

注射物还可侵蚀胸大肌、腺体和肋间神经终末支，引起不同程度的持续性隐痛。如隆胸注射后发生胸痛、后背痛和上臂疼痛，面部局部注射后发生头痛等。

◎奥美定注射隆乳并发症的 3 个阶段

（1）**急性期**：发作时间通常在注射后 1 ~ 3 个月内。临床表现为：出血、疼痛、发红、发热、肿胀、溃烂、变形、化脓、发硬、腺体及胸大肌受到侵蚀等。患者无法正常生活与工作，哺乳功能受影响、家庭生活趋于破裂、心理压力大、严重失眠、神情恍惚、全身乏力、忧虑近乎绝望；

（2）**炎症期**：发作时间通常在 3 个月左右。临床表现为：移位、变形、渗漏、化脓、硬结、包块、疼痛、两侧乳房大小不一致、腺体胸大肌受侵蚀、慢性过敏、引起其他器官损伤等。患者工作效率受到影响，对性生活产生抗拒意识，并有精神恍惚、忧虑、失眠等症状；

（3）**隐性期**：发作时间通常为 2 年以后。临床表现为：乳房隐痛、溢乳、轻度硬块及肿胀；此阶段乳房症状不甚明显，大多数感觉无痛或隐痛，少数有肿胀、溢乳、轻度硬结现象，有些患者心理压力较大，有轻度失眠现象。

研究表明，隐性并发症时期对患者的安全救治系数最高，是奥美定注射隆乳后取出的最佳时期。

✒预防

禁用！

● 当"光明正大"的"奥美定"消失于历史长河中时，尤其要小心冒充"玻尿酸"的"奥美定"，一定要使用正规渠道来源的有证产品！

✒治疗方法

● 一旦诊断注射物是奥美定，应尽可能及早取出；

● 若仅是面部小范围注射，患者自觉并无不适，并在局部产生了包膜包裹，按压无明显的游动性，患者又不愿意行手术取出者或因怀孕、哺乳等特殊情况不适宜手术者，可先观察随诊。

◎微创刮除法

通过注射孔，注射入肿胀液后，再用小的吸脂针，通过负压，尽可能将奥美定清除（详见后文）。

◎手术清除法

通过手术切口，直视下尽可能地将奥美定取净，并切除部分包裹着奥美定小颗粒的非健康组织，充分清洗后，放置引流条，加压包扎。

术后进行抗感染治疗。

生长因子

生长因子原本并非软组织填充剂，只是因为有着独特的生长效果，且价格便宜（数十元至数百元成本），容易获得，常常被一些非法机构及个人当成软组织填充剂来注射，还经常被包装成"干细胞"、"青春素"、"纳米活细胞"、"婴儿针"、"台版童颜针"等高科技产品，在某些场所以数十甚至数百倍的价格出售给无知的求美者，如此多年，便形成了极其可观的并发症群体。

简介

生长因子是一类通过与特异的、高亲和的细胞膜受体结合，调节细胞生长与其他细胞功能等多效应的多肽类物质（因此又称为"生长肽"，这一别名常被包装成高大上的高科技新名词用以忽悠求美者），存在于血小板和各种成体与胚胎组织及大多数培养细胞中，对不同种类的细胞具有一定的专一性（图 6-49）。

生长因子的种类众多，主要可分为血小板类生长因子 [血小板来源生长因子（PDGF）、骨肉瘤来源生长因子（ODGF）]、表皮类生长因子 [表皮生长因子（EGF）、转化生长因子（TGFα 和 TGFβ）]、成纤维细胞生长因子（αFGF、βFGF）、类胰岛素生长因子（IGF-Ⅰ、IGF-Ⅱ）、神经生长因子（NGF）、白细胞介素类生长因子（IL-1、IL-1、IL-3 等）、红细胞生长素（EPO）、集落刺激因子（CSF）等。

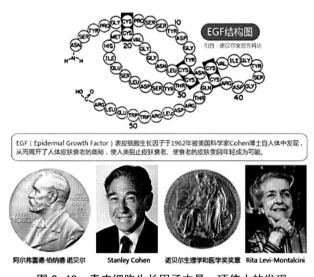

图 6-49　表皮细胞生长因子本是一项伟大的发现

由于生长因子是由正常细胞分泌，既无药物类毒性，也无免疫反应，因此在研究其生理作用机制的同时，有的已试用于临床治疗。如**白细胞介素 -2** 已用于治疗癌症，对肾癌、黑色素瘤的效果明显；也用于免疫调节剂和自身免疫有关的疾病。**白细胞介素 -3** 用于治疗骨髓功能衰竭与血小板缺失等疾病。

表皮生长因子用于人体烧伤、创伤、糖尿病皮肤溃疡、褥疮、静脉曲张性皮肤溃疡和角膜损伤，可促进伤口愈合。

在美容方面，使用表皮生长因子可加快愈合，减轻瘢痕的增生，也可配合微针治疗，可对痘坑、痘印、妊娠纹等有较好的改善效果（图 6-50）；或可用于激光治疗后的表面喷涂或面膜，以加快皮肤修复。

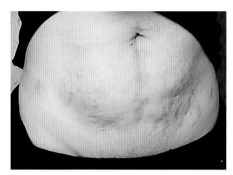

图 6-50　表皮生长因子微针导入，妊娠纹单侧治疗对比

然而"橘生淮南则为橘，生于淮北则为枳"，原本是极好的一类药，却被混乱的"黑针会"滥用成灾，不禁令人担忧。

潜在风险

盲目用于非适应证部位，用量过多、过频，生长不受控制，可出现疯长状态，甚至出现肿瘤化的倾向。

常见并发症

◎疯长

在注射生长因子后 1 ~ 2 个月往往看不到任何治疗效果，因此一些非法机构及个人，为了增强疗效，盲目加量注射，而到 3 ~ 6 个月后"长势惊人"、"突飞猛长"、"一长不可收拾"（图 6-51 ~ 图 6-56）。

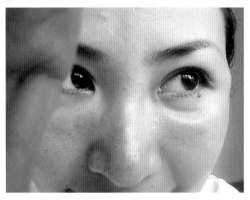

图 6-51　泪沟填充脂肪后，又盲目注射生长因子

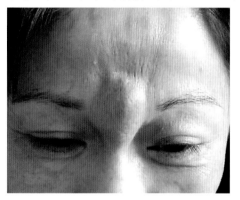

图 6-52　疑似生长因子的假药注射后形成的大肿块

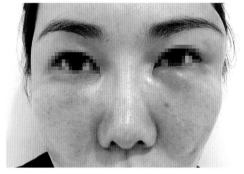

图 6-53a　生长因子＋其他不明填充材料注射后（正面）

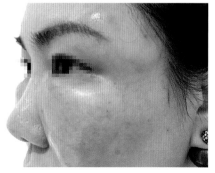

图 6-53b　生长因子＋其他不明填充材料注射后（侧面）

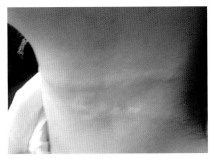

图 6-54　生长因子注射除颈纹后 2 年，形成的凸起

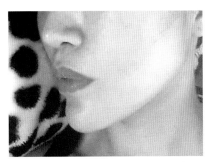

图 6-55　生长因子注射下颏后长势惊人

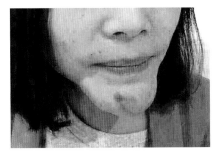

图 6-56a　生长因子注射后的惨剧，网络"四大名颏"之一

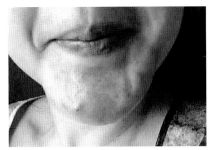

图 6-56b　网络"四大名颏"之二

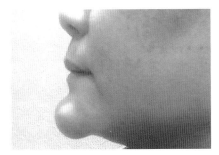

图 6-56c　网络"四大名颏"之三

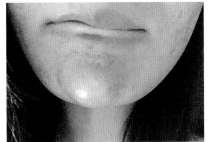

图 6-56d　网络"四大名颏"之四

◎难以常规方法抑制的生长

使用曲安奈德等常规抑制瘢痕生长的药物治疗效果不明显，要使用奥曲肽、帕瑞肽等抗肿瘤药物方可抑制生长（图 6-57）。

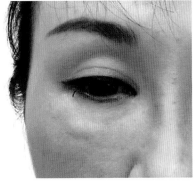

图 6-57　生长因子注射泪沟后凸起 3 年，注射曲安奈德，症状暂时得到控制后，又重新生长

◎ "韭菜样生长"

若使用外科手术切除,少数有生长于完整的包膜中,连同包膜一起切除尚可治愈。

更多情况下,生长的组织无包膜包裹,呈分散样海绵状质地,若盲目切除,便如同春天的韭菜,割越多,长越快,因此称为"韭菜样生长"(图 6-58a、b)。

因此,手术一定要在药物注射后,生长趋势稳定了再进行!

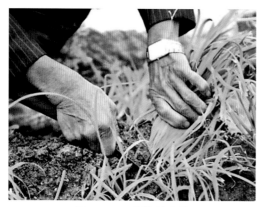 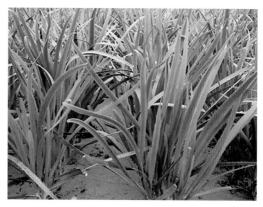

图 6-58a　割掉的韭菜　　　　　　　　　图 6-58b　长势更为喜人

◎ 不定时炸弹

大多数情况下,注射生长因子的部位完成疯长后,就趋于平静,少数患者在月经、感冒、炎症等情况下,可突然出现莫名的红、肿、热、痛、胀(图 6-59)。

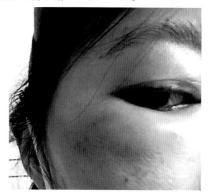

图 6-59　注射生长因子后 3 年,突
发无名红肿

✎ 并发症的预防

● 生长因子原本是一类极其有用的药物,关键在于找到适合的适应证,做到合理的、正当的应用(图 6-50);

● 勿将生长因子盲目用于注射填充;

● 勿听信一些虚假宣传,使用以生长因子为主要成分的"神药"。

并发症的治疗

◎定位

先确定好生长因子的准确位置，可以用手指变换各个方向反复捏，生长因子增生出来的组织与正常组织在质地上是有区别的，较为蓬松似海绵样手感，与正常组织弹性不同（此感觉全凭处理经验来区分），确定需要处理的部位、面积、深度，做好标记。

◎注射

1. 轻、中度

用帕瑞肽或奥曲肽注射，一定要注射在标记好的区域内，放射状注射，以药物充分浸入组织为宜，一般每平方厘米需要用 0.5mL 配制好的药物，3 日 1 次，连续注射 3 ~ 5 次（表 6-2）。

表 6-2 埃伦宝音教授的治疗配方

配方 1
帕瑞肽（1 支）+1.5mL 盐水 +0.5mL 利多卡因
配方 2
奥曲肽（1 支）+1.5mL 盐水 +0.5mL 利多卡因
注意：
（1）以配方 1 为首选；
（2）奥曲肽水剂的产品浓度不够，要用粉剂的产品，过量注射或注射入血管，会出现头晕、恶心等暂时性反应；
（3）勿两种配方同时使用，症状严重者的可两种配方间隔交替注射；
（4）处理增生特别大的（严重的）情况时，一定要先打药物后控制住生长后再手术，不严重的只要注射药物即可。

2. 中、重度

严重的可以用 5-FU 或者平阳霉素联合注射，这个注射层次需要深一些，方法和上面的相同，30 ~ 40 日再注射第 2 次（表 6-3）。

注射时宁深勿浅，治疗间隔必须要 1 个月以上，注射完几个月内，局部会有红、肿、胀的现象，部分患者注射完 2 ~ 3 日内可有渗出液，为受生长因子影响过度生长的组织分解所产生的渗液，可轻轻挤压或穿刺排出。

症状严重的，在注射药物 2 次后进行手术取出或刮除。

表 6-3 埃伦宝音教授的治疗配方

配方 3
5-FU（125mg/5mL）5 mL + 复方倍他米松注射液（每 1 mL 含二丙酸倍他米松 5mg，倍他米松磷酸二钠 2mg）0.25 mL + 利多卡因（5mL/ 支）2.5 mL
配方 4
5-FU1.5 mL + 甲基泼尼松龙（20mg/ mL）0.5 mL + 利多卡因（0.1g/5 mL）0.5 mL
配方 5（采用此配方，注射间隔至少为 3 个月）
平阳霉素（10mg/ 瓶）1 瓶用 6 ~ 8 mL 生理盐水稀释后，取 1mL+ 甲基泼尼松龙 1mL+ 利多卡因 1mL

3. 极重度及增生过速

需要先进行 ^{60} 钴贴片控制增生趋势，然后再注射或手术。

注意：配方 3、配方 4 和配方 5 使用时要无比谨慎。

◎手术

1. 有包膜

按良性肿物切除术，连同包膜将过度增生的组织一并切除。

2. 无包膜的海绵状组织

注射药物控制住长势后，根据患者的不同情况，行外科手术切除或用特制的刮针行微创刮除（图 6-60a、b，图 6-61a ～ g）。

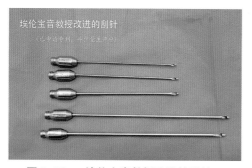

图 6-60a　埃伦宝音教授改进的刮针

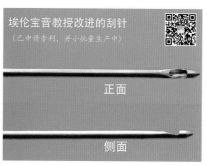

图 6-60b　埃伦宝音教授改进的刮针（针口局部特写）

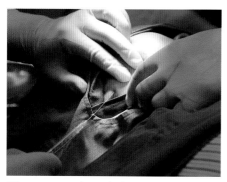

图 6-61a　局部麻醉（此组图均由埃伦宝音教授操作示范）

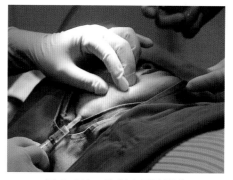

图 6-61b　注射少量肿胀液

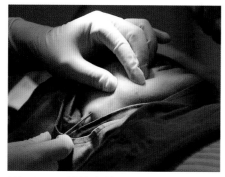

图 6-61c　锐针穿刺后，将刮针探入至增生区

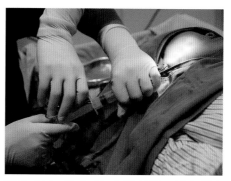

图 6-61d　连上 20mL 注射器，用巾钳夹住活塞形成负压

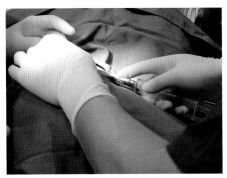

图 6-61e　负压下轻轻刮吸增生组织

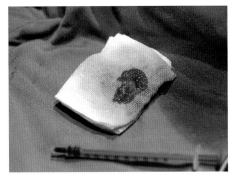

图 6-61f　刮吸出来的增生组织

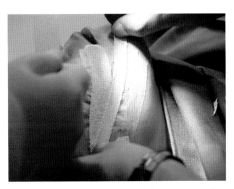

图 6-61g　术后用弹性胶布稍加压固定

取注射材料的方法

各种注射材料的特点与抽取要领

◎玻尿酸

● 玻尿酸是目前唯一可以通过溶解酶注射来降解的材料，因此除栓塞急症的情况外，只需注射溶解酶即可，并不需要手术；

● 尽可能微创抽吸，必要时可在隐秘部位行手术小切口（如侧鼻切口）；

● 急诊取玻尿酸的目的以减压为主，并不要求取得非常干净，以免造成更大的创伤，残余的玻尿酸可通过溶解酶降解。

◎胶原蛋白

● 胶原蛋白吸收得较快，因此多数情况下只需耐心地待其自行吸收即可，能不取尽量不要取；

● 手术刮除或抽吸仅在注射极度过量，出现感染、脓腔或严重过敏，且药物治疗无效的特殊情况下使用；

● 胶原蛋白与机体融合程度较高，很难抽取，仅在注射后前几日（越早越好）或注射极其过量的情况下方能抽取出少部分，一旦胶原蛋白与身体融合，很难取出，强行刮取手术本身可能会形成更大的创伤（图 6-4）。

◎奥美定

● 奥美定不可吸收，通过抽取或手术来清除，是目前国内抽取手术量最大的材料；

● 若注射层次得当，材料在一腔隙中或形成一包膜，较易抽取（详见下文"埃伦静吸法"、"曹思佳双通道法"）；

● 注射量较大，注射层次不准确，可能需要通过手术切开后清理；

● 在注射层次混乱，材料呈高密度的点状分布，很难取净，在保证功能正常的情况下，有时可连同组织一并切除，最常见于胸部的奥美定注射后，乳腺及胸大肌中散在的奥美定颗粒如繁星密布，只能切除部分乳腺和（或）胸大肌；

● 注射无论用何种方法，均不可能保证100%取净，取出量的多少与医生的手术操作水平有关，更与注射者的操作水平有关，现好的医生也只能说尽可能取出；

● 要把握好创伤与取出量的平衡，有时为了一点残存的材料而大大增加手术的创伤是得不偿失的行为。

◎羟基磷灰石

● 羟基磷灰石较硬，较难完整取出；

● 常与骨质合并增生，常规的抽吸法通常难以取出；

● 须用开放式的手术，打开腔隙，在直视下取出；

● 要灵活使用多种手术器械，如使用鼻骨剥等器械钝性分离腔隙，用骨凿分离骨面，用血管钳夹碎注射物等操作灵活配合；

● 某些小颗粒的或混合其他材料的羟基磷灰石类填充材料可使用钝针头穿刺、分离、捣捅成更小的碎片后，通过抽吸法取出（图6-68a、b）。

◎爱贝芙、伊维兰

● 大多数情况下并非取出注射物，而是治疗后期的肉芽肿增生；

● 尽量使用曲安奈德等药物进行治疗；

● 药物治疗无效的小范围增生与治疗生长因子的增生类似（图6-61），只是无须使用抗肿瘤药物控制长势，可手术治疗，使用埃伦宝音教授发明的刮针刮除更为便利（图6-60）；

● 症状严重者，必要时可连同周围组织一并手术切除（图6-30）。

✒ 穿刺挤压法

◎适应证

穿刺挤压法是最为简单的方法，也是其他方法的"开路先锋"，是其他方法的第一步骤，单独使用适用于注射量过多，局部张力过大，以减压为主要目的，而不要求将材料取尽的情况。

◎操作方法

先对进针孔进行局部麻醉，再注射少量肿胀液，然后粗针扎孔，轻轻挤压，即可见填充材料从针孔涌出（图6-62a ～ d、图6-63）。

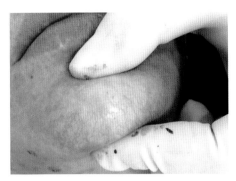

图 6-62a 下颏玻尿酸注射过多，压力较大，触之坚硬，并形成红血丝

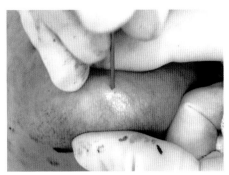

图 6-62b 用粗针扎孔

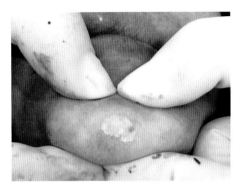

图 6-62c 轻轻挤压即可见玻尿酸涌出，呈大颗粒状，凭经验判断为 Macrolane

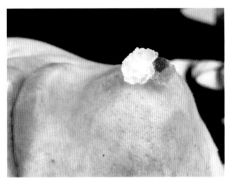

图 6-62d 继续挤出深层的小颗粒的 Restylane，对比鲜明

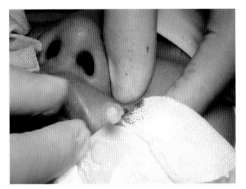

图 6-63 注射过多、压力较大的情况下，直接入针轻挤即可见奥美定泉涌而出

刮除抽吸法

传统的刮除抽吸法与负压抽脂的方法类似，通过连接注射器负压的小吸脂针的反复式运动，并利用吸脂针的凹槽将填充材料刮吸出来，埃伦宝音教授发明的刮针就是在传统吸脂针的基础上改进而来，增加了刮除能力（图 6-60a、b）。

传统刮除抽吸法的缺点是，较长时间在同一部位反复式的运动与刮吸容易损伤正常组织，局部易红肿，术后恢复较慢。

◎适应证

适用于小范围的奥美定或其他填充材料的抽取。

◎操作方法

（1）术前反复用手换各个方向和层次捏填充部位（填充物会有细微的滑动感），以判断注射填充区域，基本判定出面积和层次深度，并用画线笔做出标记，有时患者配合一些动作，可更方便判断（图6-64）；

（2）根据患者的实际情况，选择抽取进针点，通常选择在注射区域中央、边缘隐蔽处或方便操作的位置进针；

（3）用细锐针在进针点注射局部麻醉药；

（4）细长的钝针（可使用自体脂肪移植手术所使用的较细的注水针）从进针点注射适量肿胀液，也可用细锐针多点注射肿胀液；

（5）等待约15min；

（6）用粗锐针从进针点穿刺开道至注射腔隙；

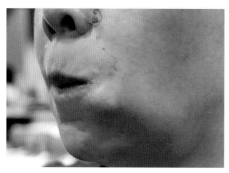

图6-64　患者自行将舌头抵住注射区，即见明显凸起，初步可估计注射腔隙的范围

（7）细的抽脂针进入，外接20mL注射器，用巾钳固定或手动给压后行反复式运动抽吸（图6-65a、b）；

（8）抽吸完毕后用含庆大霉素和地塞米松的盐水冲洗数遍，尽量挤净液体后加压包扎，若因反复抽吸导致针孔较大，可酌情用7-0尼龙线缝合1针；

（9）若腔隙较大，可下橡胶引流管；

（10）必要时静脉点滴抗生素；

（11）次日复诊，轻挤抽取部位判断有无积液或化脓。

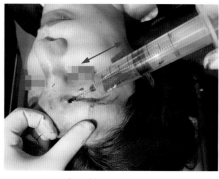

图6-65a　类似抽脂的方法，使用钝针在负压下来回抽动刮吸

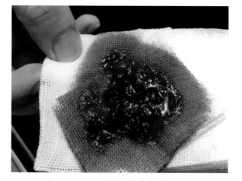

图6-65b　刮吸出来的奥美定

埃伦静吸法

较长时间在同一部位反复式地运动与刮吸，容易损伤正常组织，因此埃伦宝音教授在此基础上进行

了改良，充分利用注射材料（主要是奥美定和玻尿酸）的流动性来代替反复式的抽吸，是一种"以静制动"的极其高明的绝招，操作还十分便利，且大大减轻了组织的损伤，患者痛苦少，术后肿胀轻，恢复速度快。

◎适应证

埃伦静吸法适用于小范围的奥美定和玻尿酸的抽取，配合刮针的使用也可用于其他注射材料或生长因子导致的增生组织的抽取。

◎操作方法

（1）用消毒后的纱轮将粗锐针针头磨钝，再用碘伏和生理盐水冲洗消毒至无纱轮及金属粉末残留（图 6-66a）；

（2）同传统刮除抽吸法的（1）～（6）；

（3）使用步骤（1）制备的钝针进入抽吸层次，外接 20mL 注射器，用巾钳固定形成负压，一手轻握固定，另一手轻轻将填充物向针头方向挤压，耐心等待，尽量避免做类似抽脂的反复式刮吸，禁止用力往外挤（防止挤入血管或挤到其他地方）（图 6-66b）；

（4）负压尽时，保留针头，仅将注射器移开，排出抽取物后重新连接抽取；

（5）同一腔隙的注射物通常 1 个进针孔即可基本抽尽，可稍转动针孔位置，方便来自各方向的材料流出；同一部位、不同的腔隙层次尽量通过同一针孔解决问题；

（6）可边少量注射肿胀液，边抽取，以起到稀释降低黏稠度以及冲洗的作用；

（7）若较大面积操作，抽吸完毕后，需要加压包扎，并放置引流管。

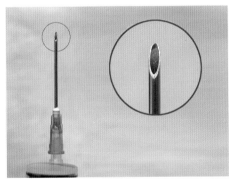
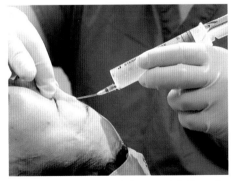

图 6-66a　将 20mL 注射器原配的粗针头磨钝后使用，既可静吸，又有铲子的功能（某些情况下可将羟基磷灰石材料从骨面上铲下）

图 6-66b　作者于临床中使用埃伦静吸法，钝针进入，保持负压，右手轻挤，耐心等待

曹思佳双通道法

此法为作者在埃伦静吸法的基础上稍作进一步改良，在进针点上方增加了一细针进水通道而成，上方正压注入肿胀液，下游负压抽吸，一气呵成，操作更为便利，使注入的液体单向流动且避免了同一通道中材料的反复出入，尤其是在感染的情况下，液体单方向的流动有着更低的风险（图 6-67、图 6-68a ～ d）。

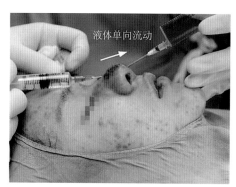

图 6-67　曹思佳双通道法，在埃伦静吸法的基础上，在进针点上方增加一细针注水

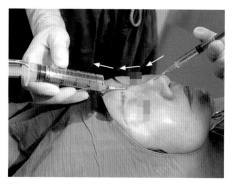

图 6-68a　另一例患者，使用双通道法取注射材料

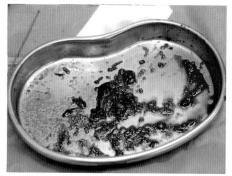

图 6-68b　配合钝针的刮除捣碎取出的材料，初步判断为小颗粒的羟基磷灰石类产品

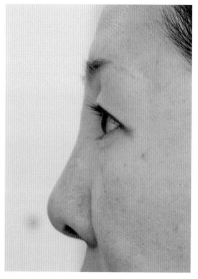

图 6-68c　该患者术前，于非法场所注射"玻尿酸"3 年无吸收，怀疑为非法材料，且手感异常，鼻额角消失，形态不佳，因此就诊

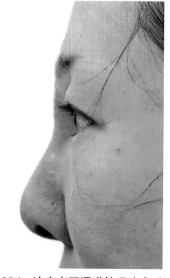

图 6-68d　该患者双通道抽吸法术后即刻，鼻额角重新显现，稍红，肿胀不明显

开放性手术

在注射材料量极多、症状严重（主要是胸部奥美定注射后）或切口隐蔽，想同期进行假体植入（鼻、

下颏奥美定或其他材料注射后）的情况下，常选择开放性手术治疗。

开放性手术的最大优点是视野好，直视下操作清除率相对较高，并可酌情切除部分病变的组织，缺点是创伤大、恢复慢。

主要步骤是局麻→肿胀液注射→切开→初步排出→探查→刮除→冲洗→缝合→加压包扎等（图 6-69、图 6-70a ～ d）。

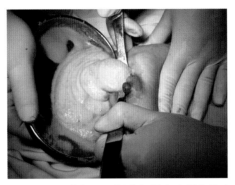

图 6-69　手术切开，泥浆般涌出大量奥美定

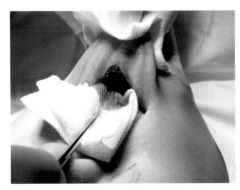

图 6-70a　同下颏假体植入的切口切开

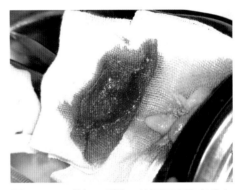

图 6-70b　从切口刮除、挤压而出的奥美定

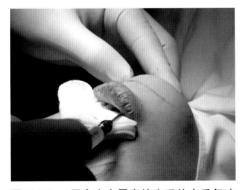

图 6-70c　用含庆大霉素的生理盐水反复冲洗 3 ～ 5 遍，至排出的液体基本洁净

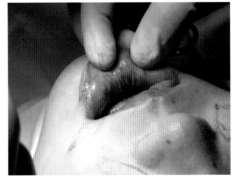

图 6-70d　缝合切口

操作的成功与患者的损害情况、术者的经验密切相关。

若患者强烈要求，且创面条件允许，可同期行假体植入。作者更建议待 3 ～ 6 个月后，术区条件趋于稳定，再行二期手术植入假体。

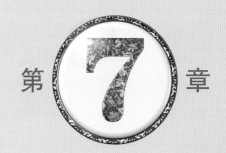

第 **7** 章

注射溶脂的并发症

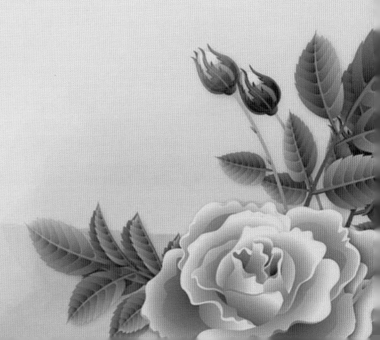

溶脂针简介

注射溶脂是将药物成分以针剂的形式，直接注射入人体的皮下脂肪层，将脂肪溶解。药物可刺激局部脂肪细胞内的脂肪酶数量增加，继而刺激蛋白质的活化，使细胞内的脱氧核苷三磷酸转化成脱氧核苷酸，促进脂肪的活化，使其分解成细小状态，并通过身体的新陈代谢由淋巴系统排出体外。

注射溶脂因操作简便、创伤小、恢复快，引起了人们的广泛关注，因其尚存在着许多不良反应及安全隐患，学术上仍有很多的争议。在临床中，注射溶脂可视为吸脂手术的另一种延续、拓展，适用于小范围的、局部的美体塑形，但不适用于全身肥胖者的系统性减肥。

主要成分

目前市面上的溶脂产品有很多，其主要成分及原理基本类似。

◎磷脂酰胆碱

磷脂酰胆碱是大多数溶脂针中的最主要成分，又名卵磷脂，是一种两性分子，也是细胞膜的主要成分，由亲水的头部和疏水的尾部组成，可乳化分解油脂，降低血液中甘油三酯、胆固醇及中性脂肪酸的含量，减少脂类物质在血管内壁的滞留时间，有防治动脉硬化等作用，对肝脏无代谢上的副作用，被誉为"血管清道夫"。临床上用的磷脂酰胆碱可于大豆中萃取而得，已广泛应用于高脂血症、周围血管疾病、脂肪肝等疾病的治疗，外用注射最早应用于脂肪瘤的治疗，后有学者尝试将磷脂酰胆碱注射于皮下脂肪用来溶脂，获得成功后便开始了在整形美容领域的应用。

◎左旋肉碱

左旋肉碱是人体细胞内天然存在的一种化合物，又称维生素 BT，化学名称 β – 羟基 γ – 三甲铵丁酸 L– 肉碱（图 7–1），或音译为卡尼丁，是一种促使脂肪转化为能量的类氨基酸。左旋肉碱的基本功能是作为载体把脂肪酸从线粒体外运送入线粒体内膜，然后氧化分解，释放出能量。

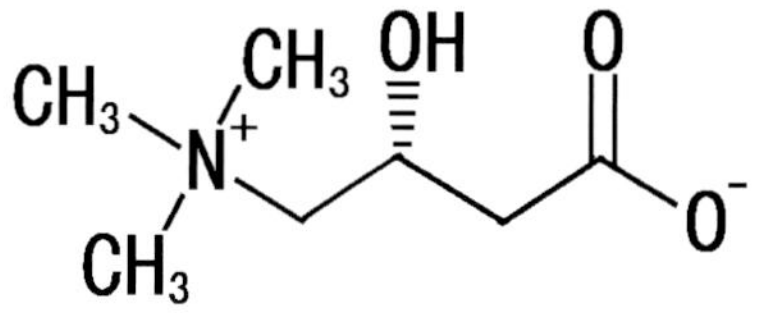

图 7-1　左旋肉碱

左旋肉碱不能直接作用于脂肪的代谢，必须配合有氧运动，才能提高脂肪的消耗，加速脂肪的代谢，此外，左旋肉碱还能促进丙酮酸的代谢，减少乳酸在肌肉细胞中的堆积，缓解疲劳，也能预防运动时产生脂质过氧化物，减少细胞受这些过氧化物的破坏，减慢细胞老化，延缓人体衰老。

左旋肉碱非人体必需营养物质，因为人体会自行合成足够的左旋肉碱，通常不会出现左旋肉碱缺乏的问题，只有在运动量过大（如运动员或运动健身人士），单位时间内能量消耗较多，脂肪氧化供能"需求"较大时，才有可能出现左旋肉碱合成"相对不足"的情况。

左旋肉碱是肌肉的天然组成成分，食物中红色肉类是左旋肉碱的主要来源，过量摄入左旋肉碱尚未发现对人和动物具有损伤作用，而植物性食物中不含左旋肉碱。

溶脂针中含有的左旋肉碱成分可提高局部的左旋肉碱浓度，辅助脂肪的代谢。

◎类胰岛素样生长因子 -1（IGFs-1）

胰岛素样生长因子是一类多功能细胞增殖调控因子，与人类胰岛素原的结构和功能约 50% 相似，故得此名。在人体内，当脑垂体分泌的生长激素被运送至肝脏后，即可合成为类胰岛素生长因子 -1，在细胞的分化、增殖、个体的生长发育中具有重要的促进作用。

溶脂针中加入胰岛素样生长因子，可用于肌肉组织，促进局部的新陈代谢，加速脂肪分解，同时也能消耗堆积的脂肪。

◎透明质酸

有些产品的溶脂针中含有少量的透明质酸，有助于修复局部创伤和保持皮肤的水分，使皮肤紧致、光滑，并延缓和逆转皮肤老化。

◎其他成分

还有些品牌含有少量的咖啡因以及一些酶的成分等。

风险因素

◎认证与许可

目前世界上唯一有批文的溶脂针产品是 FDA 于 2015 年 5 月批准的 Kybella（ATX-101），用于颏下脂肪层（双下颏）的治疗，其成分是一种人造的脱氧胆酸，这款产品在国内却尚未得一见。

目前国内常见的溶脂针，虽然在世界范围内已有广泛的应用，其中不乏欧洲的一些知名品牌，但这些产品均没有任何国内或国外的批文，纯属经验性用药，因此在使用时要格外谨慎。

◎其他组织的损伤

溶脂针虽然是用于脂肪溶解的产品，但其效果远没有想象中那样专一，国外有研究表明，高浓度、大剂量的溶脂产品，同样可对肌肉、皮肤、腺体、血管等其他组织造成不可逆的伤害。

某些连脂肪层在哪儿都不知道的非医务人员，根本不知道药性以及注射的风险，只知道教条式地使用 13mm 针注射（甚至有些非法培训机构提倡使用几乎扎不到脂肪层的 4mm 针头注射），**哪胖打哪，有啥打啥，扎哪是哪，想打多少是多少**，想想就让人毛骨悚然。

◎注射场所与人员

正因为溶脂针未有正式的国家批文，因此一些正规的大医院大多无此项目，这使得没有医疗资格的美容院成了开展这一美体项目的唯一场所，货源大多源自地下，操作者以"黑针会"成员居多，如此"三无"注射，其操作风险之大可想而知。

溶脂针注射后的不同反应 （图 7-2）

注射溶脂后主要的 3 种变化

① 红肿热痛胀（轻度炎性反应）➡ 轻度液化（同时吸收）➡ 机化 ➡ 吸收 ➡ 痊愈

溶脂针药物刺激 ➡ ② 炎性反应（异常肿胀）➡ 液化 ➡ 吸收 ➡ 愈合（痊愈、色素沉着、小瘢痕）

③ 积液 ➡ 感染 ➡ 坏死 ➡ 破溃 ➡ 严重瘢痕

图 7-2　溶脂针注射后的不同反应

禁忌人群

- 高血压、糖尿病、肝病等慢性疾病，尤其是心脏病、肾功能障碍者禁用；
- 局部皮肤溃烂感染者禁用；
- 长期使用抗凝剂和凝血功能障碍者禁用；
- 待孕、怀孕及产后母乳哺育期的女性禁用；
- 对大豆过敏者（磷脂酰胆碱提取于大豆）以及对溶脂针成分表中其他成分及其来源物过敏者禁用。

正常反应

红、肿、热、痛、胀

注射后即刻就会出现红、肿、热、痛等现象，即所谓"燃烧脂肪"的感觉，根据不同的溶脂针产品以及个人体质的差异，这些症状的剧烈程度及持续时间相差极大，大多情况下可至少持续 3 日，然后逐渐缓解（图 7-3a、b）。

1 ~ 2 周红、发热可基本消失，可大致恢复至术前的外观，触之仍有疼痛以及水肿症状，随着肿胀的消退，在注射区深部可触摸到硬结，这是受损伤的脂肪发生纤维化的正常过程。

2 周至 3 个月（不同品牌的溶脂针产品及个人体质存在差异，因此皮下硬结持续的时间跨度极大），皮下硬结逐渐吸收消失，局部感觉无异常，外观上较术前稍瘦，皮肤恢复至术前的柔软手感，方可进行二次注射。

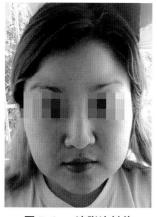

图 7-3a　溶脂注射前

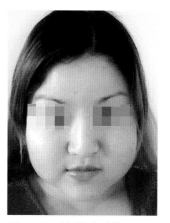

图 7-3b　溶脂术后第 1 日正常肿胀

瘀青

和所有的微整形项目注射后一样，瘀青为红、肿、热、痛、胀的后续表现，为正常现象，溶脂针注射后同样难以避免（图 7-4、图 7-5）。注射层次过浅，损伤了真皮下毛细血管网，会使瘀青加重，且较难消退。

注射 72h 后多热敷理疗可有效加快瘀青的消退，马应龙痔疮膏等活血化瘀类的中成药对于瘀青有较好的治疗效果，热敷后配合使用效果更佳。

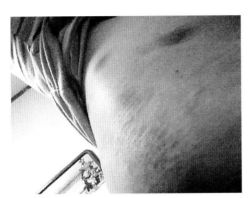
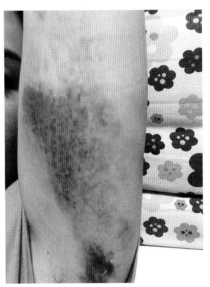

图 7-4　腹部溶脂注射后约 10 日，出现大面积瘀青　　图 7-5　上臂溶脂注射后约 10 日，出现大面积瘀青

咖啡因反应

咖啡因是一种精神兴奋剂，一些植物叶子、豆类和植物种子含有这种天然物质，日常生活中常可以在咖啡、茶、巧克力和其他一些软饮料中发现咖啡因。

咖啡因对神经系统的影响包括提高警觉性和避免睡意等，这可使人的基础代谢率增加，同时还有抑制食欲的效果，因此某些溶脂针中含有咖啡因或其他类似成分。

咖啡因带来的常见不良反应有紧张、烦躁、心率加快、呼吸加速、血压升高、肠胃不适、便秘、腹泻、恶心、呕吐、抽筋等，长期使用后的严重反应还包括疲劳、焦虑、抑郁等精神症状。

过量的咖啡因还可以导致胰岛素敏感性降低，引起血清肾上腺素水平升高。

此外，咖啡因可以诱导胎盘血管收缩，使胎盘血流量减少，咖啡因穿过胎盘时还可能直接影响婴儿细胞发育，因此若在孕期大量摄入咖啡因也有导致流产的可能。

这就是有些患有心血管、内分泌等方面慢性疾病人群以及孕妇禁用溶脂针的原因之一。

色素沉着

注射过浅，对真皮层的血管网有所损伤，则会使瘀青加重，消退较慢，愈后还常会伴有轻度色素沉着，这倒并不算是太异常的现象（图 7-6），通常在数月后可自行淡化甚至消失，一旦出现色素沉着不宜再次注射，以免颜色进一步加重。

过频的注射常会出现大面积、严重的色素沉着（图 7-7）。

若注射过浅过多，使皮肤的基底层受到损伤，则会造成永久性的皮损（图 7-8、图 7-9）。

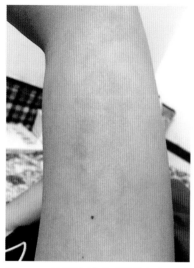 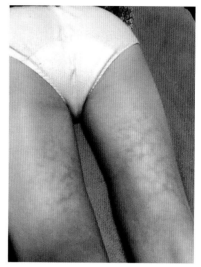

图 7-6　溶脂注射后手臂的色素沉着　　图 7-7　二次溶脂注射后双侧大腿大面积花斑样色素沉着

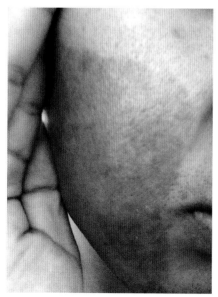

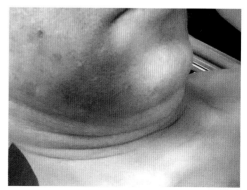

图 7-8　溶脂注射后面颊部的严重色素沉着，可明显看到皮肤质地的变化　　图 7-9　溶脂注射后下颌缘的严重色素沉着，可明显看到皮肤质地的变化

异常肿胀

⚠️ **异常肿胀：是注射溶脂最容易出现的并发症！**

🖊️ 原因

溶脂针的其他并发症在症状出现之前几乎都会出现异常肿胀，因此一旦出现异常肿胀一定不能掉以轻心，要分析原因，及时处理。

异常肿胀多与注射过量有关，因为溶脂针不像玻尿酸，1mL 就有 1mL 的填充效果，或似肉毒素，每 1U 所带来的效果都在可预计之中。

溶脂针品牌杂乱，均无批文，更无统一性能、效果标准，患者的国籍与民族不同，体型环肥燕瘦，抵抗力及敏感度均大不相同，同样的剂量注射，在某位患者身上可能如注射完生理盐水一般毫无反应，而到另一位患者身上，可能已经足以使其被推入 ICU 抢救了。

🖊️ 症状

比正常情况严重得多、持续性加重或经久不消的红、肿、热、痛、胀均为异常肿胀（图 7-10a、b）。

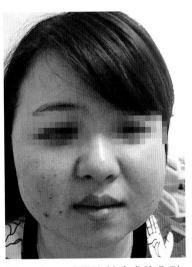 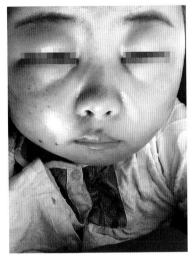

图 7-10a 过量注射造成的悲剧：溶脂注射前　图 7-10b 过量注射溶脂针后异常肿胀（约第 3 日，具体药物及剂量不明），患者若有肾功能障碍，水肿体质，即使是小剂量的注射也有可能导致这一悲剧

🖊️ 预防

● 正确的注射层次，少量注射；

● 试探性用药：先少量注射一较为安全的部位（通常为颏下脂肪层，即"双下颏"为首选），试探患者对溶脂针的敏感程度，再根据反应酌情增加剂量，并用于其他部位；

● 分次治疗：若患者要求注射多个部位，切勿一次全身过量用药，可将部位分组、分区，如将腹部分为4个区或9个区，每次注射1～2个区，隔2周左右可注射另外的分区，第一次注射时可试探性用药，然后酌情增加剂量，2～3个月将全部分区注射一遍后，即可再重复第一个分区，如此循环以达到大面积安全溶脂的效果，一旦出现不良反应立即停止治疗，也不至于会引起全身性的重大意外。

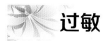 治疗方法

- 注射后48h内，多次冰敷，每次约15min，可有效减轻红、肿、热、痛、胀等症状，但要注意勿冰敷过度，以免引起冻伤意外，会引起术后的色素沉着；
- 多饮水或绿茶等低糖利尿的饮品；
- 72h后可局部热敷或用红外灯照射等理疗治疗，促进血液循环和机体自行修复；
- 水肿严重难消者，可酌情使用地塞米松等激素类药物减轻水肿；还可使用呋塞米或甘露醇等脱水利尿药；
- 若有感染迹象，及时使用抗生素。

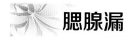 过敏

由于成分多样、品牌复杂、无统一标准，欧洲品牌亚洲人适应性差等多种原因，溶脂针可能是所有微整形美容注射项目中，过敏概率最高的。

具体内容详见本书"第九章　超敏反应（过敏）"。

腮腺漏

腮腺漏是指腮腺导管或腺体受到损伤，腮腺分泌的唾液部分漏出，直接渗入面颊部软组织中，唾液中的一些消化酶会对正常组织造成一定的刺激，形成的持久肿胀（图7-11、图7-12）。

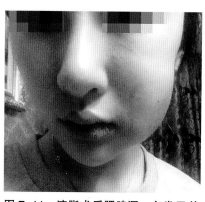

图7-11　溶脂术后腮腺漏，多发于单侧，待健侧自行消肿后，患侧症状更明显

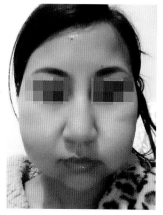

图7-12　溶脂术后正常的肿胀，双侧对称，前3日较明显，后慢慢自行消退

原因

腮腺是人体最大的一对唾液腺，可分为浅部、深部和峡部，腮腺浅部位于耳垂前下方，盖于下颌支和咬肌后的浅面，上达颧弓，下至下颌角（图 7-13）。深部位于下颌支的深面和下颌后窝，下颌后窝位于下颌支和翼内肌深面的间隙，邻咽旁间隙。峡部绕下颌支后缘，是连接深、浅两部之间稍缩窄的部分。

腮腺色淡黄，重 15 ~ 30g，其浅部的上下长约 6cm，前后宽 3 ~ 4cm（图 7-14）。

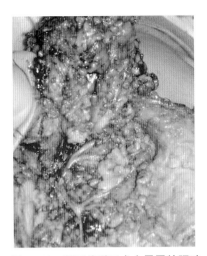

图 7-13　腮腺及面神经的解剖图（摘自《奈特人体解剖彩色图谱》）　　图 7-14　颌面外科手术中暴露的腮腺

微整形注射中，腮腺漏最常见于在腮腺区注射溶脂针过多和（或）过深所致，因为溶脂针不仅会对脂肪细胞产生溶解效果，对其他的正常组织同样具有杀伤力，包括腮腺。腮腺腺泡或导管受到溶脂针的损伤，唾液自伤口漏出，即形成腮腺漏。

除溶脂针外，在行玻尿酸注射或左旋聚乳酸注射填充时，钝针的蛮力操作一样会造成腮腺的损伤，进而形成腮腺漏。

若治疗及护理不当，伴有细菌或病毒感染，则可能进一步加重为腮腺炎，若有破口自皮肤或口腔内漏出，则形成腮腺瘘。

症状

若操作规范，腮腺漏本是一个小概率的"中奖事件"，因此多出现于单侧，常于对侧消肿后，患侧持续肿胀不消，方引起关注，大多仅有胀感，而无明显疼痛，使用抗生素及理疗均无明显治疗效果，病程常持续 2 ~ 3 个月，方才自愈（图 7-11）。

正常的术后肿胀往往呈双侧对称，于 3 ~ 7 日后可自行消肿，注射 3 日后热敷理疗可加速消肿过程。由于溶脂针注射后多有正常的肿胀，因此在早期很难鉴别，7 日后通过与健侧的对比，较容易确诊（图 7-12）。

有些初学者没有掌握双侧的正确层次而大剂量地注射溶脂针，可大大提高"中奖概率"，造成双侧腮腺漏不无可能，只是这时的症状表现又多被炎症液化所掩盖，因此单纯的双侧腮腺漏倒并不是太多见。

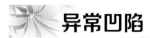预防

- 掌握正确的注射层次，少量注射；
- 非暴力操作；
- 在腮腺分布区域操作要格外谨慎，初学者建议避开腮腺区域的注射。

治疗方法

- 阿托品0.3 mg/次，口服，每日3次，根据症状表现连用3～7日，以抑制唾液分泌，局部加压包扎；
- 局部热敷理疗，促进血液循环和机体自行修复；
- 若有感染迹象，及时使用抗生素。

异常凹陷

原因

和所谓的肉毒素的"加强型"一样，有些医生，尤其一些中国台湾省的医生，喜欢在溶脂针中加入一些曲安奈德注射液，并以此为秘方行走江湖。

在溶脂针中加入曲安奈德，理论上可增强软组织的局部萎缩作用，而实际上的风险远大于肉毒素中加曲安奈德。

因为肉毒素本身成分单一，无组织损伤性，只是通过神经传导的机制使肌肉萎缩，本身对肌肉无任何的伤害。

而溶脂针是复方制剂，成分复杂，品牌多样，对组织均有着不可逆的损伤，疗效还无统一的标准，加入曲安奈德后不可控的因素更多。

症状

- 不同程度的萎缩、凹陷、脱色等症状（图7-15）；
- 严重的可出现坏死，难以愈合的破溃；
- 常于1～2周时出现；
- 症状较轻者可在3～6个月间自行恢复，症状较重者凹陷难以自愈，症状严重者可产生终身难愈的瘢痕。

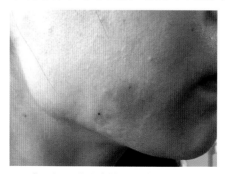

图7-15　盲目加了曲安奈德后引起的局部凹陷与脱色

预防

勿在溶脂中针盲目加入曲安奈德抑制酶等其他药物，禁止盲目配比。

治疗方法

◎ 轻、中度

● 时间是最好的治疗方法，半年后多可自愈；
● 局部热敷理疗、蒸桑拿或平时多做运动，以促进局部血液循环，加速人体基础代谢率，可使症状恢复加快；
● 表面微针治疗可加速皮损的修复。

◎ 重度

若出现破溃坏死严重症状，按下文"针孔反应"及"感染脓肿"的处理。

针孔反应

原因

◎ 注射方法不当

在出孔时没有停止推药，导致溶脂针药物进入注射针孔内，并在原有针孔损伤的基础上，对针孔造成持续性的刺激与侵蚀，溶解脂肪的同时也在溶解注射针孔隧道（图 7-16、图 7-17）。

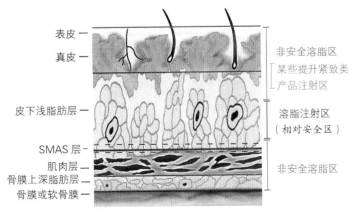

图 7-16　正确的溶脂针注射层次应在皮下脂肪的"中层"，尽量避免药物渗透引起的其他组织损伤

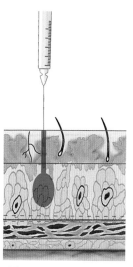

图 7-17　错误的注射方法，出针时将药物
带入注射针孔隧道，易出现针孔反应

◎过量注射

过量注射，导致皮下脂肪发生更多的损伤，并液化。液化后的脂肪有 2 种转归，一是缓慢液化，同时被身体吸收；二是寻找隧道尽快排出体外，若液化速度超过身体正常的吸收速度，则务必会寻找一个突破口来排出体外，针孔处的损伤，尤其是被溶脂针成分损伤后的针孔，是最容易突破的地方。

◎外界的病原微生物入侵

外界病原微生物（以金黄色葡萄球菌、铜绿假单胞菌等皮肤表面杂菌为主）通过受损的针孔隧道入侵，而皮下因脂肪液化而血运不畅并存在积液，细菌繁殖数代，细菌总量及增殖速度超过人体免疫抵抗时，就会引起皮下感染脓肿，脓肿再从针孔隧道排出，进一步加重损伤。

症状

以上 3 种因素，常陆续出现。症状的严重程度与注射量、注射层次、注射时无菌操作的程度关系密切。

◎轻度

病变较为局限，仅出现以针孔为中心的红肿，可自愈，愈后形成瘢痕及色素沉着（图 7-18、图 7-19）。

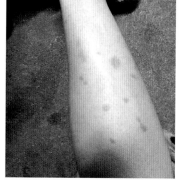

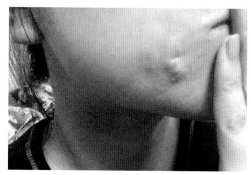

图 7-18　小腿针孔反应愈合后形成
瘢痕，小腿脂肪为全身最薄处，在
小腿注射溶脂针本身就是不可取的

图 7-19　面部针孔反应的肉芽增生，愈后即
形成瘢痕

◎中度

病变稍扩散后局限，以针孔为中心，出现较大面积的红肿，并进一步演化为脓肿，触之有波动感，应尽快排脓，抗感染处理，愈后形成较严重瘢痕（图 7-20a、b，图 7-21），甚至反复增生难以愈合（图 7-22）。

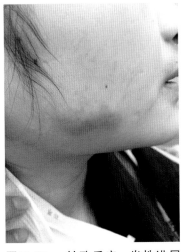 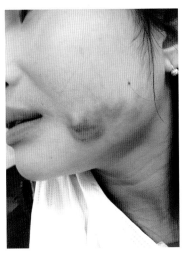

图 7-20a　针孔反应，炎性进展期 1　　图 7-20b　针孔反应，炎性进展期 2（同一患者左侧面颊较右侧更为严重，已出现脓肿）

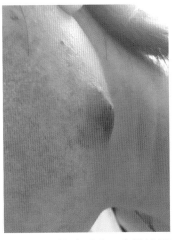 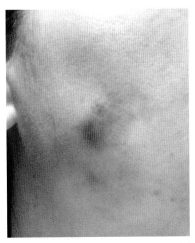

图 7-21　针孔反应，炎性进展期，即将破溃，呼之欲出　　图 7-22　针孔瘢痕增生，患者注射溶脂的局部小面积液化，抽吸清洗换药处理后 4 个月，瘢痕反复增生

◎重度

多个针孔以及周围大面积出现的感染化脓并破溃（图 7-23a ～ d），严重者会出现组织大面积坏死，还会伴有全身感染症状。

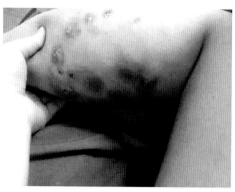
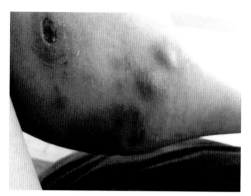

图 7-23a　针孔反应，破溃期（注射操作的江湖医生似乎以肉毒素的注射法来注射溶脂针，可笑又可悲）

图 7-23b　针孔反应，破溃期，同一患者右腿

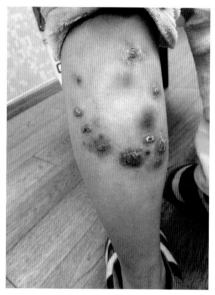
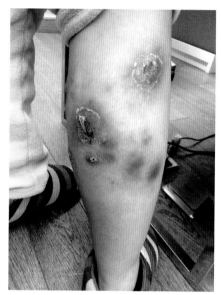

图 7-23c　针孔反应，该患者恢复期，液化的坏死组织排出后，形成血痂，慢慢形成瘢痕愈合

图 7-23d　针孔反应，恢复期，同一患者右腿

🔧预防

预防最关键的就是掌握正确的注射方法，然后以少量多次治疗为原则，操作时要严格坚持无菌操作。

◎多点位注射法

在较厚的脂肪层中，可使用多点位垂直注射法（图 7-24a ~ c），捏起皮肤注射至两层皮最中间的脂肪层中即可（图 7-25），层次不易出错。

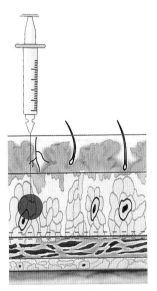
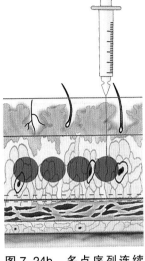
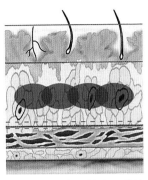

图 7-24a　垂直进针至脂肪中层并注射，拔针时停止注射

图 7-24b　多点序列连续注射

图 7-24c　表面按摩，使注射入的药物扩散混合均匀

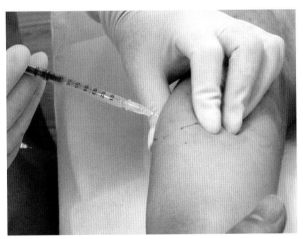

图 7-25　上臂（蝙蝠袖）的溶脂操作，捏起皮肤，使 30G/1.3mm 的注射针头垂直注射进入

这种方法较容易被初学者掌握，作者于《微整形注射美容》书中曾介绍了一种排针注射法（图 7-26a），其实就是这种方法的高效率改进版，适用于大面积的溶脂，但这种方法的缺点是易产生过多的针孔（图 7-26b），存在一定风险，现在已经较少使用，取而代之的是单孔多隧道扇形注射法。

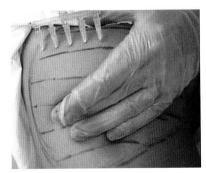
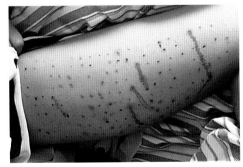

图 7-26a　排针注射法

图 7-26b　排针注射法产生的针孔

◎ **单孔多隧道注射法**

与玻尿酸的线性逆向注射法基本相同，尽可能利用 1 个注射孔注射更大面积的区域，以减少针孔反应出现的概率（图 7-27a、b）。

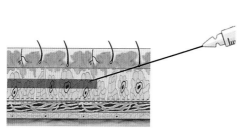

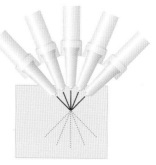

图 7-27a 使用线性逆向注射法，使用针头在脂肪层形成一隧道，边退针边注射

图 7-27b 多个隧道组成扇形即可注射大片区域

◎ **以颏下脂肪层**（双下颏）**注射为例**（图 7-28a ~ e，图 7-29a、b）

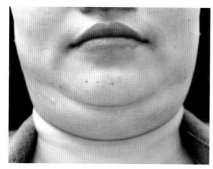

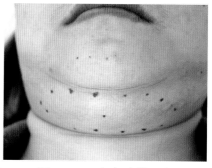

图 7-28a 嘱患者低头，使下颏脂肪层折叠

图 7-28b 标记注射区域

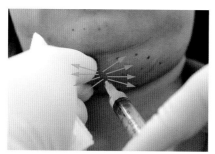

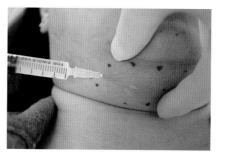

图 7-28c 在中央脂肪最厚处垂直进针至脂肪中层，然后四周扇形注射

图 7-28d 在标记区域两侧扇形注射，尽量 1 个进针孔注射更大片的面积，受针长所限，需要多个进针孔方能注射全部

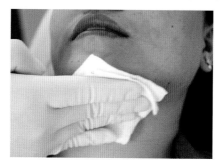

图 7-28e 注射后按摩数分钟，至药液扩散均匀

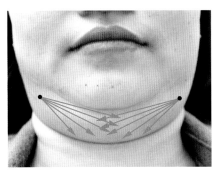

图 7-29a 若使用较长的钝针，则可以使用更少的针孔注射更大面积的区域，更加推荐用于四肢及躯干部位的大面积注射

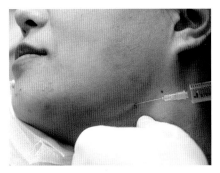

图 7-29b 现临床上常用细的钝针扇形注射

这种方法的缺点是，较短的锐针头（30G/13mm）注射面积过小，点位依旧偏多，而较长的锐针头（30G/30mm）过长过软，初学者不易掌握准确的注射层次，容易将药物注射过深至肌肉层或注射过浅至真皮深层。

因此现在作者建议初学者，即使是熟练者也可以尝试使用较长的钝针（23 ~ 27G/50 ~ 90mm）注射，既可以使用更少的针孔注射更大面积的区域，也容易掌握好注射层次，尤其推荐用于四肢及躯干部位的大面积注射。

预防最关键的就是掌握正确的注射方法，然后以少量多次治疗为原则，操作时要有严格的无菌观念（详见上文"针孔反应"）。

治疗方法

一旦出现针孔反应，应立即进行治疗，尽可能地控制症状恶化。

◎轻度

● 若仅针孔及周围小范围区域出现红肿，局部使用低浓度曲安奈德（40mg/1mL 的原液 + 生理盐水 +2% 利多卡因注射液 1 : 2 : 1 配制），注射于针孔红肿区，若有感染症状，可再酌情加入庆大霉素注射液（1mL : 4 万单位）；

● 若红肿得到有效控制，可在 2 ~ 3 日后再注射 1 次，根据病情的严重程度逐渐减少剂量；

● 若疗效不佳，但未进一步恶化，可在 2 ~ 3 日后增加配方中曲安奈德的量再注射 1 次；

● 若效果仍然不佳，但无恶化趋势，不应盲目加大药量，而是以局部热敷理疗为主，以加快血液循环，促进组织新陈代谢，进一步观察病情的变化；

● 若症状进一步加重，则按中度或重度处理。

◎中度

● 若已经出现了感染脓肿，则应立即穿刺排脓处理，再在病灶进行上文所述的注射治疗；

● 全身抗感染治疗，使用一组头孢类广谱抗生素（左氧氟沙星亦可）以及一组针对厌氧菌的抗生素，如替硝唑（或甲硝唑）。

◎重度

● 彻底清创、冲洗引流，用碘伏纱条填塞等（详见后文"感染脓肿"的治疗方法）；
● 全身抗感染治疗。

感染脓肿

原因

注射剂量过大，导致皮下脂肪过多损伤，甚至造成其他组织的坏死并液化，当液化量超过人体能自行吸收的极限，且未得到及时的排出，便形成积液。通过受损的针孔隧道入侵的外界病原微生物（以金黄色葡萄球菌、铜绿假单胞菌等皮肤表面杂菌为主），在积液内繁殖数代，当细菌总量及增殖速度超过人体免疫抵抗时，就会引起皮下感染脓肿。

症状

大面积红肿，甚至发黑（皮肤坏死表现），皮下脓肿，触之疼痛，有波动感（图7-30、图7-31），严重的会出现破溃（图7-32），有时会通过皮脂腺排出部分脓液，形成痤疮样脓点（图7-33）。

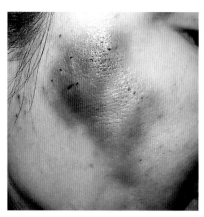

图7-30 溶脂针术后，面部大面积液化感染未破溃

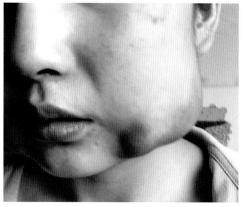

图7-31 过量注射后的惨剧（某型溶脂针单侧注射6支后1个月）

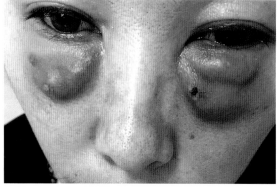

图7-32 眼袋溶脂后出现的感染脓肿，下睑皮肤极薄，结构复杂，非一般皮下脂肪可比，溶脂注射极易出现并发症

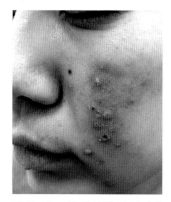

图7-33 溶脂针注射后感染脓肿，表面出现多个"痤疮样"脓点

预防

　　预防最关键的就是掌握正确的注射方法，然后以少量多次治疗为原则，操作时要严格坚持无菌操作（详见上文"针孔反应"），一旦发现术后不良反应，应及时处理。

治疗方法

- 彻底清创、冲洗引流、用碘伏纱条填塞、加压包扎等（图 7-34 ～ 图 7-36，操作者马晓飞医生）；
- 全身抗感染治疗。

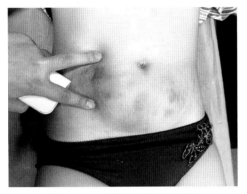

图 7-34a　触诊估计坏死面积

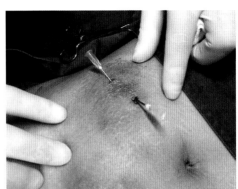

图 7-34b　穿刺引流

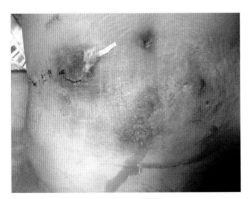

图 7-34c　脓液流出

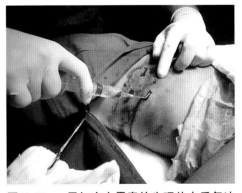

图 7-35a　用加庆大霉素的生理盐水反复冲洗

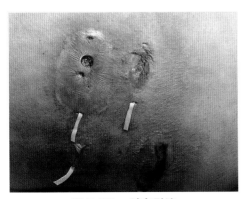

图 7-35b　胶条引流

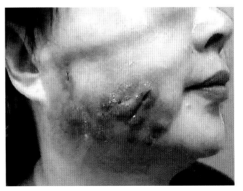

图 7-36a　溶脂针术后面部大面积液化感染 1（右侧）

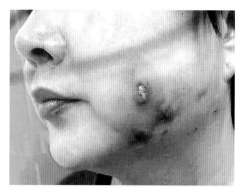

图 7-36b 溶脂针术后面部大面积液化感染
2（同一患者左侧，腔隙内已塞入碘伏纱条）

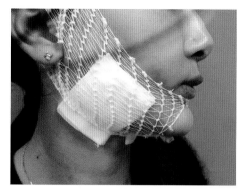

图 7-36c 加压包扎

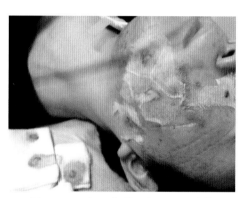

图 7-36d 加压包扎，每日揭开换药

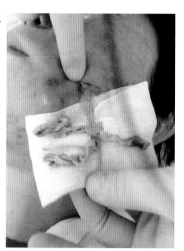

图 7-36e 换药冲洗，更换碘伏
纱条，使坏死腔隙慢慢愈合

 坏死破溃

原因

感染脓肿未得到控制，造成大面积的皮肤坏死，则会形成坏死破溃，这也是溶脂注射后局部坏死恶化的最后阶段。

症状

由于皮肤坏死，创面敞开暴露（图 7-37a、b），此时已无腔隙，脓液直接从创面渗出。

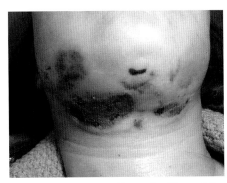 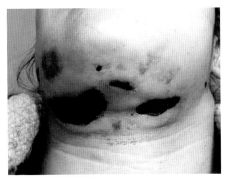

图 7-37a　溶脂针注射双下颏后坏死破溃 1　　图 7-37b　溶脂针注射双下颏后坏死破溃 2，经治疗已经结痂，痂下愈合是个缓慢的过程

预防

预防最关键的就是掌握正确的注射方法，然后以少量多次治疗为原则，操作时要严格坚持无菌操作（详见上文"针孔反应"），一旦发现术后不良反应，应及时处理。

治疗方法

- 按Ⅲ度烧伤处理，采用彻底清创、暴露疗法；
- 使用湿润烧伤膏、表皮生长因子、抗菌多肽等药物，每日清创换药，待周围上皮组织缓慢生长覆盖创口；
- 全身抗感染治疗；
- 创面皮肤缺损严重时，若局部感染得以控制，并具备条件的情况下，可使用皮瓣或皮片移植来治疗。

肾功能损伤

原因

液化的脂肪经身体吸收后，最终通过肾脏排出体外，若长期或短期大量使用溶脂针，会给肾脏带来一定的负荷，代谢产物量超过了肾功能的承受范围或患者本身就有肾功能障碍，则有可能造成肾功能的损伤。

有些溶脂针中的一些成分本身会对肾功能直接造成损伤。

症状

若患者术后突然出现尿频、尿急、异常的多尿、少尿甚至无尿、全身水肿、血压升高，出现胃肠道症状如食欲下降、恶心呕吐、黑便或呕血等，出现皮肤瘙痒、呼吸困难、心悸、乏力等症状，均应考虑到有肾功能损伤的可能。

预防

仅在健康人群中注射，少量合理注射。

治疗方法

去肾内科就诊，明确诊断，综合治疗。

溶脂并发症的预防

前文已经对溶脂可能出现的各项并发症的预防分别进行了阐述，此处最后再给予总结：

- 严格把握好适应证，仅在健康人群中注射；
- 提高操作水平，掌握正确的操作方法，勿暴力操作；
- 精确掌控正确的注射层次，少量注射；
- 试探性用药，分次治疗；
- 严格坚持无菌操作；
- 一旦发现术后不良反应，应及时处理。

最后，时刻牢记：**预防，胜过一切的治疗**！

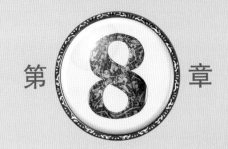

第 **8** 章

其他微整形项目的并发症

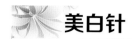 **美白针**

简介

美白针是以静脉滴注的方式，将一些抗氧化成分注入人体，以达到迅速均匀遍及全身的效果，起到改善肤质、淡化黑色素、美白皮肤的效果，其成分主要包括谷胱甘肽、氨甲环酸和左旋维生素 C，有一些加强型的美白针还含有注射用重组人生长激素（HGH）等生长因子。

美白针对因紫外线照射的黑色素沉着及内分泌紊乱形成的面部色斑效果较好，但对先天性黑色素较多的皮肤无明显治疗效果。

更通俗地说，美白针只是"**还原美白**"，而非"**治疗黑皮**"。

存在的争议

美白针源于中国台湾省，刚面世时便引起许多争论与挞伐，至今，无论哪里，都没有美白针产品的官方认可。但在娱乐圈某些明星的力荐下，"美白针"得到了意外的推广和流行，在民间注射市场蓬勃发展。

◎支持方

使用静脉注射的方式给予美白、抗氧化成分比口服更快速、更完整、更直接，能快速取得美白效果，且在一定的剂量内无明显毒副作用，较为安全可靠。

◎反对方

在医学伦理学与医学药学理中，美白针犯了"鼓励针剂使用"与"鼓励药物长期使用"两大禁忌。

随着时代的进步，现代医学正尽力减少针剂，不应当鼓励民众"长期用药"，即使是糖尿病、高血压等慢性病患者，都应时时监测，希望能降低对药物的依赖度，鼓励长期使用药物不是正确的医疗行为。美白针的治疗周期常要求连续输液 1 个月以上，使用美白针仅仅是为了"美白"，而非因健康问题而不得已的治疗，会带来长期静脉注射引发的一系列并发症（图 8-1），本质上就是违反传统医学原则的怪异思维，违反"绝不伤害患者"的医师誓言。

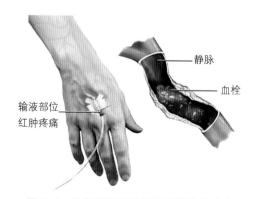

静脉

血栓

输液部位
红肿疼痛

图 8-1　注射创伤可引起血栓性浅静脉炎

常见不良反应

◎心率加快、恶心呕吐、头痛头晕

短时间内过快、过多地输液会加重心脏负担，使心率加快，并出现恶心呕吐感，这是输液最常见的反应，并非静脉点滴美白针所独有的表现。

由于美白针中含有左旋维生素 C 的成分，要求快滴（约 30min 注射 250mL），否则会被氧化而减弱效果，因此上述现象出现的概率可能比静脉点滴其他非刺激性药物略高。

注射氨甲环酸偶尔会出现头晕、疲乏的症状，稍作休息即可缓解。

某些复方的美白针中含有其他药物成分，会对胃有一定的刺激，引起轻度的恶心呕吐感。

◎皮疹

属药物过敏现象，无特异性，与药物中的抗原成分以及患者的敏感体质有关，按常规抗过敏治疗即可。

若静脉点滴过程中出现较明显的过敏症状，应立即停药，并肌肉注射地塞米松 2mg。

◎热源性反应

与药物中的热源性物质有关，毕竟有些非法美白针的成分是个谜，出现任何的特殊情况都不足为奇。

输液过程中出现发冷、寒战或发热，严重者初起即寒战，继之高热，可达 40 ~ 41℃，并有恶心、呕吐、头痛、脉速等症状。

一旦出现这些现象，应立即停止输液，并对症治疗。

◎静脉炎

静脉炎是由于长期输注浓度过高、刺激性较强的药液或静脉内放置刺激性大的塑料管时间太长，而引起局部静脉壁的化学炎性反应，也可因在输液过程中，无菌操作不严，引起局部静脉的感染。与患者的敏感性体质也有一定关系。

静脉炎的典型症状是沿静脉走向出现条索状红线（图 8-2、图 8-3），局部组织发红、肿胀、灼热、疼痛，有时伴有畏寒、发热等全身症状。

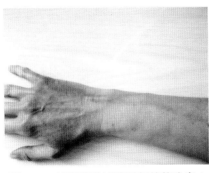 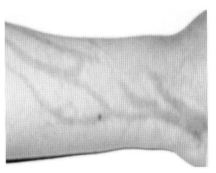

图 8-2　长期静脉输液引起的静脉炎 1　　图 8-3　长期静脉输液引起的静脉炎 2

防治措施

- ●严格执行无菌操作，对血管有刺激性的药物如四环素、氢化可的松等，应充分稀释后应用，并防止药物溢出血管外，同时，要有计划地更换注射部位，以保护静脉；
- ●患肢抬高并制动，局部用95%的酒精或50%的硫酸镁行热湿敷；
- ●超短波治疗；
- ●用中药如意金黄散外敷；
- ●如有合并感染，视病情给予抗生素治疗。

◎长期输液的不良反应

长期静脉注射可能引发血管内膜损伤、静脉炎、静脉硬化、感染等并发症，还会加重心血管负担和肾脏与肝脏伤害，同时存在人际交叉传染的风险以及长期针剂侵入的风险。

高剂量的谷胱甘肽长期通过静脉注射进入体内，有可能增加肾血液循环负荷，导致肾功能不全（可致肾衰竭），存在严重的风险，国外有过量注射美白针从而导致肾衰竭而致死的报道。

并发症的预防

◎适应证的选择

- ●适用于身体健康，原本皮肤较白，短期因受紫外线照射而变黑，希望快速恢复的患者；
- ●适用于因睡眠不足、过于劳累、压力过重等各种因素，导致面色昏暗，色斑加重的患者。

◎明确禁忌证

- ●对天生皮肤黝黑的健康女性几无疗效；
- ●有心血管疾病、高血压、糖尿病、肾脏功能不全、急慢性肝病、自身免疫性疾病（如风湿性关节炎及红斑狼疮等）、血流动力学异常以及长期使用激素类药物的患者禁用；
- ●与青霉素或尿激酶等溶栓剂有配伍禁忌；与口服避孕药、雌激素和凝血酶原复合物合用有增加血栓形成的危险；避免与维生素 B_{12}、甲萘醌、泛酸钙、乳清酸、抗组胺制剂、磺胺药、四环素等药物合用；
- ●处于月经期间的女性不宜注射，以免造成经血排出不畅，导致局部瘀积、细菌感染等风险；
- ●怀孕及哺乳期妇女不宜注射；
- ●有过敏性体质的患者慎用。

◎正确的配制和使用

目前市面上有很多美白针的套盒，名字形形色色，大多十分诱人，但无一例外地都没国家的正式批文，尤其是以中国台湾省某明星那个形态弯曲的字母命名的传说中的那款美白针，根本没有得到该明星的授权，外包装极其豪华，然而内容物的具体成分究竟为何物实在不清楚。

作者更建议在临床上直接使用相应的药物进行配置。

美白针的配方（单次注射剂量，分2组注射，供临床参考）：

（1）还原型谷胱甘肽 1.8g + 左旋维生素 C 5g + 250mL 生理盐水或5% 葡萄糖注射液（快滴，

30min）；

（2）氨甲环酸 0.2g + 250mL 生理盐水或 5% 葡萄糖注射液（慢滴，1h）。

美白针一般 10 ～ 12 针为 1 个疗程，前 3 日每日注射 1 针，然后每隔 3 ～ 5 日注射 1 针。

通常 2 周至 1 个月即可见疗效，治疗期间要严禁强烈的紫外线照射。

◎输液反应的预防

严格坚持无菌操作，尽可能减少输液量，避免同时加入多种药物，否则易增加毒性、降低药效以及增加输液中的微粒数，可能会引起一系列的输液反应。

 并发症的治疗

立即停止输液，对症治疗。

美塑疗法（含水光针、种植面膜、微针疗法等）

简介

美塑疗法（Mesotherapy，亦有将这一词意译为"中胚层疗法"）即使用专用设备（水光枪、美塑枪、微针滚轮、无针美塑仪等，表 8-1），采用注射或微孔导入的方式，突破表皮屏障，直接将美容活性成分深度导入到真皮或更深的皮下部位（图 8-4、图 8-5），从而加速皮肤的新陈代谢，使肤质得到由内而外改善的一种疗法。

注：美塑疗法与中胚层疗法

两者指的均为 Mesotherapy，前者为音译，后者为意译。

Mesotherapy 的词义为"以来源于中胚层的真皮或皮下为靶部位的注射美容疗法"，因此国内有很多个人及单位将其简称为"中胚层疗法"或"间皮疗法"。

然而作者认为此译法并不恰当，因为从严格意义上讲"中胚层"是一个组织胚胎学术语，为受精卵发育到第 3 周时出现 3 个胚层之一，分化为结缔组织、肌肉、骨骼及泌尿生殖系统等，也就是说，在人出生之前，所谓的"中胚层"就早已不复存在。本书中所用的"美塑疗法"一词，来源于中国台湾省的美容界，为"meso"的音译，不仅有美容塑身之意，也符合汉语言习惯，方便好记。

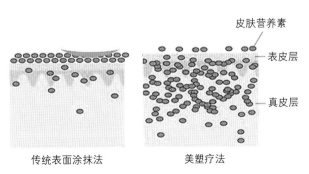

图 8-4　传统的表面涂抹用药法与美塑疗法

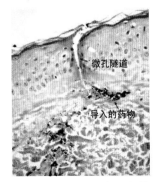

图 8-5　微针美塑与导入的药物

表 8-1 不同的导入方法及器械的升级		
注射方法	等级	特点
手工注射	弓箭	1. 手动单发，对注射医生的手法要求较高，层次及注射量的准确度与操作医生技术有很大的关系，药物利用率较低 2. 在对较深的皱纹直接填充注射时，特殊的手法操作必不可少
Vital（种植面膜）	左轮手枪	手动单发，射程近，每次注射剂量固定，操作简单，层次准确度与操作医生技术有一定的关系，药物利用率高
电动微针	霰弹枪	手动或半自动多发，药物需靠微针穿刺所形成微孔后导入，利用率相对较低
美塑枪	自动步枪	自动多发，单点注射，每次只有 1 个注射孔，层次准确，药物利用率较高，注射速度远较手动操作快捷，效率较高
水光枪（仪）	机枪	自动多发，可连片"扫射"，每次有多个注射孔，层次准确，注射速度最快，药物利用率最高

虽然随着时代的进步，导入的药物及设备日新月异，然万变不离其宗，其根本作用原理仍然未变，各种方法带来的并发症也基本类似。

术后正常现象

● 术后即刻针孔处会有渗血，似乎全脸"血肉模糊"（图 8-6），其实这是术后再正常不过的现象了，若无渗血表明注射层次偏浅，反而问题更多；用生理盐水擦拭后敷无菌面膜即可，要注意针孔处至少 6h 不要碰清水，至少 24h 不要接触化妆品；

● 术后 1 ~ 2 日针孔处会开始结痂，脸上出现密集的小黑点（图 8-8a）；不要强行将小痂揭去，此时用清水洗脸即可，尽量不要使用任何化妆品，每日敷含有保湿作用的修复面膜；

● 术后 4 ~ 7 日会出现掉痂，同时会有表皮脱落现象（图 8-7），能明显感觉到新生的表皮比原来的皮肤要白嫩、光滑许多，此时尤其要注意避免阳光的照射，尽量少用化妆品和防晒霜；

● 术后 8 ~ 10 日后，完全掉痂，肤质较术前有明显改善（图 8-8b）。

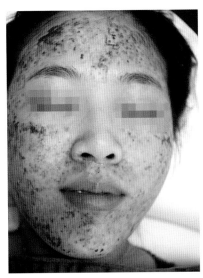

图 8-6 注射完即刻的出血

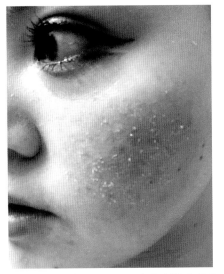

图 8-7 注射后 4 ~ 7 日会出现脱皮现象

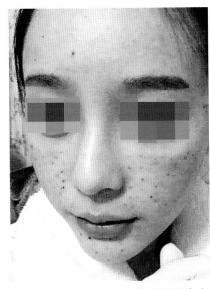

图 8-8a 注射后 1 日正常的针孔痕迹

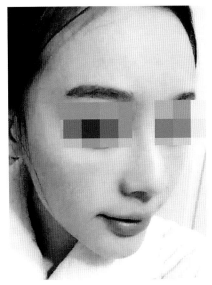

图 8-8b 痊愈后即比原来白嫩光滑

表面感染

◎原因

主要与无菌操作有关，多是面部消毒不彻底；也可继发于过敏反应；患者术后早期若护理不当，如接触一些化妆品粉末或雨水等，病原菌可从针孔进入，继发感染。

◎症状

● 在注射部位出现大片红肿、发热，伴疼痛，严重者可能出现水疱或渗液（图 8-9、图 8-10），由于注射层次相对表浅，感染大多局限于表面，不易深入，不易发展成全身的感染。

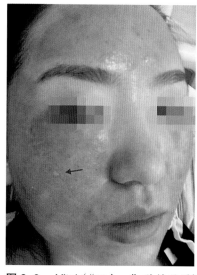

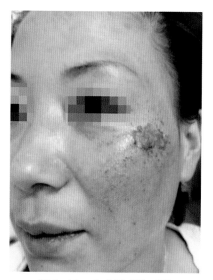

图 8-9 Vital（"四合一"种植面膜）全脸注射后感染

图 8-10 水光后感染破溃

◎预防

无菌操作过关，嘱咐患者术后至少 6h 勿碰水，最好 48h 内勿用化妆品。

◎治疗

● 表面清创消毒，抗菌纱布湿敷：

抗菌纱布制备法：

（1）常规消毒用的碘伏溶液与生理盐水 1 ： 2 稀释后，浸透纱布；

（2）用庆大霉素注射液（8 万 U/2mL）4mL+ 地塞米松注射液（2mg/mL）1mL+ 生理盐水 5mL，浸透纱布；

● 肌肉注射（或静脉点滴）地塞米松注射液 2 ~ 5mg，以减少排异反应及渗出；

● 必要时可输液进行全身抗感染治疗；

● 热敷理疗，促进血液循环；

● 愈后早期可能会出现色素沉着，数月后可自行消退。

色素沉着

以水光治疗为代表的美塑疗法可以使黯淡无光的皮肤充满活力，显得白嫩光滑，若加入少量祛斑的成分，确实可以对斑起到淡化的效果。

但也有一些敏感体质或隐性色素斑者，可能会出现针孔处色素沉着或原有色斑加重，在整体皮肤变白、变嫩的同时，原有的色斑反而加重（图 8-11）。

此时应停止微针疗程，改用激光等其他方法治疗。

术后的新生皮肤极其娇嫩，易受紫外线影响而出现色沉，因此术后务必注意防晒。

还有一些色素沉着继发于感染后，与无菌操作不严格有关，数月后多可逐渐淡化。

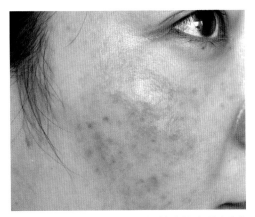

图 8-11　水光后色斑加重，针孔处出现亦色沉

痤疮样发疹

◎原因

微针刺入皮肤的过程中，皮下暗疮被打开，皮脂腺分泌物与其他杂物顺针孔通道排出而引起，可以看作是一个皮肤排毒的过程，并非坏事。在果酸或激光治疗后都有可能出现这种反应。

◎症状

有不少患者在注射后 5 ~ 7 日，出现面部粉刺样小丘疹，严重的会出现痤疮样脓疱，这种现象被称为"**痤疮样发疹**"（图 8-12、图 8-13）。

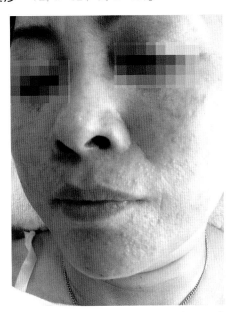

图 8-12　水光注射后约 1 周，出现细小粉刺样变化

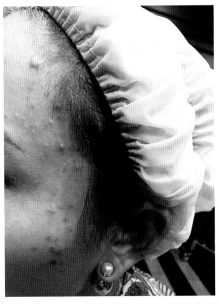

图 8-13　水光注射后约 1 周，出现痤疮样变化

◎预防

● 水光或微针导入时，药液中加入少量肉毒素（全脸 <30U），可有效抑制皮脂腺的分泌；

● 活动期痤疮的患者，若症状较重，应先行痤疮的治疗；

● 对于严重痤疮的患者，第一次治疗时，单独使用低浓度的肉毒素溶液（3mL 生理盐水中含肉毒素 20 ~ 30U），全脸水光注射或微针导入（因为药物利用率相比水光枪要低，因此肉毒素浓度可稍高），可对痤疮有明显的抑制作用。

◎ 治疗

只需挑破粉刺，清理出分泌物，外用些抗生素药膏，补水面膜湿敷，2 周左右即可恢复。

✐ 密集综合征

水光注射后即刻或 2 ~ 3 日后，出现大面积的、规律分布的、以眼部为中心的皮丘样小突起，无红、肿、热、痛、胀等感染表现，触之较柔软，称之为 **"密集综合征"**（图 8–14）。

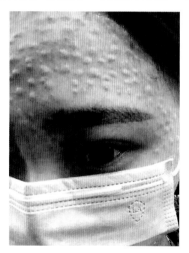

图 8–14　水光注射后约 3 日，出现密集综合征

◎ 原因

● 操作者误使用大颗粒、高交联的玻尿酸产品，尤其是吸水性更强的单相交联产品；

● 注射层次过浅；

● 仪器参数调节不当，单点注射剂量过多；

● 与患者的敏感性体质有关。

◎ 症状

● 图 8–14 即为典型的密集综合征表现；

● 如果是小颗粒非交联或低交联的玻尿酸注射过浅或单点注射过多而引起的密集综合征，其症状在术后当场即可发现，只是被红肿及出血掩盖，常未予注意，等 2 ~ 3 日后逐渐消肿，症状即越发明显，若不做任何治疗，有可能在 1 ~ 2 周后症状逐渐扩散而缓解；完全消退可能需要 2 ~ 3 个月；

● 也有一些小分子低交联的玻尿酸产品正常打入后，可出现暂时的密集综合征现象，通常在数日后可自行缓解，若使用一些理疗设备辅助治疗，症状消失可更快，其水光注射效果的维持时间相较非交联的玻尿酸要长久得多（图 8–15a ~ c）；

● 如果是大分子高交联的产品，注射后，有当场即出现症状的，也可能当场未有异常，约在 3 日后症状开始显现，且逐日加重，10 ~ 14 日症状方才稳定，这是玻尿酸在体内锁水的过程。

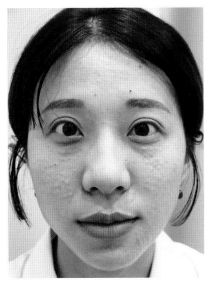

图 8-15a　作者成都合作医院的一位咨询师，因服务热情，深受患者好评，受老总奖励充当"小白鼠"，体验某款新型水光用小分子玻尿酸，术后数小时出现密集综合征

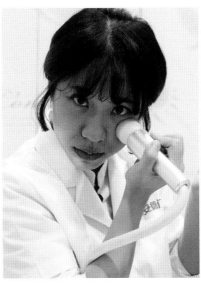

图 8-15b　心态极好，开开心心地自助理疗

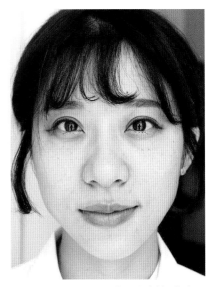

图 8-15c　2 日后症状已经缓解大半

⚠ 注意

　　某些有严重的荨麻疹病史的患者，即使未注射任何药物，只需用牙签轻轻一划，就会出现凸起，即"皮肤划痕症"（图 8-16）。如此敏感的皮肤，更不用说注射药物后的持续刺激了，但这些患者都有相关病史，很少会再接受微针的刺激。

　　如果是因为过敏而产生密集丘疹样外观，常会伴有奇痒，搔抓后连成一片，使用抗过敏治疗后可迅速消退，比较容易鉴别，并不属于"密集综合征"范畴。

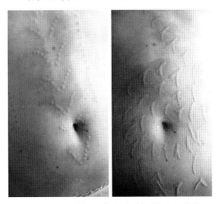

图 8-16　荨麻疹患者的"划痕症"

◎治疗

- 先观察数日，看是否有自行改善的趋势；
- 尽量保守治疗，热敷理疗可大大加快玻尿酸的吸收速度，必要时可使用射频类激光辅助治疗；
- 若是因为注射大分子高交联的玻尿酸而引起的症状，可先少量选择几点尝试，注射少量溶解酶后观察数日，若有明显疗效，再以少量多次为原则注射溶解酶，全脸可分 3 ~ 5 次注射完毕，切勿一次注射过多。

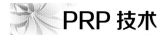

PRP 技术

简介

PRP 为 platelet-rich plasma 的缩写，中文为"**高浓度血小板血浆**"或"**富含血小板血浆**"，是利用自身血液制作的含高浓度血小板的血浆，正常血液中的血小板约为 200 000/μL，目前认为至少要高于生理全血中的血小板浓度的 **4 倍**才能被称为"**富血小板**"（图 8-17a、b）。

PRP 应是自体来源的，因为异体的血小板没有活力，且不能分泌活性生长因子，本身的细胞膜也可作为抗原刺激机体产生抗体。

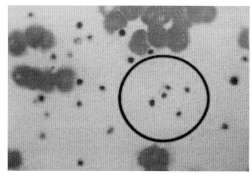

图 8-17a　正常血液中的血小板

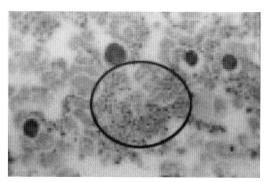

图 8-17b　PRP 中的血小板

PRP 注射技术至今已有 20 多年的历史，最先由 Dr. Robert Marx 于 1998 年应用于口腔外科手术，用以刺激骨骼增生。日本整形外科医生久保田于 2006 年最早将其应用于美容外科，最初用于修补细纹及收紧轻微的面部松弛。早期使用是直接注射，现在有了新的水光枪设备，PRP 注射的效率成倍增高。

PRP 技术因其取材方便、制备简单（图 8-18、图 8-19）、机体排斥反应小、效果肯定等优点而倍受临床医师的青睐，短短数年内已在世界范围得到推广，其应用范围也不断扩大。

也正是因为 PRP 看似操作简单，成本低廉，容易普及推广，因此滥用者甚多，制备合格者罕见，操作方法也无统一规范，因此也就问题颇多了。

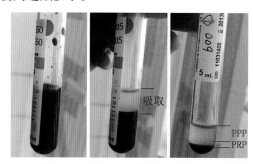

原血　　600rpm 一次离心　600rpm 二次离心

图 8-18　作者采自己血做的实验，以 Landesberg 法制作的合格 PRP，第一次离心使用 1：9 枸橼酸钠管；第二次使用普通管，颜色浑浊，血小板含量高

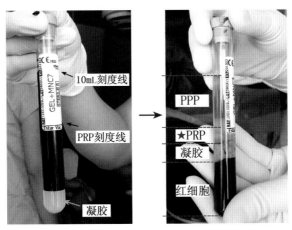

图 8-19 套管制备的 PPR

血印与色素沉着

◎原因

● 有损伤才能有修复！PRP 的作用原理是先损坏后再刺激修复，因此注射方法和玻尿酸大不相同，要求在操作中刻意在真皮层内造成更多的人为损伤（图 8-20a），因此注射后皮下出血会更多，常出现一道道红印（图 8-20b）；

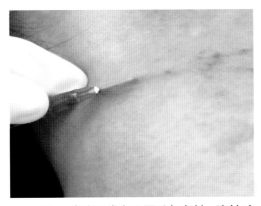

图 8-20a 真皮深浅多平面反复穿刺，注射时故意形成更大的真皮损伤后再注射

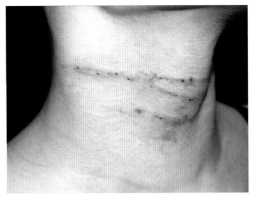

图 8-20b 术后即刻，形成道道血印

● 在与红细胞交界处的血清中，血小板的含量最多，因此为了不损失这部分质量最佳的血小板，在抽取时，免不了会带入一些浓缩后的红细胞，治疗操作时这些浓缩红细胞还常可起到指示剂的作用，以方便得知注射层次以及注射量；

● 沉积于皮下红细胞内的血红蛋白中的二价铁离子（红色），遇到空气后会被氧化成三价（黄褐色），从而可从皮肤表面看到黄褐色的色素沉着外观，即为 PRP 注射术后的“含铁血黄素沉着征”。

◎症状

● 注射部位可见血印，然后逐渐由细细的红印转为面积较大的瘀青，然后再慢慢淡化消退；

● 多可在 1 ～ 2 周自行消退（图 8-21a、b），并不影响外观，甚至早期瘀青症状越重，后期治疗效果越好；

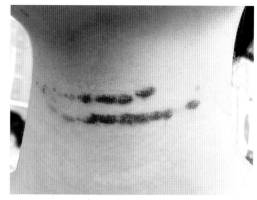 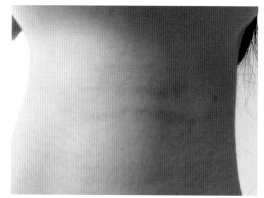

图 8-21a　另一患者 PRP 颈纹注射后 3 日，局部瘀青（含铁血黄素沉积）　　图 8-21b　该患者术后半月复查，瘀青基本消退

- 有一些患者，在瘀青消退后，个别点位会残留一些黄褐色的色素沉着样变化，症状消退较慢，常可持续数月，甚至半年后还可能隐见色素沉着。

◎预防

- 事先与患者说明因果关系，告知出现皮下出血以及红色血印是正常术后现象，问明能否接受，才决定用哪种方法进行治疗；
- 对于不想术后有太明显治疗痕迹的患者或者平时磕碰容易产生瘀青，并且不容易消退的患者，可以抽取不含交界处红细胞的 PRP，并使用损伤小的手法直接注射，可大大减轻血印症状，但是除皱的治疗效果也要差许多；
- 前一次色素沉着未消退之前，勿进行再次治疗。

◎治疗方法

- 无须治疗即可自行消退；
- 热敷理疗可加快消退速度；
- 表面涂抹马应龙等活血化瘀类中药软膏，会有很好的疗效。

过度增生

标准合格的 PRP 注射后不会因过度增生而出现局部凸起的现象。

但是有些非正规机构，认为 PRP 治疗效果不明显，却不知是自己提取操作工艺水平不合格（图 8-22a、b），盲目在 PRP 中又加入了生长因子，在注射后就常会出现生长因子的不良反应，过度增生就是常事了。

若症状不严重，不建议治疗；若症状明显，可使用低浓度的曲安奈德先少量尝试性治疗，有效果后再按少量多次的原则进行治疗。

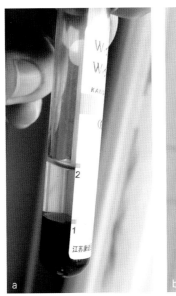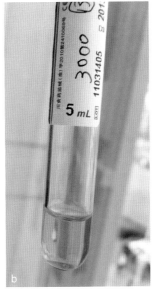

图 8-22　不合格的制备结果，经 3000rpm 离心的制备结果，颜色澄清，甚是美观，血常规仪检测血小板含量极低。
a.3000rpm 一次离心；b.3000rpm 二次离心

"僵尸疗法"与全身感染

正规的 PRP 制备对无菌操作要求甚高，所有过程要求在手术室环境下进行，使用无菌试管操作完成，且迅速注射回身体表浅部位，因此罕见有感染者。

然而在香港曾有非正规机构进行"自体血清治疗"后患者死亡的报道，死亡原因居然是"败血症"。

其治疗方法是先抽取患者血液，经离心制备后，提取血清，这一过程还似乎有些 PRP 的影子，下一步却是让人匪夷所思了，将这辛辛苦苦离心制备出来的血清重新再注射回血管中，称之为"僵尸疗法"。

这种拆东墙、补东墙的方法颇有周星驰电影中无厘头的喜感，实不知发明者是如何异想天开得来的灵感。

于是，在非无菌条件下，被丢弃了红细胞后的血清，又带着无数的细菌回到了主人体内，然后，就没有然后了……

埋线提升技术

简介

埋线提升技术是在真皮层或皮下，以特殊的手法或器械，植入不同规格的可吸收线，通过线的吸收过程，刺激组织胶原再生，以起到组织紧致、面部提升、皱纹变浅等年轻化效果。现在常用的线材料有 PDO 线和 PLLA 线。

◎ PDO 线

PDO 线全名应是"**对二氧环已酮**"线,但此名着实绕口,因此常被称为"**蛋白线**",但实际上绝无任何蛋白质的成分,只是在体内会被吸收,性质上与含蛋白成分的羊肠线有几分类似而已。

这就如同四川名菜"鱼香肉丝",其实根本没有"鱼"在里面,只有相似于鱼的味道,但是这一名字已叫了不下百年,早已约定俗成,再改口反而又让人不习惯了。

以此同理,作者在临床与患者沟通时,亦是将 PDO 线称之为"蛋白线"的,倒并不是有意忽悠。

PDO 线的特点是见效比较快,若使用锯齿线,术后即刻就有明显的提升效果,其缺点是吸收也较快,明显效果的持续时间不超过 1 年,若在半年左右二次植入,则疗效可大大增加。

PDO 线又可分为**平滑线、螺旋线和锯齿线**三大类,其中锯齿线又有单向锯齿、双向锯齿、交叉锯齿等多种型号,各有其用途(表 8-2)。

如何运用好这些形形色色、不同规格的线,是一门挺大的学问。

◎ PLLA 线

PLLA 线网状植入技术源于中国的埃伦宝音(蒙古族)教授,经韩国同行改良制备后,又输回国内。

PLLA 线的主要成分是左旋聚乳酸和骨胶原。左旋聚乳酸是"塑然雅"的主要成分,因此 PLLA 线又有"**童颜线**"的称谓。

PLLA 线的吸收速度较慢,因此见效也比较慢,术后即刻几乎看不到任何效果,其缺点显而易见,要 3 个月以后才能逐渐起效,半年后效果明显,其优势才开始展现,维持时间可达 5 ~ 7 年之久。

更多关于线雕材料的内容介绍,详见作者所著的《线雕秘籍》。

🖊 术后正常反应

和其他治疗手段一样,凡是有创伤的,都免不了会有不同程度的红、肿、热、痛、胀现象,术后稍做冰敷即可,无须其他处理。

PDO 锯齿线植入治疗后即刻就会有明显的组织勾挂紧绷感,触之疼痛,面部表情稍夸张会有牵拉痛,数日后可自行缓解。

螺旋线植入后也会有即刻的提升感,只是较锯齿线为轻;平滑线植入大多无明显不适感,提升效果逐渐出现,患者常不自知,许久未见的亲友却能迅速发现患者的变化。

🖊 表情不对称

◎症状与原因

- 多出现于锯齿线提升之后;
- 外观不对称的症状可能即刻出现,也可能数日甚至数月后逐渐明显(图 8-23a、b);
- 动态时不对称外观会更明显;
- 与操作时双侧埋线的层次、位置、数量不对称有关;
- 与患者原本就存在的面部不对称或表情动作不对称有关;
- 埋线后患者心理上会将这些平时不易察觉的不对称放大。

表 8-2　市面常见的几种线

类型	图示	粗细	针长	作用
平滑	Mono	30G 29G 27G 26G	25mm（线 30mm） 38mm（线 50mm） 50mm（线 70mm） 60mm（线 80mm）	抗衰老
螺旋		29G 27G 26G	25mm（线 30mm） 38mm（线 50mm） 50mm（线 70mm） 60mm（线 80mm）	抗衰老
螺旋		27G 26G	25mm（线 30mm） 38mm（线 50mm） 50mm（线 70mm）	抗衰老
锯齿		23G	25mm（线 30mm） 38mm（线 50mm） 50mm（线 70mm） 60mm（线 80mm） 90mm（线 150mm）	面部提升、微创提升
锯齿		18G	2-0 43cm	面部提升、微创提升
锯齿		19G	100mm（线 150mm）	面部提升、微创提升
锯齿		20G	150mm	面部提升、微创提升
锯齿		23G	50mm（线 70mm） 75mm（线 120mm） 90mm（线 120mm）	面部提升、微创提升

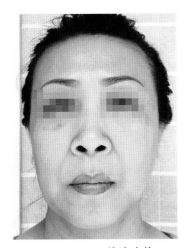

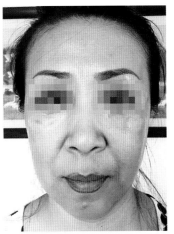

图 8-23a　埋线治疗前　　　　图 8-23b　埋线治疗后 5 日，出现双侧不对称

◎预防

● 人的面部没有绝对的对称，事先应与患者说明，并指出患者原本面部静态和动态的不对称，并照相存档；

● 告知患者埋线提升治疗的效果极限，适当降低患者的期望值；

● 操作时尽量对称植入，若患者原本就有面部的严重不对称现象，可根据情况不对称植入；

● 操作层次深浅要准确。

◎治疗

● 症状不严重时，心理治疗为主，告知患者世上并无完全对称的人脸；

● 若明显因操作不当而引起的不对称，可在提升力量稍弱的一处补充植入数根线即可；

● 若因其他缺陷的因素导致的不对称，可配合肉毒素或玻尿酸的治疗。

表面不平整

● 常见于较粗的锯齿线植入术后，皮肤表面出现轻度的不平整是正常现象，是由于埋线的隧道部位与周围组织收缩力不均匀而导致，约半月以后即可逐渐长平，无须特殊处理；

● 某一根锯齿线植入过浅，收缩牵拉过重，可能会导致皮肤表面出现一道凹陷（图 8-24），症状较轻或患者并不在意的情况下可不做处理，严重的对该部位按摩数日，若治疗效果不佳或呈进一步加重趋势，可用粗针刺破皮肤，将这一根线全部取出，取出时要注意倒钩会损伤组织，需用旋转手法取出；

● 由于面部存在一定的曲度，因此免不了同一根线的某一小段层次稍浅，顶住皮肤投影于体表，就会出现不平整现象，症状多不严重（图 8-25），可不予以处理，若顶住皮肤的是线头（图 8-26）或者患者对此现象难以接受，可用粗针刺破皮肤，将此线的前段取出即可，而不必将整根线取尽（图 8-27a ~ g）。

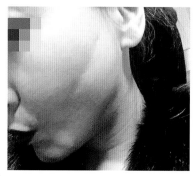

图 8-24　埋线提升后表面的条索状凹陷

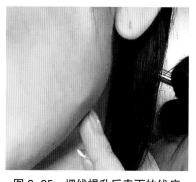

图 8-25　埋线提升后表面的线痕

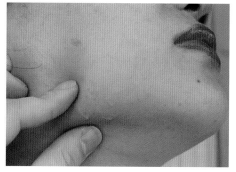

图 8-26　埋线提升后 2 个月，单向锯齿线向下方游走，表面顶出线头的印痕

线头游走与线头顶出

◎症状与原因

● 这是埋线后最常见的不良反应，即使植入时层次正确，也会因为受人面部表情的挤压推动，使部

分线头顶出皮肤，无论是何种类型的线，何种损伤，都免不了会出现这种现象；

●平滑线或螺旋线在埋线后即刻检查，就会发现免不了有几个线头露在皮肤外面，只捏起皮肤，将剪刀贴紧皮肤减去线头即可，松手后线头即可自行收入；

●锯齿线的线头多于前端穿出，早期的单向倒钩线只能前进不能后退，因此更容易出现游离现象；后改良出双向倒钩线后，挂钩组织的性能成倍提升，却还是难免会有些位移，稍往表浅行进，就会出现线头顶压皮肤的现象（图 8-26、图 8-27a）。

◎预防

线的游走与线头顶出属常见现象，很难完全预防。

进一步提升操作技术，掌握准确的埋线层次，选用更先进的双向锯齿线，可有效降低线的游走与线头顶出的出现概率。

随诊，早发现早处理即可。

◎治疗

症状不严重的可待自行吸收，若患者比较介意或穿顶现象较严重，可用针刺破线头顶住的部位，抽出一小段线头，剪去后让其自行回缩即可，不必强行将线拉出以免损伤正常组织（图 8-27a～e）。若是特别松弛的线，已无钩挂组织的作用，可直接取出（图 8-27f～h）。

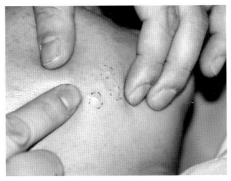

图 8-27a　在线头顶得最严重处，标记拟开口的位置

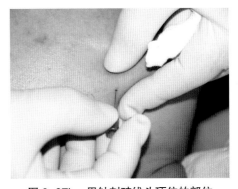

图 8-27b　用针刺破线头顶住的部位

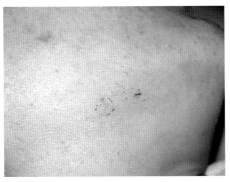

图 8-27c　见线头探出

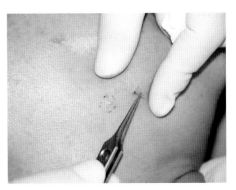

图 8-27d　夹住线头轻轻拉扯

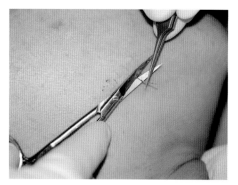

图 8-27e 剪去拉出的线头

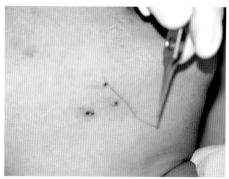

图 8-27f 无钩挂组织的线可直接取出

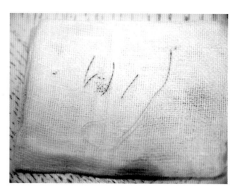

图 8-27g 取出的线

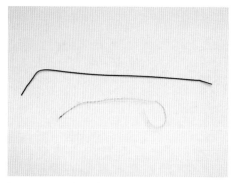

图 8-27h 植入前的线（上）与植入 2 个月后取出来的线（下）对比，明显可见已被吸收了一部分

感染与排异

现在使用的 PDO 线与 PLLA 线的组织相容性强，早已在普外科或骨科作为可吸收线使用了数十年，因此只要无菌操作过关，及时处理早期的一些不良反应，很少会出现感染。

偶有过敏反应，却极少严重到出现排异的程度。

与超声刀的互相影响

埋线后切忌进行超声刀治疗！

埋线提升的作用层次与超声刀接近，均为真皮深层及皮下浅层，功能上有重复，侧重点又有所区别，超声刀以全面部紧致皮肤见长，埋线则偏重于定向的提升。

做过超声刀的患者再行埋线提升时可明显感觉到组织质地变硬，进针困难，患者疼痛度增加，治疗效果较未经超声刀治疗的患者偏弱，倒也无大碍。

而埋线后再经超声刀的治疗，由于线的热量吸收率高于周围组织，很容易造成严重的烫伤（图 8-28、图 8-29），因此曾经进行埋线治疗的患者，至少在半年内不应进行超声刀的治疗，半年后要进行治疗，应判断出线的吸收情况，无法判断时应先从最小能量试探，切勿直接使用正常标准。

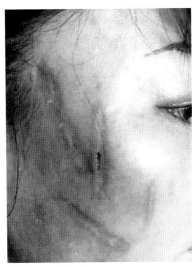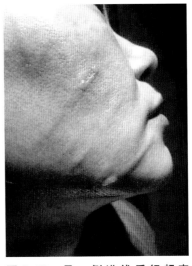

图 8-28　埋线后行超声刀治疗后烫伤的患者，由本图由 EndyMed 公司提供

图 8-29　另一例进线后行超声刀治疗后烫伤的患者，由本图由 EndyMed 公司提供

金丝植入的神话传说

曾经风靡一时的金丝植入法可归属于埋线提升的范畴。

金丝植入的方法究竟源于何处，作者未曾考证，作者主观猜测多半源自于日本，而非韩国。

埃及艳后的传说确实是一个非常美丽的神话（图 8-30），只是并非由埃及人民口口相传而流芳千年，而是十几年前由中国人杜撰了专门用于忽悠中国人的😈。

纯金丝性质稳定，人体组织相容性强，植入后确实能有一定的提升效果，加上神话传说的推波助澜，在国内曾经掀起过一波又一波的热潮（图 8-31）。

然时不多久，国内市面上就已难觅"24K 纯金丝"的踪影，当铺天盖地的"金丝"退化为"合金丝"的时候，无数因感染、排异、破溃而毁容的新闻就不再是新闻了。

如今，金丝植入似乎已成为化石般的存在，深深埋藏于短暂的中国美容史中。

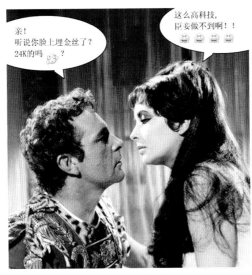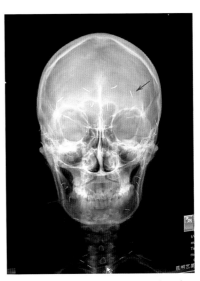

图 8-30　埃坟艳后的神话传说（原图出自伊丽莎白·泰勒主演的电影《埃及艳后》海报）

图 8-31　埋线后 10 年，X 线片面部、颈部可见数十根金丝，根本无从取起

Misko 埋线隆鼻

简介

Misko 埋线隆鼻技术是用特殊的 PDO 锯齿线来做支架，并结合玻尿酸注射的新概念微整形隆鼻的方法（图 8-32）。

所谓 MIS 是指微创手术（Minimally Invasive Surgery），强调没有瘢痕、没有手术切口；KO 是韩文鼻子的意思。

也有一些机构将其称为 4D 隆鼻术，是指除了传统隆鼻手术可以针对"点、线、面"立体 3D(Three - dimensional space) 鼻形矫正外，再加上英文 Delicate，意为修饰成精美、玲珑、细致及秀气的完美鼻形。

Misko 隆鼻既不同于传统的侧切口假体隆鼻术，也不同于普通的玻尿酸注射，而是使用特制的推进器，使用专用的 PDO 锯齿线，以注射的形式将线植入到鼻小柱和（或）鼻背甚至鼻翼中去，形成线性支架，得到额外的支撑力，可以改变鼻部各角度，鼻背、鼻尖高度，鼻尖长度等，使各个部位按想要的样子达到最理想的定型效果，再用玻尿酸进行填充塑形，使其外观更为流畅。

如果将寻常的玻尿酸注射当成是水泥的填充与定型，那么 Misko 埋线隆鼻技术即可看为是钢筋混凝土了（图 8-33），其塑形效果大大优于单纯的玻尿酸注射（图 8-34 a ~ c）。

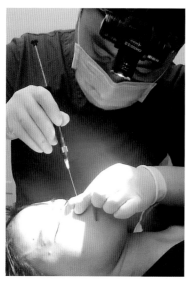

图 8-32　作者于深圳贝漾美天医疗美容医院示范 Misko 埋线隆鼻

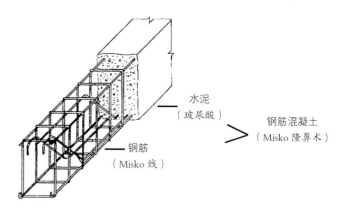

图 8-33　Misko 的原理如同钢筋混凝土

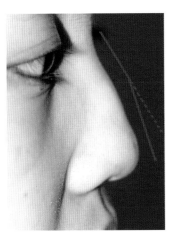
图 8-34a　术前（侧面）

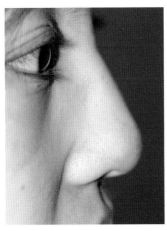
图 8-34b　玻尿酸注射术后即刻（侧面），可见鼻尖稍抬起，驼峰基本被矫正

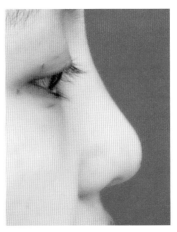
图 8-34c　玻尿酸注射后约半年，补充玻尿酸时同时行 Misko 埋线隆鼻，术后即刻（侧面），可见鼻尖微上翘，驼峰被完全矫正，鼻形更加流畅

◎适宜人群

● 希望改善鼻形，尤其是朝天鼻、鹰钩鼻、鼻翼过大等单纯使用玻尿酸注射效果不佳者；

● 希望立即见效，恢复时间快，没有耐心或缺乏时间等待手术恢复者；

● 对传统手术心存畏惧者；

● 不愿意接受假体材料者；

● 已做过隆鼻手术，效果不满意，取出假体后留有心理及肉体双重创伤者。

◎禁忌人群

● 术前体检，有传染性疾病以及其他严重器质性疾病等；

● 面部或全身有感染（如有疖肿或毛囊炎）、鼻部皮脂腺丰富或有酒糟鼻、正值怀孕及哺乳期间、未成年骨骼尚未发育完善者不适合此项治疗；

● 患有高血压和糖尿病的患者，慎做手术；

● 术前半月禁止口服抗凝血药物，凝血功能异常者慎做手术；

● 女性应尽量避开月经期；

● 其他不适合做微整形的人群。

存在的争议

作为一个新项目，难免会引起多方面的争议。

国内有些专家对 Misko 隆鼻给予否定态度，认为其并发症太多，效果持续并不长久，既不及传统全鼻整形手术的效果持久，亦不及玻尿酸注射隆鼻方便、快捷、安全，纯属鸡肋。

可若从另一个角度来看，患者以接受玻尿酸注射的心态，却可额外达到接近于大手术才能达到的外形效果，她们并不要求维持效果持久，只求迅速恢复，不影响日常生活与工作，这种情况下，Misko 隆鼻技术还是非常值得推广的。

作者认为，凡事没有绝对的好与坏，任何技术都有其优缺点，都存在难以避免的风险，风险往往与效果成正比，事实上传统的全鼻整形手术的风险和手术操作难度均远在 Misko 隆鼻之上（图 8-35），却很少有人对这些传统手术提出异议。

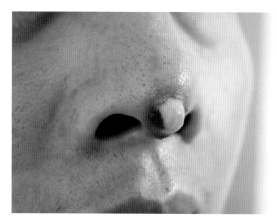

图 8-35　手术的风险远胜于 Misko 隆鼻

对于一项新技术，若开始便墨守成规，存有怀疑之心，不乐意接受，那新技术就永远不可能发展，相反，在接受的基础上再带有怀疑的态度，不断地发现问题，进一步改良，才能不断地前进。

实际上，国内对 Misko 隆鼻技术给予否定态度的专家们所接触到的不良案例，大多是出自江湖游医之手，操作者技术不过关所带来的问题远比这项技术本身的缺陷更为关键。

正常的术后反应

因个体差异以及手术者操作技术的不同，患者在术后会有不同程度的肿胀感，部分患者有线的拉扯感或顶住牙龈处有酸胀感，还有少数患者会有瘀青现象，均为正常现象，2 ~ 4 周逐渐消肿后可自行痊愈，遵循医嘱，合理护理即可。

常见的并发症及处理

线头顶出是最常见的术后不良反应，可分为牙龈顶出与鼻尖顶出两种，后者更为多见，这一并发症出现的概率较大，经验丰富的操作者也时有发生，而在操作不规范的情况下，出现概率则更高，这是 Misko 埋线隆鼻技术最受专家们诟病的原因。

但只要及时处理，这并不是什么太大的问题。

◎牙龈顶出

牙龈顶出常是由于推针时拇指的力量过大，过度前推，使线偏离垂直位置，顺上颌骨滑动所致，大多在操作过程中即可发现，上文已经提及了，推线并非拇指用力前推，而是手腕的整体后退，若操作规范，养成在术中即刻检查的习惯（图 8-36a），大多可当场发现并处理（图 8-36b ~ d）。

处理方法非常简单，只要拿针尖挑破线头顶出点，线头探出后拿镊子或血管钳夹出即可，由于是顺着埋线的方向，夹取较为容易，若有倒钩牵挂，勿强行用力，以免刮伤组织，可边旋转边取线（图 8-36d）。

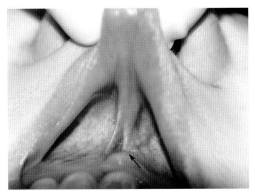

图 8-36a　术中发现有线头顶住牙龈上方

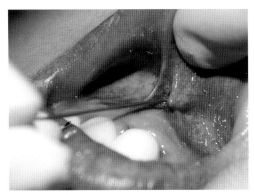

图 8-36b　扎孔

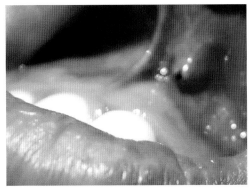

图 8-36c　线头冒出

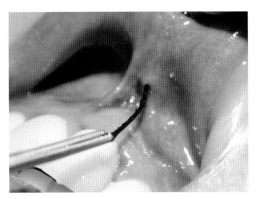

图 8-36d　夹出线头

另一种情况是因为线的下端未与上颌骨垂直压紧所致，随着患者的动作表情，线逐渐出现下移的状态，这种情况多出现于术后数日，患者常会感觉牙龈疼痛，用舌可舔及异物，翻开唇常可见到有蓝色线头顶出，处理方法与上一种情况相同。

◎鼻尖顶出

鼻尖顶出主要是因为线受到的压力过大引起，毕竟线的长度规格有限，不可能满足所有人的需求，若线偏短，可能效果不理想，若线偏长则过度矫正了，线头从鼻尖顶出的概率就会大大增高。

第一代线由于没有伞状支撑结构，更易出现线头顶出的现象，第二代线虽然有伞状支撑结构，若压力过高，也一样会顶出（图 8-37），只是概率较第一代线大大减小，偶尔也会出现伞状结构的某一分支顶出的现象。

交叉埋线比垂直埋线的线头受到的力量稍弱，顶出的概率可大大减少。

处理方法并不困难，只要拿针尖挑破线头顶出点（图 8-38a），线头探出后拿镊子或血管钳夹住上提（图 8-38b），用剪刀轻压皮肤使线头露出更多，再剪去多余的线头即可（图 8-38c、d）。

由于是逆着埋线的方向，倒钩牵挂较为紧密，因此切勿强行用力以求将全线取出，通常也无须如此，除非埋线部位已有明显的深层感染。

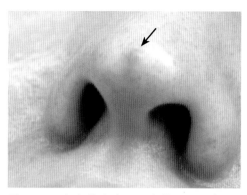

图 8-37　术中约半个月，有线头顶住鼻尖，出现小凸起

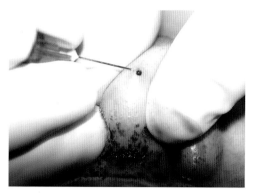

图 8-38a　扎孔

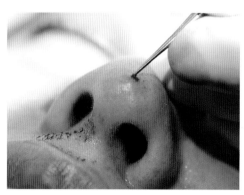

图 8-38b　夹住线头

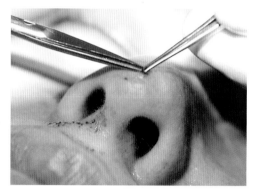

图 8-38c　剪去线头

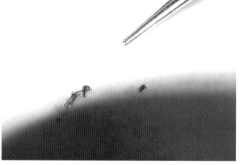

图 8-38d　剪掉的线头（放大）

◎局部感染

　　若不及时处理鼻尖线头顶出，则有可能因局部受压过大，导致皮肤破溃、线头穿出，若再不及时处理，则病原微生物有可能顺鼻尖开口进入，形成深部感染，单纯使用抗生素效果不佳，造成脓肿反复（图 8-39a、b）。

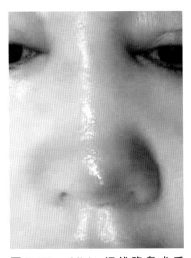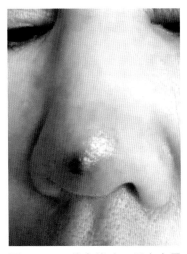

图 8-39a　Misko 埋线隆鼻术后 20 日出现线头顶出现象，并伴皮下波动感。

图 8-39b　剪去线头，用庆大霉素冲洗数遍（原术者受限于技术，未能将全线取出），后每日换药，静脉点滴头孢类广谱抗生素及替硝唑，治疗 1 周，脓肿反复，鼻尖皮损难以愈合，挤压可见有脓液渗出，作者建议行侧鼻切口手术将线取出。

尽快将整根埋线取出，创口即可自愈（图 8-40a ~ i）。

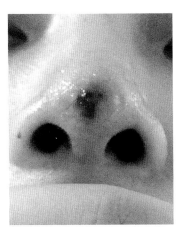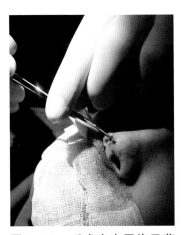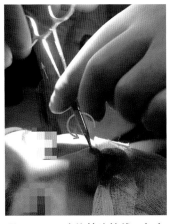

图 8-40a　Misko 埋线隆鼻术后 12 日出现线头顶出现象，皮肤破溃，皮下有波动感，触之疼痛，挤压有脓液渗出

图 8-40b　手术室内严格无菌操作，消毒后局部注射少量利多卡因，用粗针头穿刺破孔形成更大通道，用镊子探查确定线头位置，将精细血管钳伸入，夹住线头，因为此时组织格外脆弱，操作时要轻柔，避免创口进一步扩大

图 8-40c　边旋转边拉线，切勿使用蛮力强行拉扯，避免线上倒钩对组织产生更大的损伤，由于组织与线连接紧密，开口小，精细血管钳的夹持力较弱，这一步骤的操作颇有难度

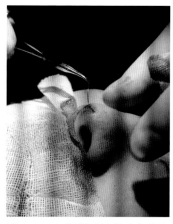

图 8-40d　慢慢边旋转边将线取出

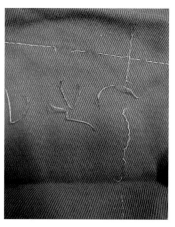

图 8-40e　同法取尽其他的线，共计 4 根

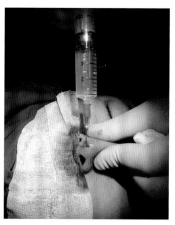

图 8-40f　用含庆大霉素的生理盐水反复深入冲洗腔隙 3 ~ 5 次

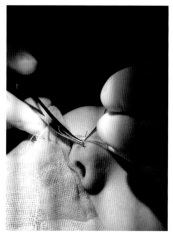

图 8-40g　用 8-0 线缝合创口，若创口边缘有明显坏死，应先稍做修剪再缝合，医嘱静脉点滴头孢类广谱抗生素 + 替硝唑 3 日

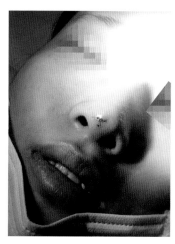

图 8-40h　次日复查，创口缝合处无渗液，触摸患者微痛，无脓肿波动感

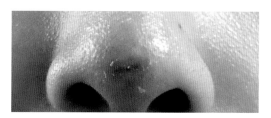

图 8-40i　约 1 周，患者于睡眠中自行将线结抓挠脱落，微信发来此图咨询，作者告之已基本痊愈，从此患者失联

✎ 并发症的预防

- 明确并发症与禁忌证，切勿夸大效果；
- 根据患者的实际情况选择合适规格的线及埋线方法；
- 勿埋线过多，勿过多地过度矫正；

- 术后 1 周内，为防止鼻子变形，患者应小心避免任意碰撞、重压鼻部，并要注意鼻头进针孔的清洁；
- 术后 2 周内，避免挤鼻头粉刺或挖鼻孔及擤鼻涕，并避免戴眼镜、大力撞击、趴睡；
- 术后 2 周内，请避免吸烟、饮酒、进食辛辣刺激性的食物等；
- 若有异常出血与血肿或异常疼痛出现时，应立即咨询或回诊；
- 出现线头顶出时应及时处理，避免进一步出现感染。

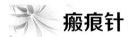 瘢痕针

简介

增生性瘢痕，适宜注射治疗（图 8-41），胸口为增生性瘢痕的好发部位（图 8-42）。

曲安奈德是瘢痕针中的最主要成分，它是目前临床上注射治疗增生性瘢痕最常用的长效皮质固醇类激素药物之一，可抑制氨基酸合成蛋白质，从而干扰了纤维的增生过程，对增生性瘢痕及瘢痕疙瘩能有较好的治疗及控制作用。

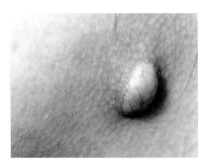
图 8-41　增生性瘢痕，适宜注射治疗

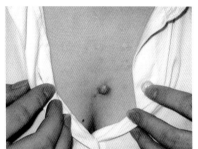
图 8-42　胸口为增生性瘢痕的好发部位

作为一种长效的激素类药物，曲安奈德还是有着较大的副作用，只是大多数情况下，瘢痕针少量地注射于局部小面积的瘢痕，因此副作用并不明显。

在临床上，根据患者的实际情况，瘢痕针的配比中，还会酌情加入少量抗肿瘤的药物或玻尿酸酶等。

局部反应

◎局部凹陷

局部凹陷在瘢痕针注射后非常多见，对于微凸起皮肤的增生性瘢痕来说，治疗平整是最佳的效果，只是用药不可能如此精准，因此，出现轻度的凹陷不足为奇，无须过度关注，数月后可自行长平。

切勿过多地过量使用或在正常的皮肤或组织内使用（图 8-43、图 8-44）。

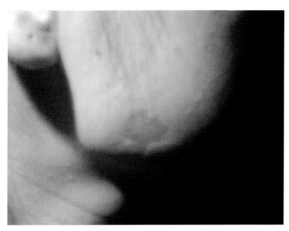

图 8-43 滥用曲安奈德注射瘦脸后形成凹陷

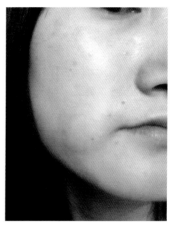

图 8-44 曲安奈德注射后脱色

◎ 脱色、泛白

曲安奈德注射过多、过频、过浅，常常会出现局部的脱色现象，应立即停止用药，不要过多关注，常会在数月内不知不觉中症状消退，热敷理疗可加快恢复速度。

曲安奈德微溶于水，为悬浊液形态，因此皮内注射后，常会有药物残渣存留于皮内注射隧道中，无痛、无痒、无肿胀，仅视觉可见数毫米长的小节状白色样残留物，用细针轻挑破皮肤排出即可。

◎ 痒

少数患者会出现注射部位的发痒、发红，停止注射后多可自行恢复，很少会发展成激素依赖性皮炎。

◎ 痛

单纯注射曲安奈德后不会出现痛感，痛感仅出现于注射含有某些抗肿瘤药物（如 5- 氟尿嘧啶）的瘢痕针后，在注射后即刻即感疼痛，1 ~ 3h 达到疼痛高峰，1 ~ 2 日后可自行缓解，无须处理，但在注射前应告知患者可能出现的疼痛，以做好心理应对。

全身反应

较大剂量注射后曲安奈德可以引起水、盐、糖、蛋白质及脂肪代谢紊乱，表现为向心型肥胖、满月面容、多毛、无力、低血钾、水肿、高血压、糖尿病等，临床上称之为库欣综合征（图 8-45）。

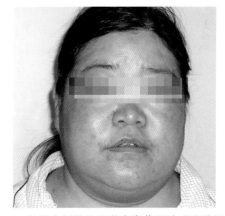

图 8-45 长期大剂量使用激素类药导致"库欣综合征"

这些症状可以不做特殊治疗，停药后一般数月或较长时间后可恢复正常。必要时可配用降压、降糖药物，并给予低热、低糖、高蛋白饮食及补钾等对症治疗。

长期应用激素类药物，症状基本控制时，若减量太大或突然停药，原来症状可很快出现或加重，此种现象称为反跳现象。这是因患者对激素产生依赖作用或症状尚未被完全控制所致，处理措施为恢复激素用量，待症状控制后再缓慢减量。

抗肿瘤类药物的全身副作用则更多，甚至会出现骨髓抑制，可致白细胞及血小板减少等。

◎正规用药

瘢痕针大多仅针对局部小面积的增生性瘢痕进行临时的治疗，用量与用药时间均很难引起大的全身反应。

◎非正规用药

有些非正规人员或非专业机构，在溶脂针、瘦脸针等其他注射药物中盲目地加入曲安奈德，以为能增加药物疗效，再盲目地进行注射，出现严重全身反应的恶果倒也并非不可能。

预防

● 勿过量注射，先低浓度少量注射试探，再根据患者的不同反应，调整剂量；

● 勿过频注射，第 1 次与第 2 次治疗间隔为 7 ~ 10 日，第 3 次与第 2 次治疗间隔应在半个月以上，后几次治疗均建议间隔应在 1 个月以上；

● 先使用普通的瘢痕针治疗，若治疗数次后无明显疗效，方考虑加入抗肿瘤药物配制"加强型"；

● 除特殊情况（如有瘢痕增生病史，瘢痕切除术后），尽量不要预防性使用；

● 勿胡乱混合于其他微整形药物中使用；

● 出现不良反应立即停药，对症治疗。

羊胎素

所谓的"羊胎素"疗法，实际是 20 世纪 30 年代瑞士医生保罗·尼汉斯研发的活细胞疗法，它将从羊胚胎、羊胎盘中提取的活细胞搭配生理盐水溶液注射至患者的肌肉中，以期达到重新注入活力及抗衰老的功效。

经过数十年的技术演变，目前该疗法的趋势是使用含有冷冻或干燥细胞、细胞碎片或细胞精华等的产品代替活细胞注射至人体。

瑞士医院及私人诊所长期推出的活细胞疗法（羊胎素）受到中国、俄罗斯和中东游客的青睐。还有专门的中文版宣传资料中介绍说，接受活细胞抗衰老回春疗程后，"皮肤可有明显的变化，整体肤色改善，明亮有光泽，色斑变淡，皱纹减少，皮肤变得有弹性。"

在某些情况下，这种活细胞疗法还被宣传为是偏头痛等慢性疾病或癌症的替代治疗方法。宣传资料中甚至提到，"结果显示此项治疗还能提高性功能，对于长期尝试想要孩子的夫妇来说，女方更能成功怀孕。"

🖊 神话的破灭

2015 年 3 月 26 日，因没有科学证据显示活细胞疗法有任何抗衰老作用，且该疗法可产生显著的风险，瑞士医药管理局和联邦公共健康局联合发表声明，要求所有生产、进口、销售或使用羊胎素产品的诊所及从业人员立即停止此类活动（图 8-46）。

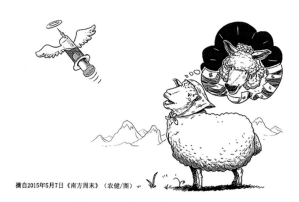

摘自2015年5月7日《南方周末》（农健/图）

图 8-46　羊胎素神话的破灭

瑞士药物监管局新闻发言人彼得·巴尔兹利（Peter Balzli）说："在 2010 年前，某种形式的活细胞疗法在瑞士属于合法，但法律已做出修改，今天无论将活动物细胞还是细胞精华注入人体都是非法的。"

监管部门明确指出："所有从事生产、进口、配销或使用非法羊胎素产品的医院及从业人员必须停止此类活动或立即申请相关执照或批准，对部分违法医院及个人，瑞士药物监管局已提起刑事诉讼"。

针对羊胎素口服是否合法的问题，巴尔兹利明确表示，部分瑞士诊所声称使用的是合法的抗血清药片，这一基于动物细胞（马血清）研发的药物虽从科学上证实可防止器官、骨骼及关节等出现问题，但这并不是抗衰老治疗。

🖊 潜在的风险

● 截至目前没有科学证据显示活细胞疗法有任何抗衰老的作用，这也是禁止使用该疗法的主要原因；

● 活细胞疗法的有效性未经科学证实，风险却早已显现，这一疗法可能导致过敏、注射处脓肿、血液感染甚至是动物病原体传染；

● 1986 年，国际权威医学期刊《神经病学杂志》就曾刊登了 1 篇病例报告，1 位 60 岁的德国妇女在经过 3 日 9 针剂的注射后，于 1 周后出现感冒、头疼和轻度偏瘫的症状，随后陷入重度昏迷并在 2 周后死亡。该论文第一作者、德国美因茨大学神经病理学教授汉斯·戈倍尔指出：尸检显示该女子的死因是激素治疗引起的血管炎症，虽然不能完全证实，但临床病理学研究提示，患者死于活细胞疗法所引发的严重并发症。

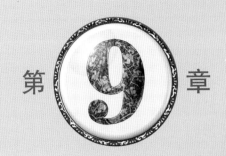

第**9**章

超敏反应（过敏）

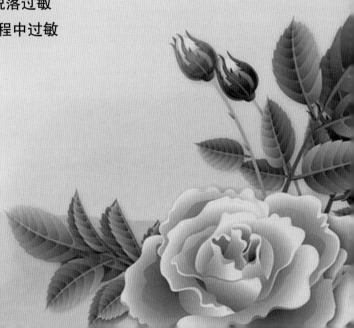

概　述

超敏反应，即异常的、过高的免疫应答。即机体与抗原性物质在一定条件下相互作用，产生致敏淋巴细胞或特异性抗体，如与再次进入的抗原结合，可导致机体生理功能紊乱和组织损伤的免疫病理反应，又称"**变态反应**"，或通称"**过敏**"。更通俗地讲，就是对某种物质**过度敏感**。

几乎任何注射材料都可能存在超敏反应，即使是玻尿酸这种无生物特异性的材料，也会因为其所含的杂质或交联剂对身体的刺激产生超敏反应。像胶原蛋白等有生物蛋白特异性的材料即使宣称可以在制备工艺上祛除了过敏源，仍不可能保证 100% 不出现过敏。

对过敏概率影响最大的还是人与人之间的个体差异，遇上了超敏体质的患者，医生们常会用"**中奖**"一词来形容，有时还会遇到一些患者在正式治疗前，就出现了对消毒液或局部麻醉药软膏的过敏。

制备工艺对药物可能出现超敏反应的影响也很大，例如同样是 A 型肉毒素，BOTOX 就比国产的衡力抗原性要弱一些，而那些杂牌的药物或假药，出现过敏的概率就更大了。

各种材料出现的过敏症状较为类似，最常见的症状为红、肿、热、痛、痒、丘疹、风团，严重的则会出现呼吸道阻塞症状、循环衰竭表现以及意识方面的改变，甚至在极短时间内出现过敏性休克。

免疫学分类

从免疫学角度，多使用盖尔和库姆斯的分类方法，将超敏反应分为 4 种类型（表 9–1）。

◎ Ⅰ 型超敏反应

Ⅰ 型超敏反应又称"**过敏性变态反应**"或"**速发型变态反应**"。

该型超敏反应的特点是反应迅速，消退也快，具有遗传倾向，一般仅造成功能紊乱，而不引起组织损伤。

由于抗原与抗体（通常是 IgE 类，部分 IgG 亚类）在介质释放细胞上相互作用，使细胞上 IgE 的 Fc 受纤搭桥，引起细胞活化，细胞内颗粒的膜与胞膜融合形成管道，使一些活性介质如组胺、5 – 羟色胺、慢反应物质 –A（SPS–A）等释放。这些介质能引起平滑肌收缩、毛细血管扩张、通透性增强和腺体分泌增多。

根据这些活性物质作用的靶细胞不同，可发生呼吸道过敏反应、消化道过敏反应、皮肤过敏反应或过敏性休克。

常见的 Ⅰ 型超敏反应有青霉素过敏反应，药物引起的药疹，食物引起的过敏性胃肠炎，花粉或尘埃引起的过敏性鼻炎、支气管哮喘等。

◎ Ⅱ 型超敏反应

Ⅱ 型超敏反应又称"**细胞溶解型变态反应**"或"**细胞毒型变态反应**"，由 IgG 或者 IgM 介导。细胞上的抗原与抗体结合时，由于补体、吞噬细胞或 K 细胞的作用，细胞被破坏。

血型不符的输血反应、新生儿溶血反应和药物引起的溶血性贫血都属于 Ⅱ 型超敏反应。

◎ Ⅲ型超敏反应

Ⅲ型超敏反应又称**"免疫复合物型变态反应"**，是由中等大小可溶性的抗原抗体复合物沉积到毛细血管壁或组织中，激活补体或进一步刺激白细胞而造成的。

属于Ⅲ型超敏反应的疾病有链球菌感染后的部分肾小球肾炎，外源性哮喘等。

在多次进行注射美容后，有些患者突然对以往并不"过敏"的产品产生强烈的反应，即**"阿尔图斯反应"**。

阿尔图斯反应是一种局部的Ⅲ型超敏反应，在反复注射一些抗原类药品（如狂犬疫苗、胰岛素）后，局部可出现水肿、出血、坏死等炎症反应。

◎ Ⅳ型超敏反应

Ⅳ型超敏反应又称**"迟发型变态反应"**，为免疫细胞介导的一种病理表现，是由 T 细胞介导的。

属于Ⅳ型超敏反应最常见的是某些化学药品与皮肤蛋白结合或改变其组成，成为抗原，能使 T 细胞致敏。当再次接触该抗原后，T 细胞便成为杀伤细胞或释放淋巴因子引起接触性皮炎。

另一个类型称为传染性变态反应，是由某些病原体作为抗原性刺激引起的，见于结核病、梅毒等。

此外，器官移植的排斥反应、接种疫苗后的脑脊髓炎、某些自身免疫疾病等都属于此型。

◎ 其他

除上述 4 种类型外，还有些学者提出 Ⅴ型超敏反应，又称**"刺激型变态反应"**；Ⅵ型超敏反应，又称**"抗体依赖性细胞毒性反应"**，甚至更多的类型。

有些变应原（如青霉素）也可在同一个体引发不同类型的超敏反应同时出现。

表 9-1　超敏反应的分类与特点

特性	Ⅰ型超敏反应	Ⅱ型超敏反应	Ⅲ型超敏反应	Ⅳ型超敏反应
抗体	IgE	IgG、IgM	IgG、IgM	
抗原	外源性	细胞表面	可溶性	细胞内
反应时间	15 ~ 30min	几分钟至几小时	3 ~ 8h	48 ~ 72h
介导因素	抗体	抗体	抗体	Tc
组织学	肥大细胞、嗜碱性细胞、嗜酸性细胞	抗体和补体	中性粒细胞和补体	单核细胞和淋巴细胞
表现	风团及潮红	细胞溶解与坏死	红斑和水肿	红斑和硬化

🖊 美容外科临床分类

在美容外科临床以实用为主，习惯上根据反应出现的速度，分为**速发型超敏反应**和**迟发型超敏反应**。

通常将注射后即刻或 7 日内出现的红、肿、热、痒、胀、丘疹、风团等过敏反应称为**速发型超敏反应**，二次或多次注射后，即刻出现的Ⅲ型或Ⅳ型超敏反应，也经常被归于**速发型超敏反应中**；而将注射后超过 7 日出现的症状统称为**迟发型超敏反应**。

虽然这种分类方法在学术上并不严谨，但比较容易理解，医生在阐述病情时非常方便与患者沟通，普及率及认可度较高，因此一直"将错就错"地被广泛使用。

速发型超敏反应

局部麻醉药过敏

现在美容外科临床上最常用的局部麻醉药为利多卡因，分为注射针剂及局部麻醉药软膏。

利多卡因注射液本身的过敏反应甚为罕见，因其为酰胺类局部麻醉药，非蛋白类物质，本身不能致敏，但有时可作为一种半抗原，同蛋白质或多糖结合形成抗原导致过敏反应。

利多卡因的过敏表现类似于中毒反应，但发作更为急剧，并伴有过敏样体征，可以速发也可缓慢发作。

在微整形注射操作时，利多卡因注射液的用量相比整形手术要少得多，严重过敏现象的出现概率更小，含利多卡因的玻尿酸产品的过敏风险有所增加，含利多卡因的局部麻醉药软膏同样有过敏风险。

◎利多卡因软膏

对局部麻醉药软膏过敏的患者，在涂抹后数分钟就可出现明显的发热、痒等症状，清洁后常可见涂抹软膏处发红、有些呈丘疹或风团样外观，大多边界清楚，只局限于敷麻药的部位，偶有扩散至周围皮肤甚至全身的。严重的患者还会出现水疱样皮损（图 9-1、图 9-2），甚至出现过敏性休克等症状。

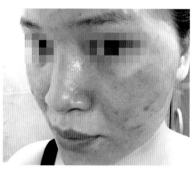
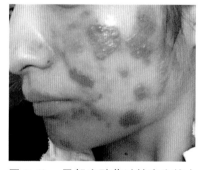

图 9-1a　局部麻醉药过敏，涂抹软膏处发红、位置局限于敷麻药的部位

图 9-1b　局部麻醉药过敏产生的水疱

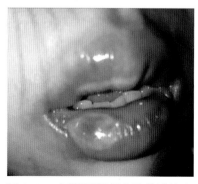
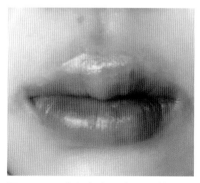

图 9-2a　唇部因局部麻醉药过敏产生的水疱

图 9-2b　对症治疗后次日即基本恢复正常

◎利多卡因注射液

利多卡因注射液的过敏概率极低，除过敏样体征外，还可表现为类似中毒的反应，并伴休克、晕厥，可迅速发作，也可缓慢发作。

低血糖会加强过敏反应，故临床上不能空腹注射麻药。

产品说明书上还阐述的其他风险：

（1）本品可作用于中枢神经系统，引起嗜睡、感觉异常、肌肉震颤、惊厥昏迷及呼吸抑制等不良反应。

（2）本品可引起低血压及心动过缓，血药浓度过高，可引起心房传导速度减慢、房室传导阻滞以及抑制心肌收缩力和心排出量下降。

因此为了尽可能减少不必要的风险，不主张使用利多卡因注射液来配制肉毒素。

CFDA 对含利多卡因的玻尿酸产品审批极其严格，也是为了尽可能避免这些潜在的风险。

消毒液过敏

常用的消毒液有碘伏、酒精、新洁尔灭等。

◎酒精过敏

从比例上讲，对酒精过敏的人群最多，但大多患者都有相关的酒精过敏史（平日喝酒时引起的不适），均会事先告知，由于酒精刺激性较大，临床上现很少使用酒精进行全脸消毒，因此酒精过敏的案例倒并不多见。

◎碘伏过敏

临床上现最常用的消毒液是碘伏。碘伏是碘与表面活性物质络合而成的不定型络合物，其络合不稳定，在接触皮肤或黏膜后逐渐分离出游离碘。当皮肤接触（半抗原）碘后，碘可与皮肤角质细胞表面的蛋白结合形成全抗原，刺激 T 细胞分泌细胞因子，从而发生迟发型超敏反应（DTH），表现为局部红肿、硬结、瘙痒等。

因为基本上都是在消毒后即刻进行注射，尚不及发作，可能就已经注射完毕，因此碘伏过敏通常在注射后数分钟至几小时内才发作，需要和注射物过敏进行鉴别。

过敏症状基本类似，都是局部红斑、风团、痒，但消毒液的病变范围较注射物过敏的范围要大，基本与消毒范围相当或稍大，偶有诱发全身过敏的情况。若出现症状后不进行及时治疗，严重者可能出现皮损。

◎新洁尔灭过敏

新洁尔灭属防腐消毒剂、清洁剂一类，因其性质稳定、刺激性小、渗透力强、杀菌谱广而广泛应用于临床，特别是在外科、妇科领域，常用来消毒皮肤、创面及黏膜。

新洁尔灭引起的过敏反应的报道寥寥，轻度过敏仅为表面的红色丘疹及瘙痒，于消毒后即刻至数小时后发生。

严重的过敏反应会出现突发晕厥甚至过敏性休克，国内有散在的数例个案报道，纪建平、方玉翠在

《中国社区医师》1996年第11期，发表了《局部外用新洁尔灭致严重过敏反应》一文，现摘录如下：

"患者男，42岁，农民，于1996年4月26日因右腰背脂肪瘤术后5日换药，局部用0.1%新洁尔灭液涂搽消毒，约10s后，患者自感全身不适、头晕、恶心、胸闷、心悸，随即摔倒，呼之不应；

查体见：患者面色苍白，全身湿冷，双眼上视，脉搏细弱，血压68/52mmHg（9.1/7.0kPa），心率144次/min，心音低弱；

立即将患者置于屈曲位，针刺人中穴、十宣穴，肌肉注射地塞米松10mg，皮下注射肾上腺素1mg，约3min后，患者逐渐清醒，四肢厥冷，全身乏力，嘱其饮温开水约500mL。

追问病史：患者自述于8年前，曾因阑尾炎术后应用新洁尔灭局部涂搽换药，突发晕厥1次，症状与此次类似，但上次较轻，未用药物自己很快恢复。

该患者为新洁尔灭高度过敏体质者，局部外用新洁尔灭致严重过敏反应，实属罕见。

注射材料过敏

◎胶原蛋白过敏

早期的胶原蛋白为牛胶原蛋白，这种异源性生物蛋白类填充剂的过敏概率相对较高，因此在注射前常要求进行皮试。

现在，国内常用的胶原蛋白为猪胶原蛋白，组织相容性很好，几乎不会出现过敏症状（至少厂商在宣传时是这么说的）。

临床实践中，轻度过敏现象并不算罕见，但多是局部的红、肿、痒，症状并不十分严重，因此很多医生对其认知度不够。因此有出现了严重过敏现象，却未做出正确诊断，一味滥用抗生素，错过了最佳治疗时期，而酿成惨剧的报道（图9-3）。

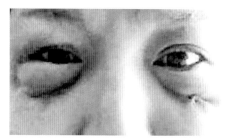

图9-3　严重的胶原蛋白过敏，多次手术治疗后的惨剧

玻尿酸过敏

玻尿酸没有生物特异性，其过敏主要是交联剂以及其他杂质的过敏。

交联是玻尿酸制备过程中必不可少的一个环节（图9-4），低交联的小分子玻尿酸所含交联剂较少，流动性强，组织相容性强，不易产生过敏；高交联的大分子玻尿酸所含交联剂较多，流动性差，组织相容性弱，易产生过敏（图9-5），尤其是在玻尿酸等容性降解的过程中，玻尿酸分子逐渐被吸收，交联剂脱落，会产生迟发型过敏（详见后文）。

交联

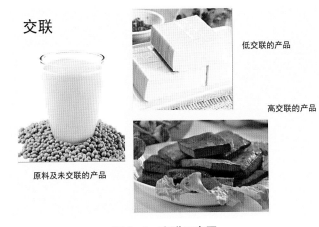

低交联的产品

高交联的产品

原料及未交联的产品

图 9-4　交联示意图

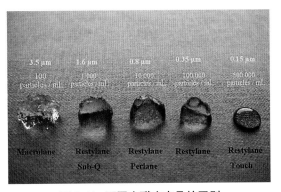

图 9-5　不同交联度产品的区别

　　玻尿酸过敏通常并不严重，主要表现是注射部位的红、肿，可能会伴有胀痛或痒，常出现红斑、丘疹（图 9-6），严重的会出现风团，在术后当天或数日内即发生，有些过敏体质的患者或注射不良品牌的玻尿酸后，过敏反应较重，红肿常会以注射区为中心，扩散至周围未注射区域，比较容易鉴别（图 9-7）；更多的情况是在早期有时和术后正常的红肿难以区分，直至 1 周甚至更久红肿未消，才被认为是过敏的症状（图 9-8）。

　　工艺水平较差的玻尿酸容易产生过敏症状，有一些杂牌或假冒的玻尿酸产品（事实上有很多号称韩国的新款玻尿酸，均产自中国的山寨厂商），因工艺制备不合格，其内所含的游离交联剂或其他杂质较多，更易出现过敏症状（图 9-7、图 9-8）。

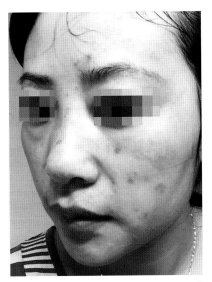

图 9-6　某品牌玻尿酸注射后 2 日出现丘疹及红斑样过敏症状

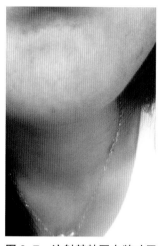

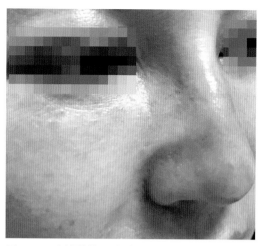

图 9-7　注射某韩国杂牌玻尿酸术后 1 日，出现明显的局部红肿

图 9-8　注射某韩国杂牌玻尿酸后 7 日，鼻尖红肿一直未消

◎肉毒素过敏

肉毒素过敏较为少见，也是表面的红、肿、痒、丘疹、风团等典型症状，症状大多在注射后即刻就出现（图 9-9），难以自行缓解或进一步加重（图 9-10），而正常的红肿多于数小时内即可自行消退。

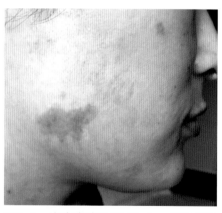

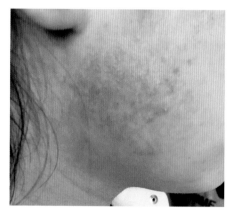

图 9-9　肉毒素瘦脸后 20min，下颌缘区出现红斑样外观的过敏反应

图 9-10　肉毒素瘦脸后 1 日，下颌缘区出现红色丘疹样外观的过敏反应

肉毒素本身就是一种生物蛋白，有一定的抗原性，但其含量极微，引起过敏的主要是肉毒素产品中的稳定剂成分，BOTOX 中的稳定剂是 0.5mg HAS（人血白蛋白），呈无色薄膜状，衡力的稳定剂是 20mg 动物来源的明胶，呈白色粉末状，因此过敏原性相较 BOTOX 要大得多。

前文叙述的蛙腮畸形 Ⅱ 型亦可视为一种特殊的水肿样外观的过敏反应（图 9-11）。

某些过敏体质的患者或使用的肉毒素非正品，含有带抗原的杂质较多的情况下，可出现严重的过敏症状（图 9-12）。

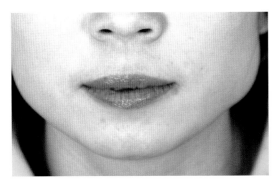

图 9-11　肉毒素瘦脸后，蛙腮畸形 Ⅱ 型是水肿样外观的过敏反应

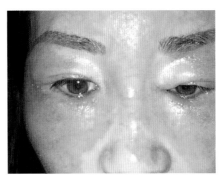

图 9-12　不名品牌肉毒素上面部除皱注射后，出现严重的过敏反应

◎溶脂针过敏

如今市场上的溶脂针形形色色、多种多样，实际上目前全球仅有一款溶脂针 Kybella（ATX-101）通过了美国 FDA 认证，可用于"双下巴"的治疗（资料来源：Kythera bags FDA approval for its double-chin-shrinking shot，April 29, 2015 | By Damian Garde）；其主要成分为一种人造的脱氧胆酸（deoxycholic acid）。

其他市场上可见的溶脂针基本都没有批文认证，但已经被很多机构经验性地使用于临床，虽然有些产品的效果还相当不错，但终究存在着不少安全隐患。

各厂家的溶脂针的配方均有不同，最常见的主要成分大多都是磷脂酰胆碱，再配以不同比例的左旋肉碱、咖啡因、肾上腺素、利多卡因、碳酸氢钠等其他辅助成分。磷脂酰胆碱提纯于大豆，因此对大豆蛋白过敏的患者在注射溶脂针后往往会有严重的过敏症状。

溶脂针过敏常即刻发作，最常见的是严重的瘙痒，伴风团样红色凸起，因为在前期容易被术后正常的红肿所掩盖，待红、肿、热、痛消退，即 7 ~ 14 日以后，过敏症状会更加明显。

过敏的诱发与局部刺激也有一定关系，很多患者在术后会出现轻度瘙痒，这是常见的溶脂针注射后的反应，有些过敏体质的患者瘙痒严重，经反复抓挠刺激，即可出现大面积丘疹及风团样过敏症状（图 9-13、图 9-14），另有部分患者出现的是小颗粒丘疹样过敏症状（图 9-15），有时过敏症状还可能异位出现（图 9-16）。

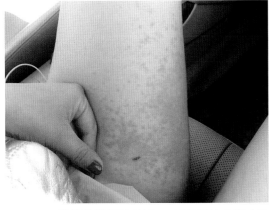

图 9-13　腿部溶脂针注射后 15 日出现的丘疹及风团样过敏症状

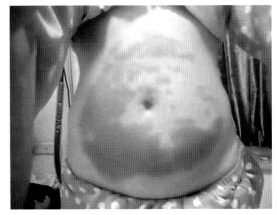

图 9-14　腹部溶脂针注射后 17 日出现的大面积风团样过敏症状

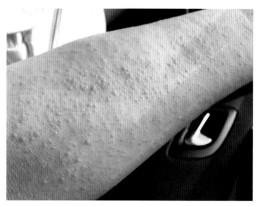
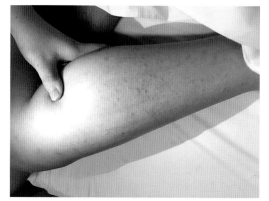

图 9-15　手臂溶脂针注射后 20 日出现的小颗粒丘疹样过敏症状

图 9-16　面部溶脂针注射后数日，腿上出现小颗粒丘疹样过敏症状

药物混合反应

⚠️ 几乎所有的玻尿酸产品都在说明书中说明，禁止与其他品牌的玻尿酸或其他注射填充产品混合使用！

虽然不同型号的玻尿酸都有着相同的分子结构，但是不同品牌产品中含有不同的交联剂，不同的交联剂很有可能会相互反应，出现难以预测的变化（图 9-17）。

无论如何变化，唯一可以确定的就是，不同材料混合之后，其抗原性会明显加强，更容易产生过敏反应，甚至还会出现严重的排斥现象，即使当玻尿酸吸收了大部分，残留的交联剂一样会和新注射入的材料发生剧烈反应（图 9-19、图 9-20）。

这种现象的发生极其迅速，数小时内悲剧就可能出现，症状类似栓塞的血管样变化（图 9-18）、皮下液化、表皮出现脓点或水疱，再进一步破溃，这明显是机体努力将异物排出体内的表现（图 9-19 ~ 图 9-21）。

可乐 + 牛奶 = 黑暗料理

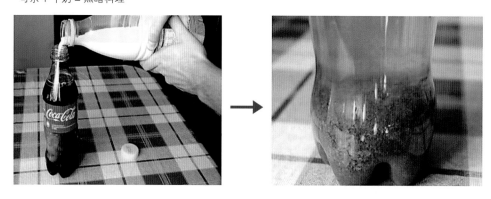

图 9-17　看似"纯净"的两个液体混合在一起，出现的"黑暗"效果

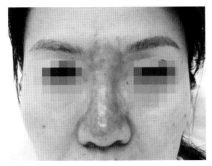

图 9-18　微晶瓷（真伪不详）注射后 3 年，瑞蓝 2 注射后 6h，类似栓塞的花斑样变化

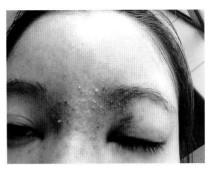

图 9-19　乔雅登注射隆鼻后 1 个月，浅层补充 0.3mL 纽拉美斯后 10h，液化脓肿出现

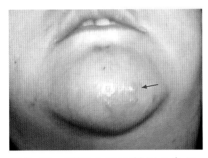

图 9-20　瑞蓝 2 号注射后 4 个月，韩国某杂牌玻尿酸注射后第 1 日，持续加重的红肿，并出现水疱

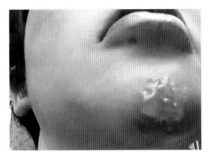

图 9-21　另一个更严重的水疱样过敏，注射不知名玻尿酸，疑似假药

溶解酶过敏

玻尿酸溶解酶速发型过敏，常有溶解酶使用的既往史，红肿较为局限，与高浓度大量使用有关，与局部注射的物理刺激或高浓度药物的化学刺激产生的红肿症状类似（图 9-22a、b）。

另一种表现是神经血管性水肿，即刻会发生组织迅速肿胀，症状更为严重。

因此，即使溶解酶的副反应较罕见，只有少于 1/1 000 的患者报道有发生荨麻疹或血管水肿的情况，但仍建议在使用前，尤其是大剂量（数百单位）使用前，进行皮试。

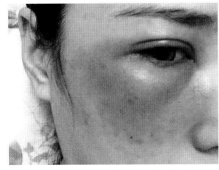

图 9-22a　玻尿酸填充泪沟单侧过量，患者不满意凸起外观，操作者将 1500U 玻尿酸溶解酶全部溶解于 3mL 盐水中后全部注入，引起局部严重的红肿反应

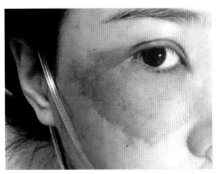

图 9-22b　抗过敏治疗后 1 日，症状得以缓解

迟发型超敏反应

吸收后交联剂脱落过敏

美容外科临床上，常将注射后超过 7 日才出现的过敏症状统称为"**迟发型超敏反应**"，其中最常见的是玻尿酸交联剂脱落引起的反应。

几乎所有的注射填充用玻尿酸都是交联后的产品，交联剂多是含有毒性的化学药物，具有抗原性，本身对机体就有较大的刺激，只是其含量甚微，而且是以化合物的状态与玻尿酸紧密结合，因此正常情况下并不会对机体产生明显的刺激。

然而随着玻尿酸逐渐被吸收，交联剂相对浓度增高，并且有部分从玻尿酸分子上脱落，直接接触到周围软组织，就会出现明显的刺激作用（图 9-23），这一过程常在注射后 1 ~ 6 个月才发生（图 9-24、图 9-25）。

这也是为何很多玻尿酸产品，尤其是高交联的产品在注射数月后容易发生红肿反应的原因。

交联剂的脱落

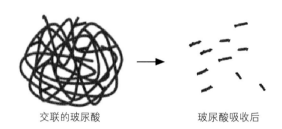

交联的玻尿酸　　　　　　　玻尿酸吸收后

图 9-23　玻尿酸吸收后，交联剂脱落

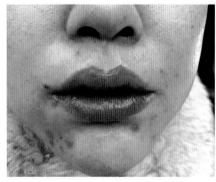

图 9-24　玻尿酸下颏注射后 3 个月，出现迟发型水肿，患者于某日晨起时突觉下颏肿胀，数日不消，无疼痛

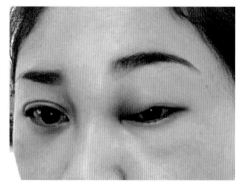

图 9-25　玻尿酸颞部注射后 6 个月，出现迟发型水肿，患者左眼受到明显肿胀的压迫，难以睁开

有些观点认为，交联剂脱落后对身体的刺激已算不上过敏了，而是交联剂本身的毒性对身体的刺激或是异物反应，但作为同一款产品，在任何人体内的代谢过程均类似，均有脱落再被身体吸收后通过循环代谢这一过程，但并非所有人都会出现相应的反应，发生明显不良反应的人群毕竟只占极少数，从统

计学角度来讲 < 5% 即可认为是小概率事件，无统计学意义。因此，只能将这一小部分人对药物的过度反应视为"过敏"了。

　　有些杂牌或者是假冒的玻尿酸，质量低劣，杂质多，更易出现交联剂的过敏反应，有时无须等到数月之后，在注射后数日就会出现反应（图 9-26），且症状尤其严重。还有更为严重的是，当非法行医的针客，为了追求利润，过量无极限地使用这些非法产品带来的惨剧（图 9-27）。

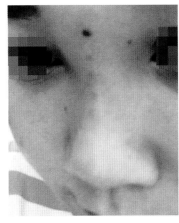 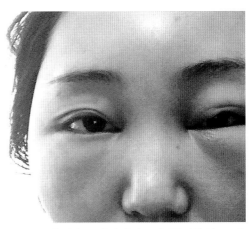

图 9-26　"高仿"的玻尿酸产品注射后数日即可出现胶联剂过敏的症状

图 9-27　非法行医者在患者面部同时注射 13 支韩国某杂牌玻尿酸后酿成的惨剧

◎过敏性水肿与玻尿酸吸水性肿胀的鉴别

　　某些大分子高交联的玻尿酸，在注射过多的情况下，4 ~ 6 个月，会出现形状变宽、类似水肿的反应（图 9-28a）。

　　过敏性水肿与玻尿酸吸水性肿胀所不同的是，过敏性水肿常发生突然，可出现于注射后数日，也可出现于注射后数月，甚至 1 ~ 2 年，在玻尿酸几乎已经完全被吸收的情况下发生，往往在一夜之间突然肿胀，多有诱因，如在过量饮酒后数日内突然出现，常呈不对称性，症状较重，易波及周围未注射的区域，有时伴有红肿、胀痛、触感，可呈紧绷感，也可呈柔软状（图 9-28b），常发生于含杂质多的不良产品注射后。

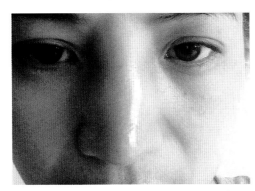 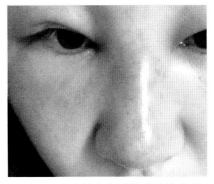

图 9-28a　注射隆鼻后的玻尿酸吸水性肿胀，仅鼻根局部变宽，形态不满意

图 9-28b　注射隆鼻后的过敏性水肿，发生突然，鼻形变宽，伴有红肿，并波及周围组织，引起眶上水肿

玻尿酸吸水性肿胀是缓慢出现的，往往在不知不觉中发生，在数月后（通常要半年）才会自己突然察觉或经长久不见的友人提醒，方才发现形态已经发生了变化，常无任何自觉异常，触感多为柔软样，无紧绷感（图9-28a），多发生于含杂质多的不良产品注射后。单相交联的大分子产品注射过多也常会出现这一症状，等量注射双相交联的产品，症状则相对要轻。

有时在同一患者身上，这两种症状会同时出现（图9-29），应诊断明确，分开治疗，先改善过敏症状，再进行溶解治疗，若外观接近而不易辨别，可按先抗过敏再溶解的顺序给予治疗，必要时再给予抗生素。

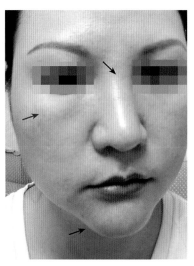

图9-29　不明品牌的玻尿酸产品注射后半年，黑色箭头所示全脸多处出现玻尿酸吸水样肿胀，很明显该患者全脸注射剂量明显偏多，红色箭头所示为突然出现的过敏性水肿

溶解后交联剂脱落过敏

交联剂脱落也常发生在溶解酶注射后，当玻尿酸分子迅速被溶解吸收，交联剂迅速脱落，吸收速度远不及被溶解的玻尿酸那般迅速，待肿胀消退后，局部交联剂浓度暂时性过高，就会产生红肿的过敏症状（图9-30）。

这种过敏症状相对比较柔和，多数只是反复出现的红、肿、胀、痒，进行抗过敏治疗后，症状能立即缓解，一旦停药后，症状常会再次周期性出现，但会比前一次要轻，再次治疗后又能缓解，随着交联剂的代谢排出，发作周期会越来越短，症状越来越轻，数月后可痊愈。

有些假冒产品，在溶解后会有过多的杂质残留，不易被分解或排出，则会形成高浓度的反复刺激，引起长久的损害（图9-31）。

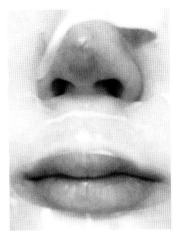 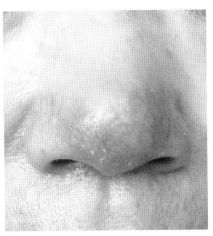

图 9-30　玻尿酸溶解后 7 日，
鼻头出现红肿过敏症状

图 9-31　杂牌玻尿酸溶解后 1 年，鼻
头出现红血丝增生

PDO 线吸收过程中过敏

PDO 线植入后第 1 个月性状相对稳定，2 ~ 3 个月后开始进入吸收期，3 ~ 4 个月时吸收速度最快，因此常于 2 ~ 3 个月时出现迟发型过敏症状（图 9-32），其机制与交联剂脱落类似。

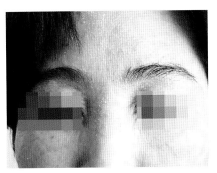

图 9-32　PDO 线植入 2 个月后出现严
重的全面部过敏症状，经抗过敏治疗后
开始局部脱皮

生物膜反应

除了"**交联剂脱落**"理论外，另有一种理论认为，注射玻尿酸等软组织填充剂数月甚至数年后出现的红肿、无菌性炎症与"**生物膜反应**"有关。

其主要原因是注射时无菌操作不当，注射后护理不当导致细菌进入或药物产品本身存在质量问题（尤其是假药），残留有微量细菌。

其实这已经称不上是超敏反应了，只是由于其症状与某些迟发型的超敏反应类似，故在此章节一并叙述。

生物膜的定义

生物膜是指附着于惰性或者活性实体表面的细菌细胞和包裹这些细菌的、由细菌自身所分泌的含水聚合性基质所组成的结构性细菌群落，其表面包被多聚糖基质，内部包含众多输送养料的管道，其复杂的结构和代谢功能与更高级的有机体相似。

最早对生物膜进行观察的学者是 Anthony van Leeuwenhoek，他注意到很难对黏附在牙齿上的牙菌斑中的微生物进行消灭。

Costerton 等人最先于 1978 年将生物膜上升到理论，直到扫描电镜问世后，生物膜才被清楚地观察到。

生物膜的特点

生物膜的结构容易让人误解为是单层的连续性结构。实际上生物膜的结构非常异质性，是由独特的细菌菌落结构、EPS 基质和间隙空位组成（图 9-33），其主要特点有表面黏附、结构异质性、基因多样性、复杂的免疫作用和细胞外聚合物基质（EPS）等。

EPS 主要由多糖组成，可以是中性或者含有很多阴离子，这种基质结构非常结实，并且耐腐化。

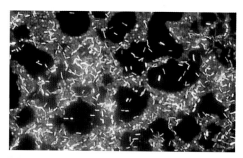

图 9-33　铜绿假单胞菌、克雷伯氏菌属和黄质菌属的生物膜，具有异质性和成熟的通道结构

生物膜可阻碍免疫细胞的渗透，以至于免疫系统对于它们不敏感，还能够产生单个细菌不能生成的一些物质。

生物膜的 EPS 不仅可以干扰巨噬细胞的吞噬作用，还能够抵抗抗生素的进攻，这可能是由于生物膜能够对抗生素做出迅速反应的缘故。

生物膜在细菌黏附后就开始形成，成熟的生物膜在感染后 10h 就可以发现，一旦生物膜形成后，就很难彻底清除。

症状

在注射后无任何不良反应，常在数月后，有一定诱因，如过于劳累、抵抗力下降、月经、感冒、其他部位感染等情况下，出现红、肿、热、胀等类似过敏的无菌性炎症的症状，严重的还可能出现脓肿。部分患者抗生素治疗有效，但治愈后症状常反复出现，严重的可能出现异物肉芽肿。

◎无菌性脓肿

现有的传统细菌培养方法很难发现生物膜，通常当临床上的一些脓肿，无法从培养皿中检查出感染细菌，即被称之为"无菌性脓肿"。

无菌性炎症可能是因为患者正在进行抗感染治疗，最初感染的细菌已经死亡或者被清除，但仍残留着后续的炎症反应，这也可能和生物膜有关。

事实上生物膜是无处不在，据估计，大约有 80% 的感染与生物膜有关。医学上最常见的例子是牙菌斑。生物膜与泌尿系统感染、心内膜炎及所有的人体植入物等都有着重要关系。

而所有的软组织填充剂（除了自体脂肪）都是由异性材料组成的，对宿主来说是一种异物，为生物膜的形成提供了潜在的来源。

因此怀疑生物膜与软组织填充剂的延迟性并发症存在密切关系有着充足的理论依据。

◎异物肉芽肿

注射填充后异物肉芽肿的发生率文献报道仅为 0.01% ~ 0.1%，有可能因为医生的漏报或者患者由于自身的原因而没有上报，而导致该数值偏低。

软组织填充材料，尤其是永久性的填充材料，与异物性肉芽肿的发生密切相关。有研究表明，迟发性异物肉芽肿的形成机制与生物膜的作用多少有些相关。

治疗建议

◎生物膜反应的预防

生物膜非常难以检测和清除，因此更多的注意力需要放在如何预防方面：

● 在治疗前清楚了解患者之前注射过的材料非常重要，可能的出血性疾病、免疫抑制状态或者之前的感染也有必要了解；

● 严格遵守无菌操作技术；

● 选用小号针头来减轻注射时带来的创伤，同时减少细菌入侵的可能；

● 注射前后避免化妆。

◎生物膜反应的治疗

● 抗生素治疗，应使用包含两种药物的联合治疗，如喹诺酮类联合第三代大环内酯类抗生素，以预防更多的生物膜沉积（大环内酯类抗生素是唯一的能够在皮下脂肪中沉积的药物，同时可以阻碍群体之间的感应）；

● 皮损内注射高剂量的皮质类固醇；

● 若注射的材料是玻尿酸，可使用玻尿酸酶溶解；

● 最后的选择是切除病灶。

◎小结

生物膜反应理论可为迟发性的红肿、肉芽肿的产生提供另一种理论依据，并指导临床的治疗，其本身与交联剂脱落理论亦无冲突，两种因素往往同时存在，单独的抗过敏治疗或抗生素治疗都疗效不佳，因此在治疗上更应分清病因、辨证治疗。

超敏反应的预防

再一次强调，"预防，胜过一切治疗！"

即使超敏反应是受个体差异影响很大的低概率的**"中奖事件"**，仍应尽可能地对其进行预测评估，进一步减少其发生概率，并要时刻做好准备，对可能发生的超敏反应迅速做出应对措施。

问诊

- 应积极询问患者有无过敏病史及家族史，对敏感体质的患者应尤其关注；
- 重点排查患者有无青霉素类、头孢类抗生素、蜂虫类蜇咬、海鲜等动物蛋白、大豆花生等植物蛋白的过敏史，虽然各类注射药物未必存在交叉过敏，但仍应重点关注有过相应可疑过敏史的患者；
- 询问有无心脏病、高血压、糖尿病、过敏性哮喘等其他慢性疾病史；
- 询问以前有无注射美容相关病史，尤其关注有无注射其他填充药物的病史，避免不同填充产品的混合使用；
- 询问有无美容手术或其他手术的麻醉病史；
- 其他特殊相关情况的问诊。

皮试

皮试是皮肤（或皮内）敏感试验的简称，在使用某些容易过敏的药物或针对某些敏感体质的患者，在正式注射前，进行皮试可有效预防过敏反应的发生，增加注射的安全性。

◎皮试液的配制

对于皮试液的配制，临床上并没有统一的标准，作者建议使用 1% 的标准注射浓度来进行皮试注射。

以玻尿酸溶解酶为例，配制成标准使用浓度为 150U/mL，视为 1 倍浓度，抽取 0.1mL 标准浓度液体，加入生理盐水 0.9mL，混合均匀后，排出 0.9mL，再加入生理盐水 0.9mL，混合均匀即配制成 1% 的浓度（即 1.5U/mL）的皮试液体，为避免注射过量，可推出 0.9mL 的液体，只留 0.1mL 注射。

肉毒素注射皮试也按此方法配制成 0.4U/mL（即标准浓度 40U/mL 的 1%）的液体。

溶脂针等液态材料均可用此法稀释，胶原蛋白类产品呈半凝胶状，难以混合均匀，且配制不便，可直接用于皮试，但注射剂量应更少一些。

◎皮试的注射法

将配制好的皮试液在前臂掌侧皮内注射（图 9-34a），注射时左手绷紧皮肤，右手持注射器，使针头斜面向上，和皮肤成 5°～15° 角刺入皮内，注射量为 0.1mL，使局部形成一圆形隆起的皮丘（图 9-34b），皮肤变白，毛孔变大。

观察 20～30min，若出现明显的红晕（直径 >1cm）、风团、伪足或水疱，有些还会伴有瘙痒，即表现为阳性（图 9-35a、b）。

◎皮试阳性的处理

● 因为注射美容并非必需的治疗，以安全为首要原则，若出现皮试阳性，应禁止注射或更换其他相似药物；

● 在栓塞等急救的情况下，若出现溶解酶的过敏，应在注射溶解酶的同时，使用抗过敏治疗，最常用的是口服抗组胺类药物，同时肌肉注射地塞米松 10mg；

● 做好急救准备，密切观察，一旦出现过敏性休克症状，应立即抢救处理。

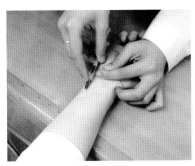
图 9-34a 于前臂掌侧皮内 5° ~ 15° 角进针

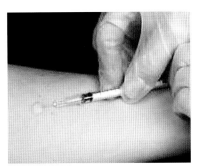
图 9-34b 注射约 0.1mL，形成一个小皮丘

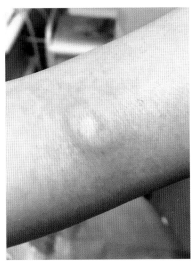
图 9-35a 肉毒素皮试阳性

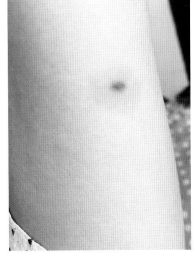
图 9-35b 玻尿酸溶解酶皮试阳性

超敏反应的治疗

一旦出现过敏症状，应立即按以下流程进行及时治疗：

脱离过敏源

（1）若为局部麻醉药软膏或消毒液过敏，应先立即清洗；

（2）若注射过程中出现过敏，应立即停止注射填充类产品，应尽可能地尝试挤出已经注入体内的药物；

（3）若在注射后出现过敏，应先按"三阶治疗法"进行治疗，若治疗无效，应尽可能取出过敏源（如取出植入的 PDO 线、抽吸或手术刮取注射材料、溶解酶注射等）。

三阶治疗法

按"三阶治疗法"进行治疗：

◎一阶：抗组胺药（片剂，以下三选一）

（1）扑尔敏
别名：马来酸氯苯那敏片；
规格：4mg/ 片；
用法：口服每次 1 片，根据过敏症状的严重程度，每日 1 ~ 3 次。

（2）开瑞坦
别名：氯雷他定片；
规格：10mg/ 片；
用法：口服每次 1 片，每日 1 次。

（3）息斯敏
别名：阿司咪唑片；
规格：3mg/ 片；
用法：口服每次 1 片，每日 1 次。

◎二阶：肾上腺皮质激素类药（片剂，一阶治疗效果不佳时使用）

醋酸泼尼松龙片
别名：强的松、氢化可的松；
规格：5mg/ 片；
用法：口服每次 1 片，每日 2 次，若过敏症状严重，可酌情加量，可与一阶法中某一药物联合使用。

◎三阶：激素类用药（针剂，二阶治疗效果不佳时或急救时使用）

地塞米松注射液
规格：2mg（1mL）/ 支；
用法：肌肉注射每次 1 支，每日 1 次，若过敏症状严重，可酌情加量，可与一阶法中某一药物联合使用。

其他辅助治疗

●保持病变部位，尤其是有皮损部位的无菌清洁；
●若水肿严重（图 9-36），可口服或静脉点滴 20 ~ 40mg 呋塞米（片剂或针剂）利尿排水以减少水肿；更严重者可静脉点滴 20% 的甘露醇注射液 250mL；

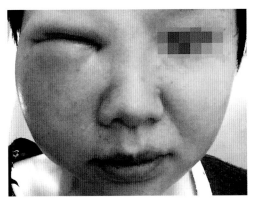

图 9-36　不明品牌玻尿酸注射后 1 个月，突发严重的过敏性水肿

● 使用超声波雾化器对过敏部位皮肤表面进行喷雾治疗（图 9-37a、b），**雾化液配制**：250mL 生理盐水 +4mg 地塞米松注射液（2 支）+8 万 U 硫酸庆大霉素注射液；

● 判断有无并发感染，必要时局部或全身使用抗生素治疗。

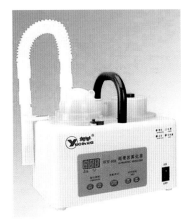

图 9-37a　超声波雾化器

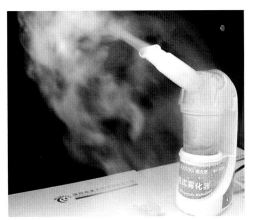

图 9-37b　超声波雾化器（使用中）

皮肤科会诊

若以上方法均无效，则应请专门的皮肤科医师会诊治疗。

愈后

一般的过敏愈后较好，只要及时处理，不出现破溃坏死，治疗痊愈后可不留任何痕迹（图 9-38a、b）。

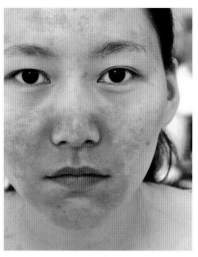

图 9-38a　微针治疗后面部过敏

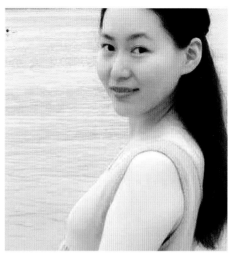

图 9-38b　恢复后不留任何痕迹

过敏性休克的急救处理

过敏性休克

过敏性休克是外界某些抗原性物质进入已致敏的机体后，通过免疫机制在短时间内发生的一种强烈的多脏器受损综合征，是一种既罕见又严重的全身性过敏性反应，其表现与程度，依机体的反应性、抗原进入量及途径等有很大差别，通常都突然发生且很剧烈，可造成呼吸道缩窄和血压突然下降，若不及时治疗，可引起死亡。

绝大多数过敏性休克是典型的 I 型变态反应在全身多器官，尤其是循环系统的表现。昆虫刺伤及服用某些药品（特别是那些含青霉素的药品），是最常引发过敏性休克的原因。某些食物（例如：花生、贝类、蛋和牛奶）也会引起过敏性反应。对某些特定物质过敏的人，只要在接触到这些物质数分钟后，就会出现过敏反应。

注射美容中，过敏性休克极其罕见，相比注射美容用药物而言，最容易诱发过敏性休克的反而是局麻药利多卡因（因此不建议使用利多卡因配制肉毒素，含利多卡因的"麻版"玻尿酸终究比普通版多了一份风险），其次才是肉毒素（尤其是一些纯度低、杂质多的假药；使用利多卡因配制肉毒素或在事后注射对肉毒素有影响的抗生素类药，也会增加过敏性休克的发生风险），再次是溶脂针（主要是其中大豆来源的成分）和胶原蛋白（动物源性的蛋白抗原成分）。

临床表现

大多突然发生，约半数患者在接受抗原（如青霉素 G 注射等）5min 内即发生症状，仅 10% 患者症状发生于 30min 以后，极少数患者在连续用药的过程中出现过敏性休克。

◎过敏性休克有两大特点

1. 休克表现

血压急剧下降到 80/50mmHg（10.6/6.6kPa）以下，患者出现意识障碍，轻则蒙眬，重则昏迷。

2.过敏相关的症状

在休克出现之前或同时，常有一些与过敏相关的症状：

(1) 皮肤黏膜表现： 往往是过敏性休克最早且最常出现的症状，包括皮肤潮红、瘙痒，继而出现广泛的荨麻疹和（或）血管神经性水肿；还可出现打喷嚏、水样鼻涕、音哑，甚而影响呼吸；

(2) 呼吸道阻塞症状： 是本病最多见的表现，也是最主要的死因。由于气道水肿、分泌物增加，加上喉和（或）支气管痉挛，患者出现喉头堵塞感、胸闷、气急、喘鸣、憋气、发绀以致因窒息而死亡；

(3) 循环衰竭表现： 先有心悸、出汗、面色苍白、脉速而弱；然后发展为肢冷、发绀、血压迅速下降，脉搏消失，乃至测不到血压，最终导致心跳停止，少数原有冠状动脉硬化的患者可并发心肌梗死；

(4) 意识方面的改变： 往往先出现恐惧感、烦躁不安和头晕；随着脑缺氧和脑水肿加剧，可发生意识不清或完全丧失意识；还可发生抽搐、肢体强直等症状；

(5) 其他症状： 比较常见的有刺激性咳嗽，连续打喷嚏、恶心、呕吐、腹痛、腹泻，最后可出现大小便失禁等症状。

诊断

过敏性休克的发生很快，因此必须及时做出诊断。

凡在接受（尤其是注射后）抗原性物质或某种药物后立即发生全身反应，而又难以用药品本身的药理作用解释时，应马上考虑到过敏性休克的可能，故诊断一般不难。

抢救措施

抢救过敏性休克患者必须迅速及时、分秒必争、就地抢救，力争使其转危为安。

◎立即停药，就地抢救

患者采取休克卧位，给以氧气吸入并保温，在脱离危险前不宜搬动；并密切观察患者的体温、脉搏、呼吸、血压及瞳孔变化。

◎给予抗过敏药物

(1) 立即皮下注射 0.1% 盐酸肾上腺素 0.5 ~ 1.0mL，小儿酌减。症状如不缓解，可每 20 ~ 30min 皮下或静脉注射 0.1% 盐酸肾上腺素 0.5mL，直至脱离危险；

(2) 地塞米松 5 ~ 10mg、氢化可的松 200mg 加 5% 葡萄糖液 100mL 静脉推注或加入 5% ~ 10% 葡萄糖液 500mL 静脉点滴；

(3) 抗组织胺类药物：选用异丙嗪 25 ~ 50mg 或苯海拉明 40mg，肌肉注射。

◎抗休克治疗

(1) 补充血容量，纠正酸中毒：可给予低分子右旋糖酐 500mL 或 4% 碳酸氢钠加入 5% 葡萄糖液内静脉点滴；

(2) 如血压仍不回升，须立即静脉输入 5% ~ 10% 葡萄糖液 200mL，其内加入去甲肾上腺素 1 ~ 2mL 或多巴胺 20mg，根据血压调节滴速，一般 30 ~ 40 滴 /min（小儿酌减）；

(3) 加大地塞米松或氢化可的松的剂量，加在葡萄糖液内静脉点滴；

(4) 针刺人中、十宣、涌泉、足三里、曲池等穴位。

◎呼吸受抑制时

(1) 呼吸受抑制时可给予尼可刹米（可拉明）、洛贝林、苯甲酸钠、咖啡因等呼吸兴奋剂肌肉注射，还可使用异丙嗪（非那根）25～50mg 肌肉注射，保证呼吸道通畅，必要时施行人工呼吸；

(2) 急性喉头水肿窒息时，可行气管切开术、吸氧，氢化可的松 200～400mg 加入 100mL 葡萄糖液中静脉点滴，酌情选用血管活性药；

(3) 如出现呼吸停止，应立即进行口对口人工呼吸，并插入气管导管控制呼吸或借助人工呼吸机被动呼吸，必要时可行气管切开术。

◎心脏骤停时

立即施行体外心脏按压术；心腔内注射 0.1% 盐酸肾上腺素 1mL；必要时可行胸腔内心脏按压术。

◎出现肺水肿时

诊断

(1) 严重的呼吸困难、端坐呼吸、口唇发绀、大汗淋漓；

(2) 阵发性咳嗽，伴有白色或粉红色泡沫样痰；

(3) 肺部可闻及湿性啰音与鼾鸣声或大量痰鸣音。

急救

(1) 吸氧或高压给氧；

(2) 选用血管扩张剂；

(3) 选用强心、利尿剂；

(4) 给予激素类药物；

(5) 四肢结扎、半坐位。

急救给药

(1) 吗啡 10mg，皮下注射；

(2) 毛花苷 C（西地兰）0.4～0.6mg 加 5% 葡萄糖 20mL 静脉缓注；

(3) 呋塞米 40mg 加 5% 葡萄糖 20mL 静脉缓注；

(4) 硝酸甘油 0.5mg 或硝酸异山梨醇 10mg 舌下含服；

(5) 硝普钠 5～10mg 与 5% 葡萄糖 100mL（静脉缓滴）直至症状、体征消失（注意血压）；

(6) 酚妥拉明 1.5～3.0mg，5% 葡萄糖 40mL（10min 静脉注射完）。

◎肌肉瘫痪松弛无力时

皮下注射新斯的明 0.5～1.0mL，但哮喘时禁用。

⚠ 特别注意：由于专门的美容外科医院急救能力相对较差，一旦出现过敏性休克症状，应在积极抢救的同时拨打 120 急救电话，及时将患者送入急救条件更好的三级甲等综合性医院进行治疗！

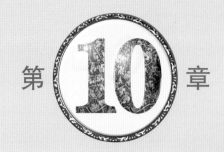

第10章

假药的危害

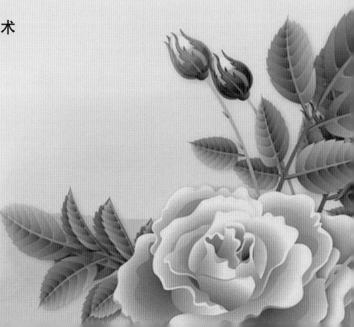

马云曾经说过:"淘宝不是假货太多,而是你太贪,总为了贪图几块钱的小便宜而买了假货,反过头来说,网络骗局太多。我正品进 100 卖你 110 你却说我贵,他假货进 30 卖你 90 你却说它很便宜。真的不知道是我很黑心,还是你很贪心。"

国内外的主要认证机构

根据我国的药品管理法第 31 条规定,有国家标准的药品经国务院药品监督管理部门批准发给药品的国药准字(没有实施批文号管理的中药材和中药饮片除外)才是正规的药品。

凡是违反《中华人民共和国药品管理法》的产品均属于假药,包括过了卫药准字有效期的药品(经复批进入审核流程期内的除外)。

其他的如通过了卫食证字、国食健字或卫食健字这些批号都属于保健食品的范畴,市场上的某某消字、某某消备字等产品则属于消毒产品,都不是药物。

✒ CFDA(中国国家食品药品监督管理总局)

国家食品药品监督管理总局(China Food and Drug Administration,CFDA)是国务院综合监督食品、保健品、化妆品安全管理和主管药品监管的直属机构,负责对药品(包括中药材、中药饮片、中成药、化学原料药及其制剂、抗生素、生化药品、生物制品、诊断药品、放射性药品、麻醉药品、毒性药品、精神药品、医疗器械、卫生材料、医药包装材料等)的研究、生产、流通、使用进行行政监督和技术监督;负责食品、保健品、化妆品安全管理的综合监督、组织协调和依法组织开展对重大事故的查处;负责保健品的审批(图 10-1)。

目前 CFDA 的审批非常严格,且公开信息,可登录其官方网站 http://www.cfda.com.cn/ 进行查询。

截至 2015 年 7 月,通过 CFDA 审批的注射美容药物共有:肉毒素类药品 2 种,软组织填充剂 13 种,埋线提升类材料 2 种,水光注射设备 2 种(详见附录 1)。

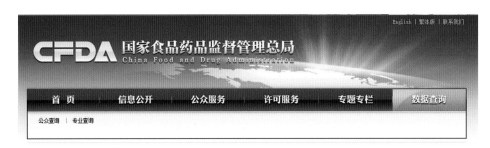

图 10-1 CFDA 图标(网站首页)

✒ FDA(美国食品药品管理局)

FDA 是英语 Food and Drug Administration(食品药品管理局)的缩写,通常特指**美国 FDA**,即**美国食品药品管理局**(图 10-2)。

FDA 是国际医疗审核权威机构,由美国国会即联邦政府授权,是专门从事食品与药品管理的最高执法机关，是一个由医生、律师、微生物学家、药理学家、化学家和统计学家等专业人士组成的致力于保护、促进和提高国民健康的政府卫生管制的监管机构。

FDA 认证是非常严格的，医疗设备要获 FDA 的批准，必须有大量的欧洲和亚洲的试验数据证实其安全性和有效性，耗时长，并强调 CGMP（动态的生产状况下），这使得美国市场上可供选择的注射美容产品少之又少，但同时也保证了其质量。

FDA 的信息公开透明，接受民众的监督，因其标准比较高，在世界范围内有着较好的口碑，其他国家都通过寻求和接受 FDA 的帮助来监管并促进其本国产品的安全。

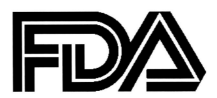

图 10-2 FDA 图标

CE Marking（欧盟认证）

CE 是法语 "Conformité Européene" 的缩写，即 "欧盟认证"。

CE 标记（CE Marking）是一个由 28 个欧洲国家强制性地要求产品必须携带的安全标志（图 10-3），被视为制造商打开并进入欧洲市场的护照。凡是贴有 "CE" 标志的产品就可在欧盟各成员国内销售，无须符合每个成员国的要求，从而实现了商品在欧盟成员国范围内的自由流通。

欧洲和美国之间的许可监管有着显著的差异，相对 FDA 而言，欧洲（英国与其他欧盟国家的标准略有不同）的注射美容产品面市就简单得多。经销商或厂商只需提交符合欧盟法规的产品文件，只要获得医药设备主管部门（Medical Device Directive）的 CE 批号（CE Marking），即可在欧洲及一些亚洲国家（如新加坡等）面市。其流程相对简单和快捷，但远远不及 FDA 安全性认证严格。

这种宽松的认证条件带来的好处是，欧洲在医学美容产品的创新竞争中遥遥领先于美国，在欧洲上市的注射美容填充剂产品已达到上百种，但质量不一，令人迷惑，并带来较多的安全隐患。当一些起初被 CE 标准认定为高安全性的产品出现严重不良反应和副作用时，严格的 FDA 标准就体现出其严密性。有很多产品在获得 CE 认证后，因无法得到 FDA 的认证而止步于美国市场，而获得 FDA 认证的产品，再回销欧洲则能得到更大的认可度。

最近，欧洲国家对通过 CE 认证就能上市的注射美容产品提出了质疑，呼吁应当参照美国 FDA 对注射美容填充剂产品的严格审批标准来认证。

因此 CE 认证仅可以作为一个辅助参考，而不应盲目迷信。

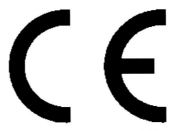

图 10-3 CE Marking 图标

假药

假药的定义

按照《中华人民共和国药品管理法》规定，有下列情形之一的，即为假药：

- 药品所含成分与国家药品标准规定的成分不符的；
- 以非药品冒充药品或者以他种药品冒充此种药品的。

有下列情形之一的药品，按假药论处：

- 国务院药品监督管理部门规定禁止使用的；
- 依照本法必须批准而未经批准生产、进口，或者依照本法必须检验而未经检验即销售的；
- 变质的；
- 被污染的；
- 使用依照本法必须取得批准文号而未取得批准文号的原料药生产的；
- 所标明的适应证或者功能主治超出规定范围的。

混乱的注射产品

◎ 国外的杂牌产品

国外的许多注射产品，特别是来自于欧洲的某些产品，有不少的安全性和疗效仍待更长时间观察的，因未经FDA等权威机构认证，无法在西方的一些国家正式推广。而他们利用中国人崇洋媚外的心理，将广阔的中国市场当成他们巨大的临床试验基地，为他们产品的试验及完善提供了一个特殊的美好环境和详尽的临床数据。

这些材料打着进口高科技、新产品的外壳，在没有国家的监管，没有透明合法的渠道，没有切实的学术依据支持的情况下，仅凭"朦胧"的市场在国内少数地方进行"推广"，其危险性是非常高的。

还有，比较常见的是韩国的一些二、三线产品，连本国的认证（KFDA）都未必有，却常常被中国的一些患者当成了进口的高档货，趋之若鹜。

◎ 国内的山寨产品

中国的山寨产品闻名于世界，因CFDA认证的正规产品价格昂贵，因此很多不法分子使用粗制滥造的产品以次充好，号称是非正规渠道（如中国香港走私来的等）的瑞蓝或BOTOX，其中有些产品为非正规工艺的透明质酸或胶原蛋白，其纯净度难以得到保证（图10-4）。

例如，其中的肉毒素产品质量不稳定，毒性及浓度不可控制，即便注射方法正确，亦有可能带来重大的伤害，甚至危及生命。

奥美定等时代淘汰的药物也借此机会死灰复燃，经改头换面重新包装，随即便成了连国内正规渠道都无缘引进，只有少数国外高端消费者才能享受得到的国际领先的高科技产品（图10-5）。

这些山寨产品十几元一支的成本往往能获得几千甚至上万的利润，不具医疗资质的美容院和皮包公司，都是这些产品的忠实用户，最后的受害者则是那些一心追求美丽而又无知的人。

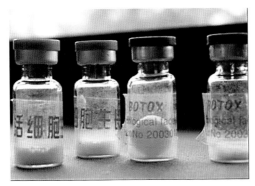
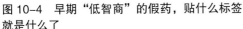

图 10-4　早期"低智商"的假药，贴什么标签就是什么了

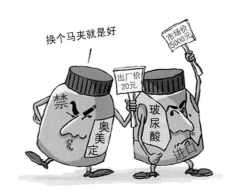

图 10-5　改头换面

　　中国的山寨产品还漂洋过海，"远销"国外，除倾销到东南亚、中东、拉美等地区外，由于缺乏相关多边贸易监管、市场准入门槛低，近几年欧洲市场也已成为中国山寨注射产品（特别是肉毒素及透明质酸类填充剂）泛滥的"自由贸易区"，但这显然不是一件值得骄傲的事（图 10-6，图 10-7a ～ d）。

Table I. Potency characteristics of counterfeit and look-alike type A botulinum toxin products

	Country where product is found	Possible country of origin	Labelled potency (u/vial)	Actual measured potency (u/vial)*	Comments
Counterfeit products					
Dysport counterfeit (Spain Tox)	Brazil	Unknown	500	~1.5	Insert contains the following statement: "Training: Ipsen can facilitate training."
Dysport counterfeit	Iran	China	500	No toxin detected (<20 u/vial)	Poor quality replica (cap, seal, stopper, dark particles, and incorrect excipients)
Dysport counterfeit	Russia	China	500	71	Contains excipients found in toxins of Chinese origin
Look-alike products					
Lanzhou CBTX-A (Prosigne in Brazil, Quick Star in the US)	Hong Kong	China	100	145	Rebranded as other products; licensed in China and Brazil
Estetox-A	Iran	China	100	No toxin detected (<20 u/vial)	From Lanzhou Institute of Biological Products
Refinex/Amazing	Iran	China	100	~125	May be rebranded as other products
Novotox Ultra	Iran	China	150	~35	Indicated of Canadian origin
Canitox	Iran	China	100	~98	Indicated of Canadian origin
Linurase	Iran	China	50	~233	Indicated of Canadian origin

*Determined either by standardized potency assay or activity assay[7]; expressed as Dysport-equivalent units.

J Am Acad Dermatol　　　　　　　　　　　　　　　　　　　July 2009　**149**

图 10-6　国外某文献对疑似肉毒素产品的某项市场调查显示：各国假货多来自中国大陆

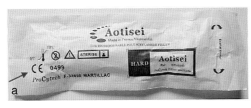
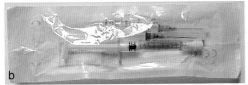
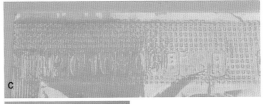
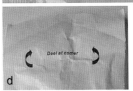

图 10-7a、b　出口国外的山寨产品，包装相当简陋，全是英文，还赫然印有"CE"标志

图 10-7c、d　封口上有中文使用期限以及"中国特色"的拼写错误

◎国外的有证产品

从严格意义上来讲，没有中国 CFDA 认证的产品均为假药，哪怕是经 FDA 认证的，在世界范围内应用较广、口碑较好的几款产品，通过非法的走私或"海外代购"途径进入国内，亦以假药论处。

即使是在中国香港或在中国台湾省有认证的一些产品进入大陆地区，同样被视为假药。

因此，塑然雅、微晶瓷、各类溶脂针等产品，严格来说，均不应该在中国大陆地区使用。

⚠️ 作者在前几个章节中，从学术角度对这些药物的并发症进行阐述和分析，只为让读者对这些药物的风险能有更为深刻的认识，避免更多并发症的发生，而非鼓励使用这些药物！！

卖假药的人

卖假药的人是随着假药的需求而出现的，大致可分为几类：

1. 无知者，不知假卖假——很傻很天真

自己没多少文化知识，被人忽悠入了黑道，经简单培训即上岗，根本不知道自己卖的是假药，甚至不知道自己在干啥（图 10-8）。

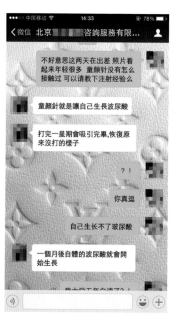

图 10-8　有些卖假药的客服人员，基本上无医学常识，仍对答如流，滑稽而可笑

2. 无良者，知假卖假——岂一个黑字可形容

知道自己卖的是假药，知假卖假，而且按真品的价格来销售，道德极其败坏，一旦被揭破，就删号

失联（图 10-9a、b）。

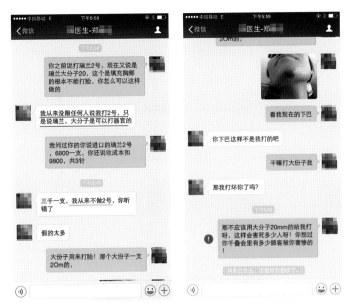

图 10-9a　理直气壮地使用假
药"高仿"玻尿酸，还说从不
用 2 号真药

图 10-9b　受害者继续争论，
惨遭删号，继而失联

3. 无畏者——不管你信不信，反正我是信的

非但承认自己卖的是假药，而且无畏到认为他们自己的假药比真药的性能还要优异，并对徒子徒孙
们洗脑，仅限内部销售（图 10-10）。

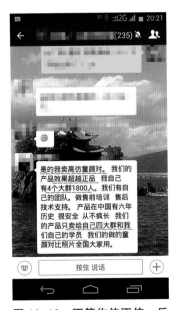

图 10-10　不管你信不信，反
正我是信的，我们的药，比真
药还好

4. 道亦有道者——你买或者不买，我就在那里，不坑不骗

明码标价，真药有真药的价格，水货（走私药品）有水货的价格，高仿有高仿的品质，精仿有精仿

的性能，总之"一分价格一分货"，货未必真，价肯定实，你不要我也不强卖，你说我卖假的我也承认，我卖的就是仿的，你可以不要呀（图 10-11）。

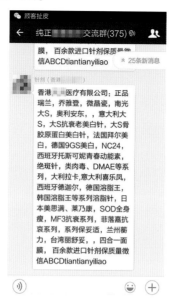

图 10-11　你买或者不买我，我就在那里，不坑不骗

假肉毒素

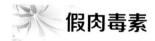

肉毒素的制备工艺并不复杂（图 10-12），难的是其的提纯工艺。假药中所含的主要成分确实是肉毒素，只是其提纯工艺根本不合格。

肉毒素是剧毒药品，因此假肉毒素的危害可谓是所有微整形假药中最大的（图 10-13）。

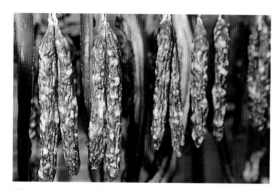

图 10-12　美味的香肠保存不当，即可培养出肉毒杆菌，并产生肉毒素

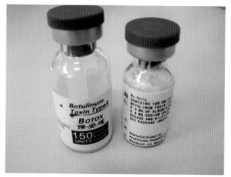

图 10-13　假肉毒素

正品的肉毒素，一瓶药为 50U 或 100U，而一瓶标记 100U 的假药中，其实际肉毒素含量的区间跨度极大，也许仅有 20U，也可能是 1000U，甚至更高。

若是注射了含量偏低的假药也就罢了，最多注射后无效或因所含的杂质出现些过敏症状，而若肉毒素含量偏高，当注射完"100U"的瘦脸针，很可能实际进入体内的实际肉毒素早已超过了正常成人的半数致死量，不乏因此出现伤残，甚至死亡的悲剧报道。

"高仿"玻尿酸

假，便是假的。索性堂堂正正，倒还假得光明磊落，然而很多不法之徒，羞涩地用"高仿"一词粉饰，便越发显得卑劣了。

几年前的假玻尿酸产品大多都是奥美定换个包装，直接便是假的了，倒还谈不上"高仿"，患者在注射后当场大多不知情，有部分患者早期即出现明显的流动、红肿、感染等典型的奥美定并发症，更多的患者因数年后填充物不吸收而察觉（图 10-14），而此时注射的"医师"早已消失于茫茫人海之中。

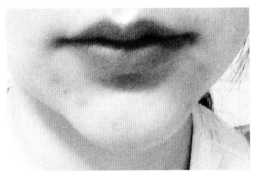

图 10-14　假玻尿酸（奥美定）**注射后的下颏，数年后仍保持肿大外观**

现在常见的"精仿"玻尿酸，以"瑞蓝"最为多见，多是使用瑞蓝系列中的大分子产品 Macrolane 来冒充有国内批文的 Restylane。

两者出自同一厂家，主要成分相同，只是 Macrolane 颗粒要大得多，所含的杂质也要多得多，售价却极其便宜，同体积容量的售价仅约为 Restylane 的 1/10，因此很多国内的不法商家就从欧洲进口了 Macrolane，并更换包装，伪装成 Restylane 来出售，美其名曰"高仿"，若包装更为精致，还有更为高大上的"精仿"一词用以冠名（图 10-15a、b）。

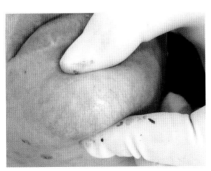 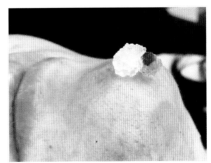

图 10-15a　高仿瑞蓝玻尿酸（Macrolane）**下颏注射过多，泛白，红血丝增生**　**图 10-15b　挤出来的 Macrolane 颗粒**（白色粗），**可明显看到与 Restylane**（红色细）**的区别**

© Macrolane

Macrolane 是瑞典 Q-MED 公司研发的瑞蓝系列产品之一，主要用于胸部、臀部以及躯干等其他部位的填充塑形，它是首个被欧盟明确批准可用于丰胸的玻尿酸产品（图 10-16a、b）。

Macrolane 玻尿酸在欧洲 20 多个国家及韩国被广泛应用，却没有得到美国 FDA 及我国 CFDA 的批准认证。

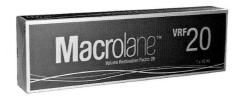 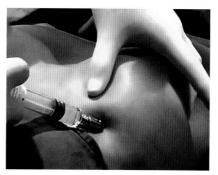

图 10-16a 从未得到 CFDA 批文 的 Macrolane

图 10-16b 在欧洲，Macrolane 曾被广 泛用于乳房注射

注射 Macrolane 有时会令受术女性的乳房形成肿块，干扰乳房 X 线的检查，因而导致乳腺癌的误诊。约有 25% 注射过 Macrolane 透明质酸的受术者反映，术后他们出现了某些由填充剂引发的并发症。

生产该产品的生产商瑞典 Q-MED 公司，曾于 2012 年 4 月 17 日发表声明，将停止推广 Macrolane 玻尿酸用于丰胸，并建议已经在乳房注射过该产品的女性定期进行相关的检查。Q-MED 公司发表此次声明的原因在于，业界对于 Macrolane 玻尿酸是否会影响乳腺的放射线检查还未达成共识，但 Macrolane 被批准的其他适应证，比如丰臀，仍然有效。

随后，在 2012 年 4 月 25 日，英国药品与保健品管理局（MHRA）禁止 Macrolane 用于隆胸注射，发布这项禁令的主要原因在于，它会使癌症的筛查变得不准确（与致癌并非一个概念），从长远角度看，研究人员不能确定 Macrolane 对机体所造成的影响有多大。

而同在欧洲的法国，在更早时间就已发出声明，禁止 Macrolane 以及所有的填充剂用于注射隆胸。

有不少不良人士，用 Macrolane 以次充好，还理直气壮（图 10-17），说同是瑞蓝的为何不得用？

冒充的 Restylane，其最主要的危害便是这款产品中所含杂质较多，极易引起面部后期（常发生于 3 个月后）的异常水肿（图 10-18 ~ 图 10-20），这款材料也是可以被溶解的，危害倒是比奥美定要小了许多。

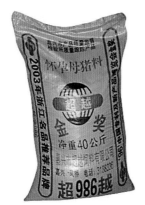 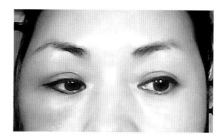

图 10-17 曾有江湖黑针质问我："为 何不能用 Macrolane 打脸？"请问这 个高营养的健康美食有人愿意吃么？

图 10-18 "高仿"玻尿酸，注射后最 常见的不良反应就是异常肿胀

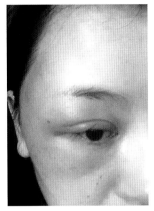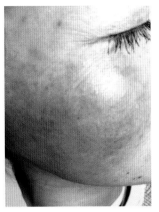

图 10-19 "高仿"玻尿酸注射后肿胀，注射后 1 个月，来月经时突然水肿

图 10-20 "高仿"玻尿酸，注射后长期红肿刺激，导致红血丝增生

◎ "精仿"乔雅登

乔雅登在 2015 年 7 月才正式得到 CFDA 的认证，而在中国的地下美容市场，早已被广泛应用。

由于乔雅登具有较高的国际知名度，且包装美观大气，向来是不法分子制假的重点目标。甚至有专门的人员高价回收使用过的乔雅登包装盒及注射器，二次灌装利用，其行为极其恶劣。而灌入其中的 Macrolane 或其他杂牌玻尿酸，又摇身一变，成了"精仿"乔雅登（图 10-21a、b）！

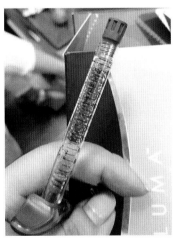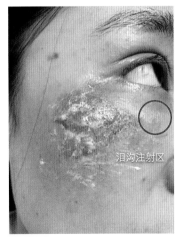

图 10-21a "精仿"乔雅登密布气泡，这是明显的非法二次灌装痕迹

图 10-21b 该乔雅登注射后引起的颧弓区感染坏死

其他假药

 五花八门

其他常见的假药，有用骨粉冒充微晶瓷的，有用生长因子溶液冒充塑然雅的，还有根本未经某明星授权命名的美白针等形形色色、五花八门的药品，有些根本难以确定其真实成分（图 10-22～图 10-26）。

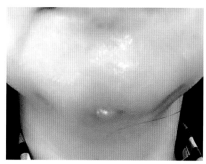

图 10-22 假微晶瓷注射后第 2 日，异常肿胀，并出现水疱

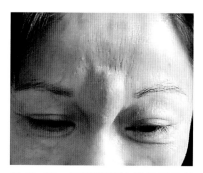

图 10-23 不明假药注射后异常鼓包，疑是生长因子

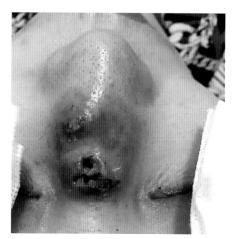

图 10-24 不明假药注射后坏死

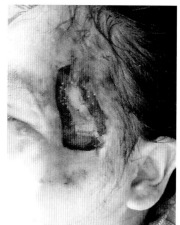

图 10-25 不明假药注射后坏死，手术清创后

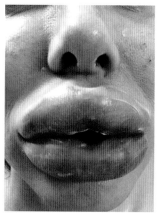

图 10-26 不明假药注射后"欧阳锋"式的嘴唇

各种溶解酶

假药是顺应潮流而生的，最近还有不法商贩，根据玻尿酸溶解酶获得灵感，思维顿时奔放，突发奇想，瞬间发明了"奥美定溶解酶"、"生长因子溶解酶"、"骨粉溶解酶"等产品，却都说是韩国产的。

谎言其实极易揭穿，试想：

◆ 韩国哪有这么多奥美定以及生长因子术后并发症的患者需求；

◆ 既然没有需求，哪位"韩国雷锋"会去消耗精力搞这方面的研究去开发神药；

◆ 即使开发了，试验人群在哪？难不成要拿中国人做试验？

◆ 假设确实能够溶解奥美定，奥美定单体结构剧毒，溶解后将无毒的聚合体变成了单体，其伤害更是巨大；

◆ 细胞因子本来就是水剂，已是溶解状态，根本谈不上再溶解了？更何况早就已经被吸收了！难道古龙的小说看多了，当成武侠小说中的毒药，七七四十九天还能逼出体外么？

◆ 甚至还有溶解骨头的神药，你敢用么（图 10-27）？

◆ 商贩所说的溶解酶，无论奥美定、骨粉还是生长因子，最后都会被分解成水与二氧化碳，早已不是生化反应的层次了，请问："亲，这是在搞核反应堆实验么？"

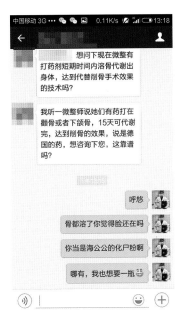

图 10-27　"化尸粉"重现"江湖"

常见的几个"高科技"名词

我们常常会见到一些"高科技"名词，使中国的注射市场"领先全球"，率先进入"火星科技"时代。

肽

一个氨基酸的氨基与另一个氨基酸的羧基缩合，即形成了**肽**，形成的酰胺基在蛋白质化学中称为**肽键**。

氨基酸的分子最小，蛋白质最大，2 个或以上的氨基酸脱水缩合形成若干个肽键，便组成一个肽，多个肽进行多级缩合就组成一个蛋白质分子，因此，蛋白质有时也被称为"多肽"。

更通俗地讲，**肽**是**蛋白质**分解后的一小部分**片段**。

蛋白质一词，即使小学儿童听了也不会觉得有何新奇之处，而**肽**一词立即就显得"高、大、上"，尤其是在一些连"**肽键**"和"**太监**"（图 10-28、图 10-29）都无法区分的无知群体中，很容易就能得到盲目地崇拜（图 10-30a ~ d）。

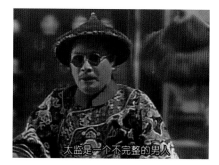

图 10-28　肽键

图 10-29　太监，海公公（本图截自吴孟达电影版《鹿鼎记》）

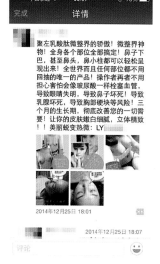

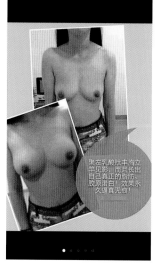

图 10-30a　某不法商贩的微信截图，号称"聚左乳酸肽"的神奇产品，几乎无所不能（作者一直想不明白，聚左乳酸和肽是如何能形成化学键的）

图 10-30b　注射后像是假体的效果（以作者的眼光和经验来看，可以肯定地说，不只是像，就是塞了硅胶假体！）

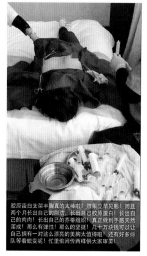

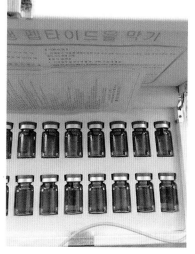

图 10-30c　恐怖的注射环境，明显是快捷酒店

图 10-30d　恐怖的注射药品，三无中的三无，包装盒与假用某大写字母明星为名的美白针同属一款高端盒子，明显比药品昂贵大气，还写了几个谁都看不明白的韩语以示高端

纳米

纳米（nanometre），如同厘米、分米和米一样，是一个长度单位，国际单位制符号为 nm，原称毫微米，就是 10^{-9}m（10 的亿分之一米），即 10^{-6} 毫米（1 000 000 分之一毫米），相当于 4 倍原子大小，比单个细菌的长度还要小。

纳米技术（nanotechnology）是用单个原子、分子制造物质的科学技术，研究结构尺寸在 0.1 ~ 100nm 范围内材料的性质和应用。

纳米科学技术是以许多现代先进科学技术为基础的科学技术，它是现代科学（混沌物理、量子力学、介观物理、分子生物学）和现代技术（计算机技术、微电子和扫描隧道显微镜技术、核分析技术）结合的产物，纳米科学技术又将引发一系列新的科学技术，例如：纳米物理学、纳米生物学、纳米化学、纳米电子学、纳米加工技术和纳米计量学等。

总而言之，均是高科技中的高科技。

实在想不明白，美容院传说中的"纳米无痕双眼皮"、"纳米无痕微雕"，是如何做到精确度至切割原子的水平的（图 10-31）。

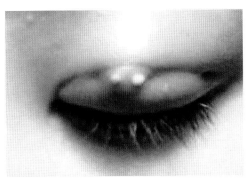

图 10-31　做了"纳米"无痕双眼皮，为何会长出"毫米"级别的米粒般大小的脓包？

基因

基因，又称"遗传因子"，是遗传变异的主要物质。

基因支持着生命的基本构造和性能，储存着生命的种族、血型、孕育、生长、凋亡过程的全部信息。环境和遗传的互相依赖，演绎着生命的繁衍、细胞分裂和蛋白质合成等重要生理过程。生物体的生、长、衰、病、老、死等一切生命现象都与基因有关。它也是决定生命健康的内在因素。

基因疗法，就是利用健康的基因来填补或替代基因疾病中某些缺失或病变的基因，设计再造出患者能够接受的正常器官。或人为地修改有缺陷的基因组达到治病的目的。

目前的基因疗法是先从患者身上取出一些细胞，然后利用对人体无害的反转录病毒当载体，把正常的基因嫁接到病毒上，再用这些病毒去感染取出的人体细胞，让它们把正常基因插进细胞的染色体中，使人体细胞"获得"正常的基因，以取代原有的异常基因（图 10-32）。

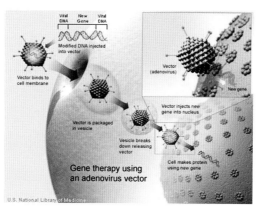

图 10-32 基因疗法

通俗地讲，基因疗法是借助病毒转录来改变细胞内基因的高科技手段，中科院级别的实验室或许能开展一二以作研究，大街小巷中一些美容院挂着基因的牌子，咨询时还能若有其事地讲解，都是教授亲自上门来开展的吗？着实幽默！难道是都教授么？

干细胞

干（gàn）细胞（stem sell，简称 SC）是能够分化成多系细胞并具有自我更新能力的细胞，根据其来源可分为胚胎干细胞、成体干细胞以及诱导性胚胎干细胞；根据其分化潜力，可分为全能干细胞、多能干细胞与限制性多能干细胞（图 10-33～图 10-35）。

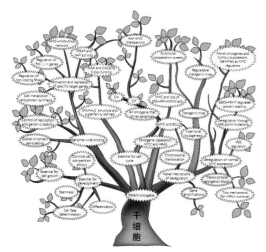

图 10-33 "干细胞"命名含意及其分化

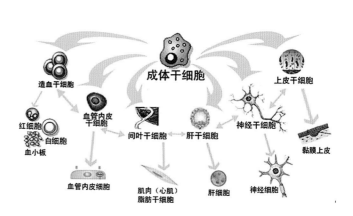

图 10-34 成体干细胞的分化

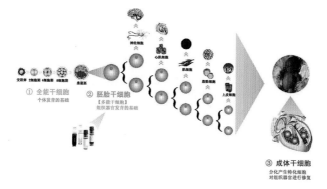

图 10-35 干细胞系列谱系

　　务必注意，干（gàn）细胞的干（gàn），是树干（gàn）的干（gàn），而非干（gān）燥的干（gān）。有一些机构将通过离心机分离后的脂肪称之为"脂肪干（gān）细胞"，大概离心机的旋转与洗衣机的脱水桶颇有相似之处。

　　这种"脂肪干（gān）细胞"绝非正规的专家们在实验室中研究的"脂肪干（gàn）细胞"，可若说欺骗患者，却也似乎有些冤枉，毕竟"脂肪干（gān）细胞"，确实是将脂肪中的肿胀液"甩干（gān）"了，货真价实（图 10-36）。

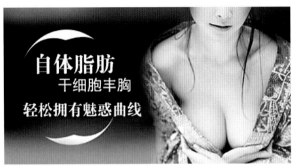

图 10-36　天知道这个"干"，念 gān 还是 gàn

　　更加高科技的是，常有患者成群结队去某美容院注射"干细胞"，还说这细胞源自日本、韩国或是中国台湾，明明是水一样的针剂，实在谈不上"干（gān）"，而若真是"干（gàn）细胞"，别处提取来的"进口"干（gàn）细胞打到自己身体里，在开国际玩笑（图 10-37a、b）？

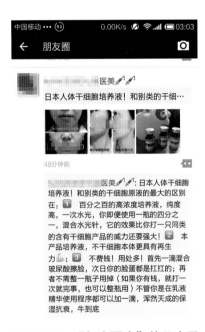
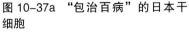
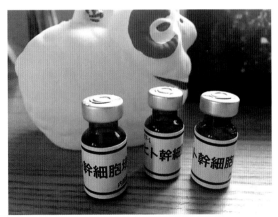

图 10-37a　"包治百病"的日本干细胞

图 10-37b　如此简易的包装，丝毫不像日本人的手笔

　　要知道，目前临床上唯一普遍开展的干细胞移植项目是"造血干（gàn）细胞移植"，用于治疗某些白血病，而白血病患者要得到合适的造血干（gàn）细胞，连父母的细胞都不一定能用，其配型概率何其的低（图 10-38）。

　　当这么多可怜的白血病患儿，苦苦期待配型相符的造血干细胞时，满大街的一些不法美容机构大张旗鼓地在叫嚣"干细胞"包治百病返老还童时，又是何其可悲又可笑。

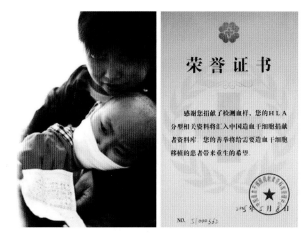

图 10-38 鼓励捐献造血干细胞，挽救白血病患者的生命，才是目前的当务之急，中华骨髓库期待您的加入

韩式

第一个发明"**韩式**"这词汇的，堪称是中国美容整形史上最伟大的推销人员，绝对为医院创造了辉煌的业绩。只是好景不长，没过几个月，国内几乎所有的美容外科主刀医生的手术方式，就突然都被称为"韩式"的了。

"韩式"一词原本就是中国人杜撰的伪词汇，却十分受被韩剧洗脑后的脑残女性的欢迎，甚至有些中国医生发明的原创术式，若不加上"韩式"二字点缀，似乎就不好意思拿出手了。

当"韩式"二字烂大街后，为了强调自己家假的比较像真，又"此地无银"地来了一堆堆的"**真韩**"、"**纯韩**"、"**真真正正韩**"等词汇（图 10-39）。

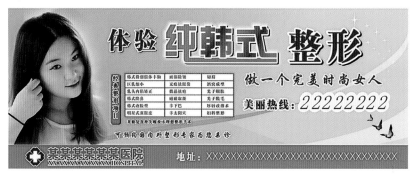

图 10-39 "韩式"还不够，要"纯韩"才过瘾，死命认"干爹"

有一些人，直接在微信中标记韩式，基本就说明了身份（图 10-40），但是被韩流冲昏头脑上当受骗者，仍如长江之后浪般死命推前浪，不管多少有前浪已死在沙滩上。

当然，除了作者有个姓韩的同行朋友，其招牌是"老韩整形"外，对于其他带"韩"字的招牌，作者向来只得无奈报之以"呵呵……"

除爱国的民族自尊心外，主要还是因为有心理阴影，因为作者在实习阶段，曾因懒惰，将某一患者复诊卡上的"韩式重睑术后"简写成了"重睑术后"，就差点惹来了杀身之祸（图 10-41），因此暗自发誓，在有生之年，对这"韩式"一词是要坚决抵制的。

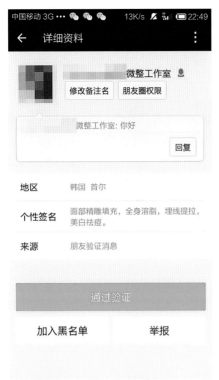

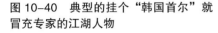

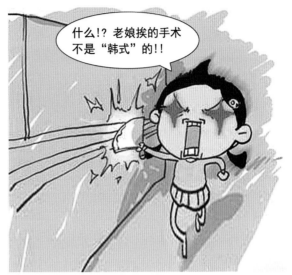

图 10-40 典型的挂个 "韩国首尔" 就
冒充专家的江湖人物

图 10-41 因为 "韩式" 二字之差的后果 (此图由作者
修改自网络漫画，原作品名及作者名均不详)

教授

在现代汉语与日本语的语境中，"教授" 多作为英语 "Professor" 一词的同义语使用，指在现代高等教育机构 (例如大学或社区学院) 中执教的资深教师，是高等教育体系中的一个职称。

教授，既是一个新词，又是一个历史悠久的名词。

在中国汉、唐的大学中就设有此官职；中国汉、唐两代太学都设有 "博士" 一职，职务是教授学生。"博士" 就是后来的 "教授"，在宋代起开始成为教师的称谓，当时宗学、律学、医学、武学等专业都设有教授一职。从宋代中央和地方的学校开始，到元代各路州府学及明、清两代的府学都设教授一职。在清代末年兴办新学后，大学设正教员、副教员之职。

1912 年，临时政府教育部公布《大学令》，规定大学设教授、助教授一职；1917 年修正《大学令》，规定大学设正教授、教授和助教授一职。1924 年的大学条例，取消助教授一职。1927 年国民党政府教育行政委员会公布的《大学教员资格条例》，开始规定大学教员分教授、副教授、讲师、助教 4 级，中华人民共和国成立后沿用未变。

在中国，医生的高级职称为主任医师，而非教授，要想成为教授，要么放弃行医，专职在大学中搞教学事业，要么更为辛苦地身兼二职，必须在大学的附属医院就职，同时担任学校的教师，再经历无数大考、小考、三基、定期考核、职称考试等，考得焦头烂额，还要发表种种论文，搞学术课题，毕业后至少努力奋斗近 20 余年，方可修炼成功，升到教授这一职称。

作者在桂林医学院读本科时，最年轻的教授是儿科的郑明慈老师，在 37 岁时即晋升为教授，破了广西壮族自治区的纪录，成为无人可破的神话。

可奇怪的是，当有些年纪不过三旬，胡子未长的白面小生被包装成为"教授"来给患者扎针时，还真有人会信！大概是偶像剧看多了，认为教授都是单眼皮的白面小生造型的吧（图 10-42、图 10-43）？

近些年，网络语言流行，"教授"突然又多了一层贬义，更是十分可悲的一个现象。

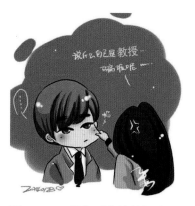

图 10-42 偶像剧中的教授（此图由作者修改自网络漫画，原作品名及作者名均不详）

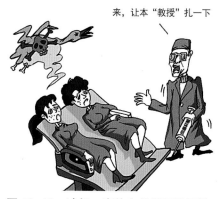

图 10-43 试想，真的有教授医院不待，愿意屈尊移驾去美容院的么？（此图由作者修改自网络漫画，原作品名及作者名均不详）

国际医师专科技术

"全国"二字已违反新广告法，"海峡两岸"早就不稀奇，"韩国"满大街都是了，若不来个"环球国际"，实在不能显出该有的高、大、上（图 10-44a、b，图 10-45）。

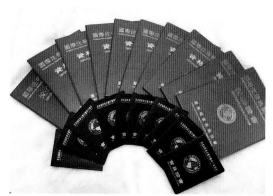

图 10-44a 一堆"国际注册"的医师资格证书

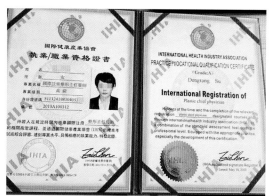

图 10-44b 34 岁已经是"国际认可"的主任医师，估计右边的英文只认识 26 个字母

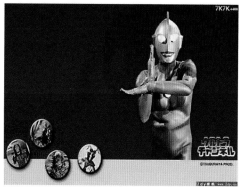

图 10-45 巴不得发个全宇宙注射医师证，就怕他来找麻烦

专利技术

不乏有一些机构或个人，动不动就宣传**"韩国教授专利技术"**或**"中国台湾专家专利技术"**，这些基本都是在欺骗消费者。

"专利技术"一词，从字面上看，是指被处于有效期内的专利所保护的技术，实际上这词本身就带有歧义。

根据我国《专利法》对专利的分类，包括**发明专利**、**实用新型专利**和**外观设计专利**，申请专利一定要有实体，可以是发明创造的工具、材料、药物配方，再或是新颖的外观形态设计，总之一定要有**实体**，但绝不可能对某项操作技术进行专利认证，比如某种手术的术式就不可能申请专利（图 10-46a、b），但可以对操作过程中所使用的特殊器材或材料配方进行专利认证，并受到法律保护，他人未经授权不可使用或仿效。

专利可通过中华人民共和国国家知识产权局官网 http://www.sipo.gov.cn/zljsfl 进行查询。

还要注意，专利仅代表其新颖性，并不代表其合法性，比如某款新型药物的配方，可经专利申请获得认证，但并不代表这款药物可自由地在临床上使用，必须经临床实践验证，并获得 CFDA 的认证，才可广泛普及，正式用于临床一线。

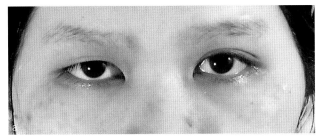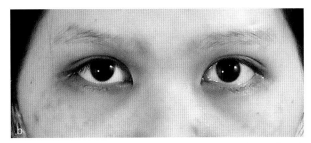

图 10-46　贝塞尔曲线微创右侧重睑术前后对比。a. 术前；b. 术后 7 日，作者的"贝塞尔曲线"定位技术可复制对侧的重睑线，为一项手术设计的技术，但无法申请专利，而作者在此手术中使用的画线标尺却已成功申请了专利

空口喊喊也就罢了，甚至还有提供专利号以供查询的，作者曾查询某机构的专利隆胸项目，输入专利号出现的只是某国产假体厂商的产品设计专利而已，还有一次搜索某项"专利手术"，结果出来的是一款手扶拖拉机的设计，着实令人哭笑不得😀。

假药的鉴别

如何鉴别假药，几乎是一个无解的课题。

越来越多的药物通过 CFDA 认证，经正规的渠道走向市场，时不时地还会更新包装，增加型号，这本身就已经让临床的医生眼花缭乱，无法分辨了。

为了打击假药，不同的厂商、不同的产品，都绞尽脑汁，采用了各自不同的防伪方式，较为常见的是激光水印标志、防伪码网上验证等。

然而，"道高一尺，魔高一丈"，制假总比做真要容易许多。国外的厂家不了解中国市场（图 10-47 a、b），往往低估了国内造假团伙的智商。

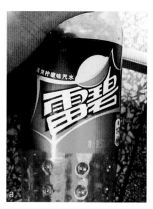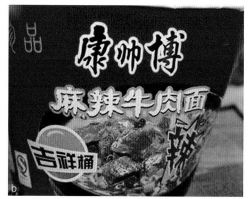

图 10-47a、b 有些东西，老外是永远理解不了的

激光水印可以轻松仿制，防伪验证码网上没法验证，索性连网站都可克隆出一个山寨的来，一条龙服务，甚至假的页面比原厂的更为美观大方，让官方的网页设计师都自惭形秽，当真比真的还要像真的，再雇佣一个声音甜美的接线员，稍作培训，声讯电话的查验都可到位，服务态度远比某些官方的接线员还要好上许多……

 打假，人人有责

打假，人人有责，从我做起，这样假货才能越来越少（图 10-48）。
- 勿贪便宜；
- 寻找正规合法的官方渠道进货；
- 寻找正规的医师与医院进行注射；
- 抵制一切来自非法途径的药物；
- 建立网络举报体系，对贩卖假药者进行举报与曝光。

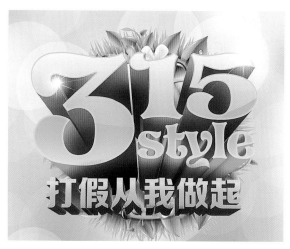

图 10-48 打假，不单是 315

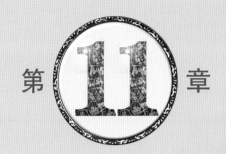

第 **11** 章

附 录

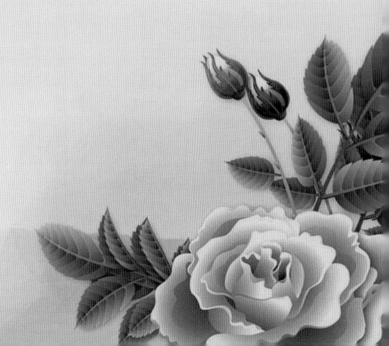

附录 1　CFDA 认证的微整形产品（表 11-1）

表 11-1　中国内地 CFDA 认证的微整形产品（截止至 2015.07）

品牌	型号	主要成分	生产地	产品特点	最新认证
肉毒素类					
衡力	50U、100U	注射用 A 型肉毒毒素	中国	冷冻干燥法，猪明胶	2010.7
保妥适（BOTOX）	50U、100U	注射用 A 型肉毒毒素	爱尔兰	真空干燥法，人白蛋白	2012.10
胶原蛋白类					
双美（Sunmax）	双美 1 号 –Plus	猪胶原蛋白	中国（台湾省）		2012.12
肤美达		牛胶原蛋白	中国		2012.04
爱贝芙		聚甲基烯酸甲酯微球体（PMMA）+ 牛胶原蛋白	荷兰		2012.03
玻尿酸类					
Restylane（瑞蓝）	Restylane	非动物源性玻尿酸 + 交联剂	瑞典	交联型短效玻尿酸（双相交联）	2014.01
逸美（EME）	vigor nature love II EME 2.0mL	非动物源性玻尿酸 + 医用羟丙基甲基纤维素	中国	交联型短效玻尿酸 交联型短效玻尿酸 交联型中效玻尿酸 交联型中效玻尿酸	2013.12
宝尼达（Bonita）		非动物源性玻尿酸 + 医用羟丙基甲基纤维素 + 聚乙烯醇微球	中国	交联型长效玻尿酸	2012.10
润·百颜		非动物源性玻尿酸 + 交联剂	中国	交联型短效玻尿酸（双相交联）	2014.11
YVOIRE（伊婉）	Classic volumes	非动物源性玻尿酸 + 交联剂	韩国	交联型短效玻尿酸（双相交联）	2013.07 2014.05
海薇（Matrifill）		非动物源性玻尿酸 + 交联剂	中国	交联型短效玻尿酸（单相双交联）	2013.09
舒颜（Through young）		非动物源性玻尿酸 + 交联剂	中国	交联型短效玻尿酸（双相交联）	2014.02
Hya–dermis（法思丽 / 海德密丝 / 水微晶）		非动物源性玻尿酸 + 交联剂	中国（台湾省）	交联型短效玻尿酸（双相交联）	2014.04
艾莉薇（Elravie）	Deep Line Plus	非动物源性玻尿酸 + 交联剂	韩国	交联型短效玻尿酸（单相交联）	2015.01
爱芙莱	0.5mL 1.0mL 1.5mL 2.0mL	非动物源性玻尿酸 + 交联剂 + 利多卡因	中国	交联型短效玻尿酸（单相交联，含利多卡因）	2015.4

续表

品牌	型号	主要成分	生产地	产品特点	最新认证
乔雅登 （Juvederm）	Ultra、 Ultra Plus	非动物源性玻尿酸 + 交联剂	法国	交联型短效玻尿酸 （单相交联）	2015.07
埋线提升类					
恒生		医用可吸收合成缝合线（聚对二氧 环己酮线，PPDO）	中国		2011.12
微拉美	PL-KTD 150、PL- KTD 140、 PL-KTD 130	可吸收软组织拉提整形带， 聚（L- 乳酸 - 乙醇酸）（PLGA） 制备	中国	由长条形带身、带身上的通孔以及设置 在带身一面上的并排尖齿构成	2014.09
辅助注射器类					
逸美水光枪 （EME）		手持式微量注射枪	中国		2014.07
润百颜水光枪 （德玛莎， Derma Shine）	Panasi- DS-10	电子注射器 Digital Syringe Injector	韩国		2014.09

附录 2　肉毒素常用配比表（表 11-2）

表 11-2　肉毒素常用配比表

肉毒素	生理盐水	每 0.1mL 含量	注射器型号	最小刻度	备注
100U	1.0mL （高浓度配制法）	10U	30U 胰岛素注 射器（1/3mL）	1.1……U ≈ 1U	直接读数，每 1 小格视为 1U，浓度高，扩散小，作用定点精确， 但注射剂量容易有误差（图 2-58）
100U	2.0mL	5.0U	1mL 注射器	0.5U	配制方便，每 4 小格为 2U，每 8 小格为 4U，多部位连续注 射时，计数较为不便
100U	2.5mL （标准配制法）	4.0U	40U 胰岛素注 射器（1mL）； 1mL 注射器	0.4U	厂家推荐的配制法，浓度适中，1mL 注射器每 5 小格 2U， 每 10 小格 4U；在多点连续注射时计量较方便；若使用 40U 胰岛素注射器则可直接读数（图 2-59）
100U	5mL （低浓度配制法）	2U	1mL 注射器	0.2U	浓度较低，适用于下睑眼纹等微量表浅注射；较大剂量注射 时，溶剂较多，易于扩散，适用于腓肠肌注射瘦小腿等
100U	10mL （微量表浅配制 法）	1U	1mL 注射器	0.1U	面部提升、痤疮等真皮层微量注射时使用

为更方便在连续注射时计算注射量，Allergan 公司推荐将 100U 的肉毒素稀释成 2.5mL 使用，在使用
1mL 注射器进行注射时，注射器上每 0.05mL 的标记点，即为 2U，即为**标准浓度**。

以此为标准，其他配制方法为低浓度或高浓度。

附录 3 玻尿酸溶解酶常用配比表（表 11-3）

玻尿酸溶解酶 1500U+1mL 生理盐水，混合均匀后抽取 0.1mL 的溶液，再加入 0.9mL 的生理盐水（或 0.8mL 生理盐水 +0.1mL 利多卡因注射液），配成的 1mL 溶液，含有溶解酶 150U，大致可溶解 1mL 瑞蓝 2 号玻尿酸。

该标准配法的玻尿酸酶溶液在本书中称之为"标准浓度"，高交联、高硬度、含较多杂质的玻尿酸型号可酌情增加注射单位量，使用 2 ~ 3 倍标准浓度的溶液进行注射，而在栓塞急救的场合，还会用到 5 ~ 10 倍标准浓度的溶液进行注射（表 11-3）。

表 11-3　玻尿酸溶解酶配制表

溶解酶（1瓶）	配制 （生理盐水）	抽取	稀释 （生理盐水）	浓度	相对浓度	用途
1500 U	1 mL	0.1 mL	0.9 mL	150 U/mL	标准浓度	常规玻尿酸溶解
1500 U	1 mL	0.2 mL	0.8 mL	300 U/mL	2 倍浓度	大分子高交联玻尿酸溶解
1500 U	1 mL	0.3 mL	0.7 mL	450 U/mL	3 倍浓度	大分子高交联玻尿酸溶解
1500 U	1 mL	0.5 mL	0.5 mL	750 U/mL	5 倍浓度	栓塞急救（常用）
1500 U	1 mL	1 mL	—	1500 U/mL	10 倍浓度	栓塞急救（少用）

附录 4 无针水光

无针水光是一项电疗深层导入技术。该技术采用最新**水电泳**和**水通道蛋白**技术，向中胚层导入各种活性成分，并辅以肌肉调和与淋巴引流，促进人体淋巴循环和血液循环，从而达到消减皱纹、祛斑美白、促进胶原蛋白生成、溶脂减肥等美容效果（图 11-1a、b）。

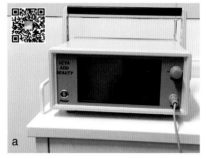
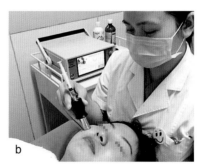

图 11-1　a. 作者所使用的的无针水光仪是由埃伦宝音教授团队开发出来的第三代产品，外观朴实无华，刚一上市就遭到山寨仿造，其仿造产品虽然外观上更为美观，但功能效果却是大大不及；b. 无针水光操作中

作用原理

◎水电泳技术

用一个瞬态脉冲技术，将适当的瞬态高电压脉冲加在人体皮肤上，便可在细胞膜等脂质双分子层形成暂时的、可逆的亲水性通道，从而增加细胞及组织膜的渗透性，对活性成分达到理想的促渗效果。

◎水通道蛋白

通道蛋白（channel protein）又称"**离子通道**"，是横跨质膜的亲水性通道，允许适当大小的离子、代谢物或其他溶质顺着浓度梯度自由扩散通过细胞膜。"水通道蛋白"则是寄居在细胞膜上的一组蛋白，可控制水分子进出于细胞的通道。

长期以来，人们普遍认为细胞内外的水分子是以简单扩散的方式透过脂双层膜。后来发现，某些细胞在低渗溶液中对水的通透性很高，很难以简单扩散来解释。因此，人们推测水的跨膜转运除了简单扩散外，还存在某种特殊的机制，因此提出了水通道的概念。目前在人类细胞中已发现的此类蛋白至少有11种，被命名为**水通道蛋白**（Aquaporin，AQP），均具有选择性地让水分子通过的特性。

◎电穿孔

当一个带正电荷的电极触及皮肤，若干（蓝）通道 – 电穿孔 – 形成。电穿孔直接作用于皮肤，可瞬间增强皮肤组织的可渗透性。在电击的作用下，细胞的脂质双分子层上形成电穿孔（因电击而产生的洞）。在电穿孔形成的同时，使得原先无法被细胞吸收的亲水性分子（药物或化妆品等）能够穿透并进入细胞内部。电穿孔一旦形成，则根据电击的强度在数秒至数分钟之内都保持打开状态。

◎电渗透

电渗透主要作用于将要分散的物质分子，帮助其顺利穿透并进入肌肤内部。性质相同的电荷相互排斥，因此对正极（+）的药品分子施加正电流，可将药品分子推入皮肤组织。此时，中性分子也一道穿透并进入肌肤内部。

核心技术

无针水光的核心技术是**无针电泳破壁专利技术**，该技术是2003年诺贝尔化学奖与医学美容的完美结合，其作用机制如下：

- 利用水电泳技术，活性成分通过毛囊、汗腺与细胞间通道渗透至皮下组织，达到中胚层；
- 通过刺激细胞膜上的水通道蛋白，轻易打开入口，渗透细胞膜，使皮肤细胞充分吸收营养成分；
- 只需20～30min即可将活性成分快速转换成高浓度的活性物质，直达深层皮肤；
- 活性成分存留在淋巴系统的时间达24h。

◎与传统电泳导入的区别

以往的一些离子电泳导入设备是利用简单电流产生的电场传导带有极性的药物，即利用正负电极在人体外形成一个直流电场，在直流电场中加入带阴阳离子的药物，利用电学上"同性相斥，异性相吸"

的原理，使药物中的阳离子从阳极，阴离子从阴极导入体内，达到治疗疾病的目的。但是导入前请必须弄清药物的离子极性才能选择离子导入仪的极性（正极或负极）把药物中的有效离子成分导入皮肤。

无针水光则是在低电压高脉冲电流的冲击下，使脂质分子形成亲水毛孔或微导管，并通过这些微导管导入药物，对药物并无正负极性要求，也就是说药物中的正负极成分都同时能进入皮肤，相比传统离子导入这是最大的优势。

更形象地说，传统电泳导入的美容设备电流柔和，如太极拳般绵绵不绝（图 11-2a），缓和导入，效率相对较低，耗时较长；无针水光则是利用强脉冲电流局部瞬间深入击穿，如剑法般深入穿刺（图 11-2b），电流虽大，电压却控制在安全范围内，因此对人体并无任何危险。

除导入功能外，长期深层的电流刺激，还可对组织起到收缩紧致的作用，其效果与某些射频护理仪器类似，所不同的是，射频类仪器是电磁波刺激组织深层，而无针水光是脉冲电流刺激。

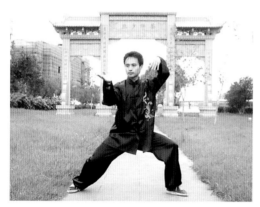

图 11-2a　太极拳的绵长劲

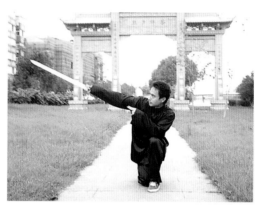

图 11-2b　剑法的穿刺（作者年轻时的拳、剑照）

◎与微针水光的区别

无针水光与微针水光的区别见表 11-4。

表 11-4　无针水光和有针水光（微针水光）的对比	
有针水光	**无针水光**
必须由医生操作	护士和技师皆可操作
治疗时间长，皮肤轻伤害	无创，无术后瘀青、肿胀，无任何副反应
技术变数多，疗效不稳定	计算机控制，疗效确切，认证齐备
注射疼痛，存在风险	治疗 40min，全程无痛，顾客安享美容
皮肤恢复时间长	随治随走，真正的午休疗法

✒**操作说明**

（1）将电源线插入机身后部下方的电源插口中；

（2）将导联线一端插入机身前部下方的对应插孔；

（3）将回流电极板贴于受治者后背、大腿或手臂等方便贴合的位置（图 11-3a、b，务必贴合紧密，否则可能会有电流烧伤，使皮肤出现水疱）；

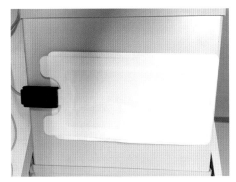

图 11-3a　回流电极板

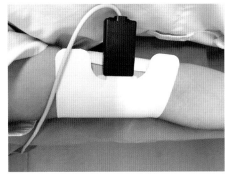

图 11-3b　务必与皮肤紧密贴合

（4）注射注射品，吸入配制好的、对应的注射产品（表 11-5）；

（5）将螺口注器旋紧，固定于注射头上端（图 11-4a），推动活塞至液体从注射头下端孔中渗出（图 11-4b）；

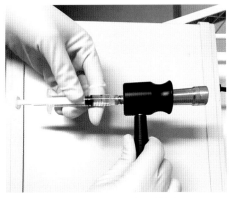

图 11-4a　安装注射器

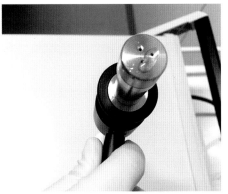

图 11-4b　液体从手柄前头挤出

（6）打开机身前部左下角的电源开关（图 11-5），面板开始显示欢迎字幕（图 11-6a）；

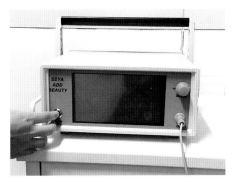

图 11-5　开机

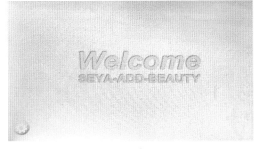

图 11-6a　欢迎画面

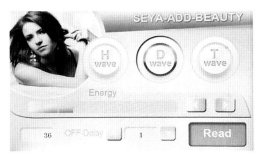

图 11-6b　触屏点击直接调节参数

（7）点击屏幕中间位置，即可进入主菜单进行模式选择（图 11-6b）：可调节 Energy 大小至 10 挡；可调节至 H、D、T（双脉冲）3 种工作模式，能量 H < D < T；

（8）Standby/Read 为开始 / 暂停键，此键按下即可开始操作，如需要调节能量大小，可点击暂停键，再选择所需要的能量，再按操作键；

（9）选择保持注射头前有液体渗出，使皮肤湿润，使用从下向上轻轻移动或局部旋转加强等手法进行导入操作（图 11-1）；

（10）操作过程中如果需要调节进药速度，可调节右上角处的旋钮（图 11-5）；

（11）操作结束请关闭电源开关，将无针注射探头从注射器上取下，并用酒精冲洗消毒内外。

药物配制

表 11-5　无针水光导入液配方表

效用	配方
1. 抗皱收紧配方	透明质酸原液（LONDIA）1mL+ 肉毒素 1mL（100 单位稀释 4mL，抽取 1mL）+ 胎盘多肽 2mL
2. 补水提亮皮肤配方	原液 2mL+ 胎盘多肽 3 ~ 4mL+ 乙酰胆碱注射液 1~2mL
3. 祛斑美白配方	透明质酸原液 2mL+ 注射用氨甲环酸 2mL+ 胎盘多肽 2mL
4. 除皱配方	透明质酸原液 1mL+ 肉毒素 1mL（100 单位稀释 2mL，抽取 1mL）+ 胎盘多肽 3mL
5. 祛痘配方	庆大霉素 1mL+ 地塞米松 1mL+ 甲硝唑注射液 1mL+ 灭菌注射用水 2mL
6. 红血丝收缩毛孔配方	透明质酸原液 1mL+ 去甲肾上腺素 1mL+ 维生素 C 注射液 1mL+ 维生素 B_6 注射液 1mL+ 盐水 1mL

所有配方都可以 3 ~ 7 日治疗 1 次，根据患者个人情况缩短或者延长治疗周期，建议在治疗后还可以配合使用紧肤辅酶以及修复面膜等护肤产品。

临床案例

临床案例见图 11-7。

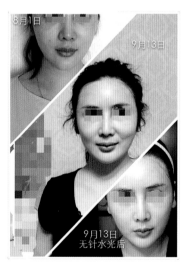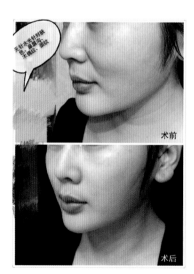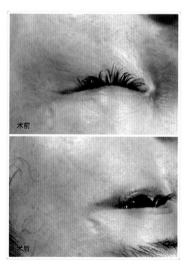

图 11-7　同一患者治疗前后的各部位变化（由姚天宇医师提供）

附录 5　病历记录

肉毒素注射记录

（本病历记录页由曹思佳医师设计提供，仅供读者在临床中参考使用）

姓名：_____　性别：□男　□女　年龄：___岁　药物过敏：□无　□有_____

注射时间：20___年___月___日，第___次注射：上一次注射时间：20___年___月___日

术前诊断：_____　术后补充诊断：_____

注射目的：□除皱　□肌肉塑形　□面部提升　□皮脂腺阻滞　□汗腺阻滞　□其他_____

药物配制：**肉毒素：**□BOTOX，□衡力，□其他_____，___U；2%利多卡因___mL，0.9%NaCl___mL；

　　　　　　　曲安奈德：___mL；**其他**_____

注射医生：_____　消毒：□75%酒精　□0.5%碘伏　□其他_____

麻醉方法：□表麻；□冰敷；□无麻

体位：□仰卧位；□坐位；□其他_____

注射部位及剂量

1. 除皱：□额纹___U；□眉间纹：左___U，右___U；□鱼尾纹：左___U，右___U；

　　□下睑纹：左___U，右___U；□鼻背纹___U；□鼻唇沟：左___U，右___U；

　　□唇纹：上___U，下___U；□口角纹：左___U，右___U；□颊纹：左___U，右___U；

　　□颈横纹_____：___U；□其他_____：___U；

2. 面部提升与松解：□提眉___U；□降上唇（露龈笑）___U；□鼻头与鼻翼的塑形___U；

　　□提口角___U；□松解下颏___U；□其他_____：___U；

3. 肌肉塑形：□咬肌：左___U，右___U；□腓肠肌：左___U，右___U；□眼苔：左___U，右___U；

　　□颈阔肌条索（火鸡颈）：左___U；右___U；□其他_____：___U；

4. 腺体阻滞：□痤疮：___U；□腋臭：左___U，右___U；□其他：___U；

5. 瘢痕注射：注射部位_____；注射剂量_____mL

　　　　　　　　　　　备　注：_____

　　　　　　　　　　　_____

　　　　　　　　　　　_____

　　　　　　　　　　　_____

　　　　　　　　　　　　　　操作者签名：_____

　　　　　　　　　　　　　　书写日期：_____年___月___日

玻尿酸注射记录

(本病历记录页由曹思佳医师设计提供，仅供读者在临床中参考使用)

姓名：_____ **性别：**□男 □女 **年龄：**___岁 **药物过敏：**□无 □有_____

注射时间：20___年___月___日，第___次注射：上一次注射时间：20___年___月___日

术前诊断：_____ **术后补充诊断：**_____

注射目的：□除皱抗衰老 □轮廓塑形 □联合治疗 □其他_____

注射药物：□透明质酸：品牌及型号_____：___mL

□透明质酸酶___U，□其他_____,___mL；

注射医生：_____ **消毒：**□75%酒精 □0.5%安多福 □其他_____

麻醉方法：□局麻；□表麻；□冰敷；□无麻

体位：□仰卧位；□坐位；□其他_____

注射部位及剂量

1. **除皱抗衰老：**□眉间纹：左___mL，右___mL；□鱼尾纹：左___mL，右___mL；
□下睑纹：左___mL，右___mL；□颊纹：左___mL，右___mL；□颈纹：___mL；
□其他：_____

2. **轮廓塑形：**□额部___mL；□颞部：左___mL，右___mL；□眉区与眶上区：左___mL，右___mL；
□眶下区：左___mL，右___mL；□泪沟___mL；□颧部(苹果肌)：左___mL，右___mL；
□鼻部塑形：□鼻根与鼻背___mL，□鼻头与鼻小柱___mL；□鼻唇沟：左___mL，右___mL；
□唇部：上___mL，下___mL；□下颏___mL；□下唇沟：左___mL，右___mL；
□颊部：左___mL，右___mL；□耳垂：___mL；
□其他：_____

3. **凹陷性瘢痕：**注射部位_____；注射剂量：_____mL

备 注：_____
_____
_____
_____

操作者签名：_____

书写日期：_____年___月___日

埋线提升操作记录

(本病历记录页由曹思佳医师设计提供，仅供读者在临床中参考使用)

姓名：_____ **性别：**□男 □女 **年龄：**___岁 **药物过敏：**□无 □有_____

注射时间：20___年___月___日，第___次注射： **上一次治疗时间：**20___年___月___日

术前诊断：_____ **术后补充诊断：**□无 □有_____

埋线目的：□面部提升 □紧致皮肤 □其他_____ **联合治疗：**□玻尿酸 □肉毒素

线型：PDO 线：□锯齿线 □螺旋线 □平滑线 PLLA 线：□_____G×_____cm×_____根

操作医生：_____ **消毒：**□75% 酒精 □0.5% 碘伏 □其他_____

麻醉方法：□表麻；□冰敷；□无麻

体位：□仰卧位；□坐位；□其他_____

注射部位及剂量

1.上面部：PDO 线：□锯齿线_____G×_____cm×_____根；□螺旋线_____G×_____cm×_____根

□平滑线_____G×_____cm×_____根；PLLA 线：□_____G×_____cm×_____根

2.中面部：PDO 线：□锯齿线_____G×_____cm×_____根；□螺旋线_____G×_____cm×_____根

□平滑线_____G×_____cm×_____根；PLLA 线：□_____G×_____cm×_____根

3.下面部：PDO 线：□锯齿线_____G×_____cm×_____根；□螺旋线_____G×_____cm×_____根

□平滑线_____G×_____cm×_____根；PLLA 线：□_____G×_____cm×_____根

4.其他：PDO 线：□锯齿线_____G×_____cm×_____根；□螺旋线_____G×_____cm×_____根

□平滑线_____G×_____cm×_____根；PLLA 线：□_____G×_____cm×_____根

备注：_____

_____

_____

操作者签名：_____

书写日期：_____年___月___日

附录 6 "少林僧"的故事

这是《倚天屠龙记》后 150 多年，明朝嘉靖年间，一个魔女和和尚不得不说故事（图 11–8a、b）。

然后……
有然后的。

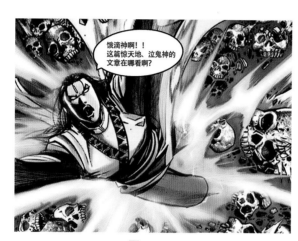

图 11–8a

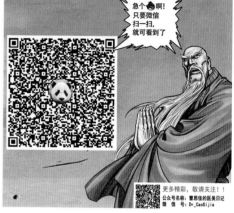

图 11–8b

参考文献

[1] 于江，朱灿，曹思佳 . 微整形注射美容 [M]. 北京：人民卫生出版社，2013.

[2] (韩) 申汶锡 . 玻尿酸注射手册 [M]. 曹思佳，杨永成，译 . 沈阳：辽宁科学技术出版社，2015.

[3] 金庸 . 天龙八部 [M]. 上海：三联书店出版社，1994.

[4] 金庸 . 射雕英雄传 [M]. 上海：三联书店出版社，1994.

[5] 金庸 . 神雕侠侣 [M]. 上海：三联书店出版社，1994.

[6] 金庸 . 倚天屠龙记 [M]. 上海：三联书店出版社，1994.

[7] 金庸 . 笑傲江湖 [M]. 上海：三联书店出版社，1994.

[8] 金庸 . 鹿鼎记 [M]. 上海：三联书店出版社，1994.

[9] 金庸 . 雪山飞狐 [M]. 上海：三联书店出版社，1994.

[10] (韩) 郑东学 . 现代韩国鼻整形术 [M]. 尹卫民，译 . 沈阳：辽宁科学技术出版社，2005.

[11] 王海平 . 面部分区解剖图谱 [M]. 沈阳：辽宁科学技术出版社，2011.

[12] 李小静，易成刚 . 面部注射填充术血管栓塞致失明并发症分析 [J]. 中国美容医学，2015，24（1）:77–83.

[13] (美) Frank H.Netter. 奈特人体解剖彩色图谱 [M]. 王怀经，译 . 北京：人民卫生出版社，2005.

[14] Kim YJ，Choi KS. Bilateral blindness after filler Injection [J]. Plastic & Reconstructive Surgery，2013，131（2）:298e–299e.

[15] Beer K，Avelar R. Relationship between delayed reactions to dermal fillers and biofilms: facts and considerations [J]. Dermatologic Surgery，2014，40（11）:1175–1179.

[16] Chang TY，Pan SC，Huang YH，et al. Blindness after calcium hydroxylapatite injection at nose [J]. Journal of Plastic Reconstructive & Aesthetic Surgery，2014，67（12）:1755–1757.

[17] Tansatit T，Moon HJ，Apinuntrum P，et al. Verification of embolic channel causing blindness following filler injection [J]. Aesthetic Plastics Surgery，2015，39（1）:154–161.

[18] Park TH，Seo SW，Kim JK，et al. Clinical experience with polymethylmethacrylate microsphere filler complications[J]. Aesthetic Plastic Surgery，2012，36（2）:421–426.

[19] Kim DW，Yoon ES，Ji YH，et al. Vascular complications of hyaluronic acid fillers and the role of hyaluronidase in management [J]. Journal of Plastic Reconstructive & Aesthetic Surgery，2011，64（12）:1590–1595.

[20] Kwon SG，Hong JW，Roh TS，et al. Ischemic oculomotor nerve palsy and skin necrosis caused by vascular embolization after hyaluronic acid filler injection: a case report [J]. Annals of plastic surgery，2013，71（4）:333–334.

[21] Weinberg MJ，Solish N. Complications of hyaluronic acid fillers [J]. Facial plastic surgery，2009，25（5）:324–328.

曹思佳七色丛书推荐

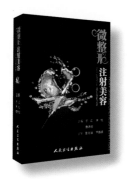

微整形注射美容

定价：148.00 元　编著：曹思佳

内容简介

　　本书是曹思佳于 29 岁时完成的第一部医学专著，于 2013 年 8 月由人民卫生出版社出版，为国内目前最为畅销、内容最为全面的微整形著作，广受读者朋友的好评，出版 8 年就已加印 23 次，正版销量突破 15 万。几乎成为微整形医生人手一册的必备专业参考教材（此书已惨遭盗版，切勿贪图便宜购买到印刷质量低劣的图书）。

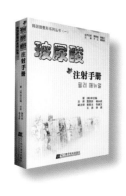

玻尿酸注射手册

定价：199.00 元　原 著：（韩）申汶锡　主译：曹思佳　杨永成

内容简介

　　全球第一部使用"百度"和"google"翻译的医学专业书籍，标志着网络智能时代一个新的开始。

　　韩国医生以注重细节见长，比如书中重点着墨的"巴黎唇""韩国唇"等，以往我们并不是太重视的一些地方，如嘴唇的上翘与外翻形态的掌控，书中均有非常详细的描述。在翻译过程中的不断学习，也使得译者的一些技术细节水平得到了相当大的改善与提高。

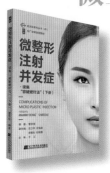

微整形注射并发症·续集（下册）

定价：97.00 元　编著：曹思佳

内容简介

　　本书是《微整形注射并发症》一书的补充版，是对书中第四章栓塞的补充版本，主要对栓塞的针刺疗法进行了全面系统的介绍，从原理到操作，从工具到技巧都有很详细生动的介绍，同时随文配了大量的案例图片，以问答的方式阐释每一个真实的案例，为栓塞的治疗提供更为有效的解决方法。

微整形注射解剖学

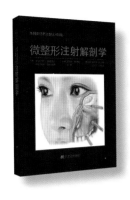

定价：198.00 元　原著：（韩）金熙真　（韩）徐丘一　（韩）李洪基　（韩）金智洙　主译：王琳琳　曹思佳　王勇

内容简介

　　本书主编是享誉世界的韩国专家金熙真（Hee-Jin Kim）教授，本书是微整形注射的解剖教科书，将面部进行分区，介绍对每一个分区进行注射的解剖知识和注射层次，包括额部、颞部、眶周、中面部、下面部、私密部位、其他注射部位的解剖知识，解剖图片为灌注后的新鲜尸体图，并配手绘图进行详细解释，更为形象地为读者展示注射部位的解剖注意事项，并在介绍解剖知识的同时，介绍了可能会发生的并发症以及如何避免的方法。

眼整形秘籍（上、下册）

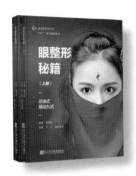

定价：468.00 元　编著：曹思佳

内容简介

　　本书分为上下两册，3 个部分，第一部分介绍了眼整形的总决式；第二部分介绍了眼整形操作的基本九个招式；第三部分介绍了眼整形手术的具体操作方法。本书特点鲜明，作者开篇用各种小故事和武侠小说的情节把个人的心得体会做了生动的总结，后面介绍了眼部整形的各种式式，除了详细记录了公认的规范性的招式外，更加难得的是一一展现了各种变化，还能结合自己的临床经验，把每个招式的注意事项、心得体会等毫无保留地分享给读者。可谓有特点、有个性、有内容、有技术。

线雕秘籍

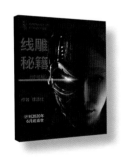

定价：228.00 元　编著：曹思佳

内容简介

　　曹思佳的最后一部医学操作技术类专著，全面系统地解析了目前市面上所有的线材及各部位线雕操作方法，应该是目前市面上解析最为全面的线雕专著。

　　本书创新地引用了自然进化论，将线材以及线雕技术的发展进行全面而系统的梳理，并继续贯彻《眼整形秘籍》一书的风格，将各类线雕操作技术，以"无招胜有招"的思维进行破解，方便读者深入了解，无论是初学者还是有一定基础的医生，都能得到很大收获。

大眼猫的日记 (即将出版)

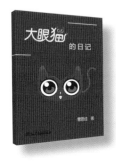

定价：39.00 元　编著：曹思佳

内容简介

　　在医学类专著封笔后，曹思佳第一部笔记类著作，通过三十几篇文章，系统讲述了一个整形医生技术上的成长经历，以及求职创业的历程。以供，年轻的想走整形美容这一道路的医生作为参考，少走弯路。这部小红书，也将七色丛书的色系集齐了。

秘訓東廠

現"东厂"已有四天三夜的**"葵花宝典读者交流会"**与为期 3 天的**"独孤九剑读者交流会"**两大系列课程，并在成都设有"西厂"分部，开厂 1 年有余，获得了业内医生的良好评价，保持着零差评的记录。

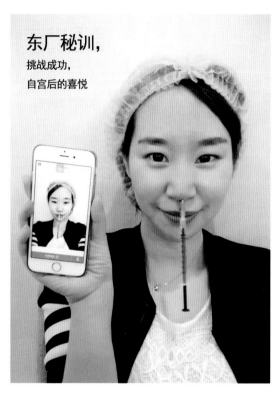

东厂秘训，
挑战成功，
自宫后的喜悦

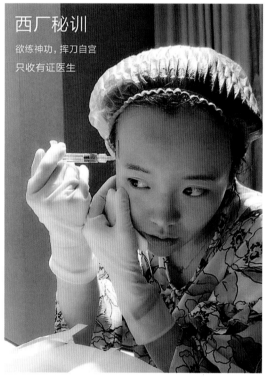

西厂秘训
欲练神功，挥刀自宫
只收有证医生

微信热线：

"东厂"眼整形，"李公公"

"东厂"微整形，"王公公"

辽宁科学技术出版社简介

辽宁科学技术出版社有限责任公司隶属于北方联合出版传媒（集团）股份有限公司，成立于1982年，是一家建社时间较长、整体实力较强的综合性科技出版社。主要出版医学、建筑设计、工业技术、大众生活、经济管理等门类的图书。

医学图书中心是辽宁科学技术出版社的支柱部门，着重于最新、最前沿的医学专业图书的编辑及引进，2005年出版了郑东学的《现代韩国鼻整形术》，开辟了国内引进韩国整形美容新技术的先河，近几年又陆续出版了《面部分区解剖图谱：手术原理与整形实践》《玻尿酸注射手册》《埋线提升及抗衰老操作手册》《美容外科麻醉学》《美容与再造整形手术实例彩色图谱》《隆乳整形术——原则及实践》等在行业内有一定影响力的新书。

2015年6月，本着"百花齐放，百家争鸣"的原则，我社与大连美沃斯国际医学美容大会结成战略联盟，共同出版《美沃斯系列丛书》，目标是推动中国医美行业内的思想交流，促进行业的开放分享，期待行业有更多的系统性思考，为中、青年医师在学术研究和专著出版方面提供更多的支持。

我们欢迎喜欢自己的专业、喜欢图书的专家学者来投稿，将您的技术、您的经验、您的学识分享给广大读者，为中国医美行业的发展尽一分薄力。

投稿 ✉：lingmin19@163.com

投稿 ☎：13516006392

投稿 🐧：864692079

投稿 📱：angelling78

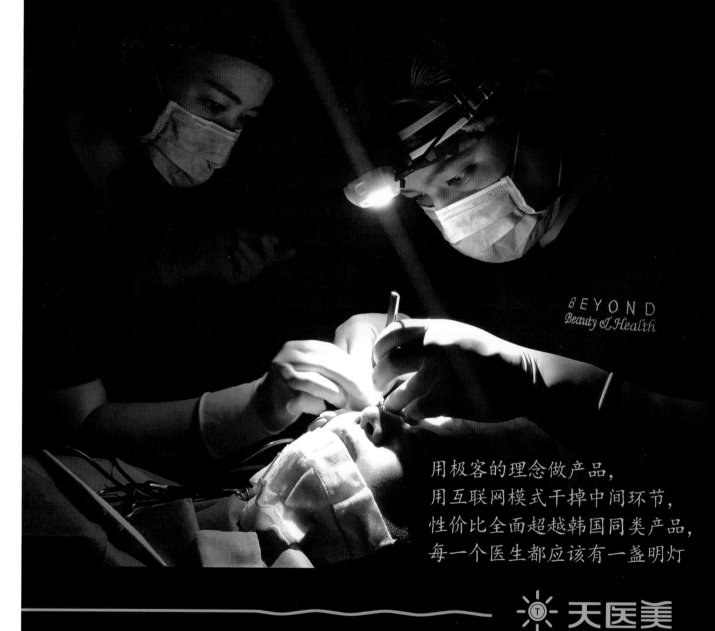